PHILIPPS
EVALUATION GESUNDHEITSFÖRDERNDER MAßNAHMEN
BEZÜGLICH DES ERNÄHRUNGSVERHALTENS
VON GRUNDSCHULKINDERN

EVALUATION
GESUNDHEITSFÖRDERNDER MAßNAHMEN
BEZÜGLICH DES ERNÄHRUNGSVERHALTENS
VON GRUNDSCHULKINDERN

von

Ulrike Philipps

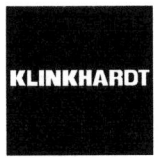

2004

VERLAG JULIUS KLINKHARDT • BAD HEILBRUNN/OBB.

Danksagung

An dieser Stelle möchte ich mich bei den verschiedenen Personen und Institutionen bedanken, ohne deren Mitarbeit und Unterstützung dieses Forschungsprojekt nicht so erfolgreich hätte durchgeführt werden können.

Im Einzelnen sind dies die Lehrkräfte, SchülerInnen und Eltern der Falkertschule (Stuttgart), der Herbert-Hoover-Schule (Stuttgart-Freiberg), der Grundschule Hofen, der Hohensteinschule (Stuttgart-Zuffenhausen), der Martin-Luther-Schule (Stuttgart-Bad Cannstatt), der Grundschule Mühlhausen, der Grundschule Neuwirtshaus, der Rosenschule (Stuttgart-Zuffenhausen), der Grund- und Hauptschule Stammheim, der Grundschule Zazenhausen sowie der Klösterleschule (Schwäbisch Gmünd), der Grundschule Hardt und der Uhlandschule (Schwäbisch Gmünd-Bettringen).

Des Weiteren gilt mein Dank den folgenden Institutionen und Firmen, die finanziell, personell und mit Sachmitteln die Arbeit gefördert haben: dem Ministerium für Wissenschaft, Forschung und Kunst Baden-Württemberg, dem Ministerium für Kultus, Jugend und Sport Baden-Württemberg, dem Ministerium für Ernährung und Ländlichen Raum Baden-Württemberg, der Pädagogischen Hochschule Schwäbisch Gmünd, dem Gesundheitsamt Stuttgart, der AG Jugendzahnpflege in Schwäbisch Gmünd und Stuttgart, dem Milchwirtschaftlichen Verein, der Schulmilchinitiative Tetra Pak, der Firma Ensinger sowie den Krankenkassen GEK, AOK, TKK, BEK und DAK.

Vor allem möchte ich mich bei den Personen bedanken, die mich während der gesamten Zeitspanne des Entstehens dieser Arbeit durch ihre Gesprächsbereitschaft und durch ihr kompetentes Fachwissen auf vielfältige Weise unterstützt haben. Dazu gehören Professorin M. Schmid, Prof. Dr. Bay, Prof. Dr. Kohlmann sowie das Forschungs- und Nachwuchskolleg „Gesundheitsförderung im Regelunterricht der Grundschule".

Besonderer Dank gehört meiner gesamten Familie, allen voran meinem Mann Franz Philipps und meiner Mutter Erika Ebert.

Die Widmung des Buches gilt meinen beiden Söhnen. Ich hoffe, dass es mir insbesondere durch meine Erfahrungen mit dieser Forschungsarbeit gelingt, sie stetig zu einem gesundheitsfördernden Ernährungsverhalten zu motivieren.

Die Deutsche Bibliothek – CIP-Einheitsaufnahme
Ein Titelsatz für diese Publikation ist bei
Der Deutschen Bibliothek erhältlich.

2004.10.li. © by Julius Klinkhardt
Zugl.: Schwäbisch Gmünd, Univ. Diss., 2004

Gesamtherstellung: AZ Druck und Datentechnik
Printed in Germany 2004.
Gedruckt auf chlorfrei gebleichtem alterungsbeständigem Papier
ISBN 3-7815-1353-X

Inhaltsverzeichnis

1   Einleitung

Die Erhaltung und Verbesserung der Gesundheit der Menschen in Baden-Württemberg gehört zu den erklärten Zielsetzungen des Landes (Sozialministerium Baden-Württemberg und Ministerium für Ernährung und Ländlichen Raum, 2002). Schon im Kindesalter ist dazu der Aufbau stabiler gesundheitsfördernder Verhaltensweisen notwendig. Ein „angemessenes Ernährungsverhalten"[1] und die Vermeidung von „Ernährungs- und Essstörungen"[2] sind diesbezüglich entscheidende Faktoren.

Der neueste Kinderernährungsbericht (Sozialministerium Baden-Württemberg und Ministerium für Ernährung und Ländlichen Raum, 2002[3]) macht deutlich, dass im Hinblick auf die Ernährungssituation von Kindern ein konkreter Handlungsbedarf besteht. So ähnelt das Ernährungsverhalten von Kindern und Jugendlichen bereits dem der Erwachsenen insofern, als dass den Empfehlungen der Ernährungswissenschaft kaum entsprochen wird. Die Folgen der Fehlernährung zeigen sich jedoch nicht als eine unmittelbare Bedrohung, wie dies in Zeiten der Mangelernährung der Fall war, sondern werden erst dann deutlich, wenn es zu einer Minderung der Leistungsfähigkeit und des Wohlbefindens kommt oder wenn ernährungsmitbedingte Erkrankungen[4] auftreten. Diese werden inzwischen schon im Kindesalter diagnostiziert, insbesondere aufgrund von Übergewicht und Adipositas, die weltweit epidemische Ausmaße angenommen haben, mit weiter steigender Tendenz (Kromeyer-Hauschild, 2001). Der Anstieg der Kosten im Gesundheitswesen ist zu einem Problem von gesamtgesellschaftlicher Relevanz geworden. In Deutschland verursacht allein die „Fettsucht" jedes Jahr Kosten von mehr als 16 Milliarden Euro[5] (Prasch, 2003). Einigkeit besteht zumeist darüber, dass Veränderungen in

---

[1] Unter einem „angemessenen Ernährungsverhalten" ist nach Lohaus (Lohaus, 1993) ein solches Verhalten zu verstehen, dass jeweils auf der Basis des aktuellen Forschungsstandes im Bereich der Ernährung definiert werden kann. Allgemeine Ernährungsrichtlinien sind schwierig zu formulieren, „da die Bezüge zwischen dem Ernährungsverhalten und möglichen gesundheitlichen Konsequenzen noch nicht vollständig geklärt sind" (Lohaus, 1993, S. 145). In der vorliegenden Arbeit wird daher im Sinne eines „gesundheitsfördernden" Ernährungsverhaltens bzw. einer „gesunden" Ernährung vorwiegend die Formulierung „angemessenes Ernährungsverhalten" verwendet.

[2] In dem Kapitel „Vermeidung von Ernährungs- und Eßstörungen" führt Lohaus Adipositas und, unter „spezifischen Essstörungen", Bulimia nervosa und Anorexia nervosa auf (Lohaus, 1993).

[3] In diesem Bericht wird gezielt die Ernährungssituation der Kinder in Baden-Württemberg und deren Auswirkungen auf den Gesundheitszustand beschrieben. Im Folgenden wird immer wieder auf diesen Bericht verwiesen werden.

[4] Zur Definition ernährungsmitbedingter Erkrankungen siehe Kap. 2.2.3.1.

[5] Die Deutsche Gesellschaft für Ernährung (DGE) beziffert die volkswirtschaftlichen Verluste aufgrund von Krankheitskosten insgesamt auf jährlich über 100 Milliarden Mark. Kritische Anmerkungen zur Berechnung dieser Kosten finden sich bei Pollmer & Warmuth (Pollmer & Warmuth, 2003).

Richtung gesundheitsfördernde Einstellung zur Ernährung als auch in Richtung angemessenes Ernährungsverhalten dringend erforderlich sind (DGE, 2000, Sozialministerium und Ministerium für Ernährung und Ländlichen Raum, 2002 etc.). Die Frage ist,
worin die Ursachen einer Fehlernährung liegen und was im Einzelnen zu deren Vermeidung getan wird.

Sind die Ursachen in einer mangelhaften Aufklärung der Bevölkerung zu suchen ?

Dem widerspricht, dass auch bei entsprechendem Ernährungswissen eine Diskrepanz
zwischen diesem und einem angemessenen Ernährungsverhalten besteht. Gesundheits-
bezogene Argumente haben kaum Auswirkungen auf das Ernährungsverhalten, und eine
Veränderung einmal stabilisierter Ernährungsgewohnheiten ist nur schwer erreichbar.
Eine problematische Rolle spielt eher das Überangebot an Informationen zum Thema
Ernährung, das die Verbreitung von pseudowissenschaftlichen Abhandlungen und
Halbwahrheiten mit sich bringt und daher seriöse Aufklärung in diesem Bereich dringend erforderlich macht. Insbesondere die Werbung versucht, die Kinder bezüglich ihrer
Nahrungsauswahl in immer stärkerem Ausmaß zu beeinflussen. Für Fröleke und Günster
(1995, S. 279) resultiert „das vielfach beklagte Ernährungsfehlverhalten [...] letztendlich
aus einer allgemeinen Orientierungslosigkeit in Ernährungsfragen". Des Weiteren weisen die beiden Autoren auf die trotz zunehmender Ernährungsinformation zu beobachtende Unzufriedenheit und mangelnde Verhaltenssicherheit der Verbraucher hin.

Liegt es daran, dass die Kinder heutzutage in einer Überflussgesellschaft aufwach-
sen, in der nicht gegessen wird, weil man Hunger hat, sondern aus einer Reihe anderer
Gründe, wie z.B. der Gewöhnung an einen bestimmten Mahlzeitenrhythmus, zur Kom-
pensation negativer Gefühlslagen oder einfach aus Freude am Essen ?

Noch nie war der Mensch mit einem so breiten Lebensmittelangebot wie heute konfrontiert. Zu keiner Zeit stand einer so breiten Masse in den Industrienationen ein nahezu
unbegrenzter Zugang von Lebensmitteln zur Verfügung. Dennoch handelt es sich bei der
Ernährung von Kindern häufig um einen „Mangel im Überfluss", der sich durch eine
„qualitativ wie auch quantitativ unausgewogene Ernährung" (Heyer, 1997) auszeichnet.

Wie sieht es mit der Ernährungsversorgung der Kinder in der Familie aus ?

Die Fähigkeiten und Fertigkeiten der Nahrungszubereitung sind stark zurückgegan-
gen, und Convenience-Produkte nehmen immer mehr Raum ein. Die Vermittlung der
bezüglich der Nahrungszubereitung erforderlichen Kompetenzen an die nachfolgende
Generation wird im familiären Umfeld zunehmend weniger geleistet. Der Erwerb von
„Kochkenntnissen" spielt aber auch in den allgemeinbildenden Schulen nur eine unter-
geordnete Rolle (Sozialministerium und Ministerium für Ernährung und Ländlichen
Raum, 2002, S. 144). Angesichts dieser mangelnden Kenntnisse kann eine angemessene
Ernährung der Kinder immer weniger sichergestellt werden.

Welche Maßnahmen ergreifen die Eltern ?

Der Einfluss der Familie bzw. der Eltern ist von besonderer Bedeutung. Aufgrund der
zunehmenden finanziellen Unabhängigkeit der Kinder, gepaart mit einer deutlichen Li-
beralisierung der familiären Ernährungsgewohnheiten, stehen Kinder und Jugendliche
vor den gleichen Problemen wie ihre Eltern: „Sie müssen eigenverantwortlich Ernäh-
rungsentscheidungen treffen" (Ruppert, 2001, S. 13). Diese Aufgabe ist angesichts der
vielfältigen Einflüsse auf das Ernährungsverhalten nicht einfach. Die äußeren Faktoren,

die unser Ernährungsverhalten bestimmen, waren noch nie zuvor so allgegenwärtig und so massiv, wie dies in unserer Medienwelt der Fall ist. Innere biologische Faktoren der Nahrungsaufnahme, die im Kindesalter noch stärker wirksam sind, verlieren schnell an Bedeutung. Der Mensch muss sein Ernährungsverhalten im täglichen Umgang mit Lebensmitteln[1] und in der bewussten Auseinandersetzung mit der Ernährung selbst bestimmen. Insgesamt betrachtet besteht ein großer Bedarf an Beratung, und zwar sowohl für Eltern und deren Kinder als auch für die Bildungseinrichtungen.

Weder Eltern noch LehrerInnen ist ihr Einfluss auf das Ernährungsverhalten der Kinder richtig bewusst (Herrmann & Ehrentreich, 1995). Die gesundheitsfördernden Maßnahmen der Bildungsinstitutionen bezüglich des Ernährungsverhaltens gelten bislang als eher untergeordnete Faktoren. Dies liegt u.a. daran, dass weder die Quantität noch die Qualität der in der Regel eingesetzten pädagogischen Maßnahmen den Forderungen einer effektiven Ernährungserziehung genügen. Eine Veränderung des Ernährungsverhaltens ist nur erreichbar über entsprechende Maßnahmen der Wissensvermittlung, verbunden mit einer handlungsorientierten Ernährungserziehung und einer intensiven Zusammenarbeit mit den Eltern. Der Einfluss der Schulen ist durch die vermehrte Durchführung des gemeinsamen Pausenfrühstücks an Grundschulen und durch den Ausbau der Ganztagsschulen mit gemeinsamem Mittagessen[2] größer geworden. In der Kindheit aber wird das Ernährungsverhalten geprägt und es werden die Grundlagen gelegt für die Prävention ernährungsmitbedingter[3] Krankheiten (Alexy & Kersting, 1999). Die Bedeutung des Essens ist für Kinder sogar noch essentieller. „Durch die Art und Weise des [...] Essens werden dem heranwachsenden Kind die gruppen-, klassen- und schichtspezifischen, die weltanschaulichen, die regionalen und nationalen Grundregeln sozialen Verhaltens und seiner Bedeutung eingeflößt" (Lenzen, 1989, S. 545). Auch die Schule trägt daher für die Hinführung bzw. Gewöhnung der Kinder an eine angemessene Ernährung eine besondere Verantwortung. Entscheidend ist in diesem Zusammenhang, ob man die Eltern zunehmend aus ihrer Verantwortung gegenüber ihren Kindern im Bereich der Ernährung entlässt, oder ob man sie verstärkt zur Zusammenarbeit motivieren kann. Die Fragestellung der vorliegenden Arbeit bezieht sich darauf, inwiefern ernährungsbezogene Einstellungen und Verhaltensweisen der Kinder durch gesundheitsfördernde Maßnahmen der Schule in eine erwünschte Richtung zu beeinflussen sind. Die Maßnahmen, die im Rahmen dieser Evaluationsstudie konzipiert und erprobt wurden, sind der „Unterricht", die „Elternarbeit" und das „Gemeinsame Pausenfrühstück".

---

[1] Laut Lebensmittel- und Bedarfsgegenständegesetz (LMBG, § 1, Abs. 1) sind Lebensmittel Stoffe, „die dazu bestimmt sind, in unverändertem, zubereitetem oder verarbeitetem Zustand von Menschen verzehrt zu werden". Im Gegensatz zu den Geistes- und Sozialwissenschaftlern, welche den Begriff „Nahrungsmittel" bevorzugen, sprechen die Ernährungswissenschaftler von Lebensmitteln. Zu den Lebensmitteln gehören sowohl die Nahrungs- als auch die Genussmittel. Da eine Trennung zwischen diesen beiden Gruppen im Einzelfall oft schwierig ist, wird im Folgenden von Lebensmitteln gesprochen (Schlieper, 1986).

[2] Durch die Weiterentwicklung des Konzeptes „kinderfreundliches Baden-Württemberg" und der damit verbundenen Erweiterung der Kinderbetreuungsangebote kommt der Gemeinschaftsverpflegung der Kinder in Bildungsinstitutionen ein höherer Stellenwert zu (Sozialministerium & Ministerium für Ernährung und Ländlichen Raum, 2002, S. 63).

[3] Aufgrund des multifaktoriellen Charakters heutiger Zivilisationskrankheiten wird von „ernährungsmitbedingten" Krankheiten, nicht von ernährungsabhängigen Krankheiten gesprochen.

Im Folgenden (Kapitel 2) geht es um die theoretischen Grundlagen des Ernährungsverhaltens. Einleitend wird das Ernährungsverhalten der Kinder beschrieben sowie ihr Ernährungswissen, ihre Einstellungen zur Ernährung und ihr Ernährungszustand. Dem folgt eine umfassende Begriffsbestimmung des Ernährungsverhaltens sowie die Darstellung der verschiedenen Einflussfaktoren auf das Ernährungsverhalten, wobei versucht wurde, die besondere Lebenssituation und den Entwicklungsstand von Kindern zu berücksichtigen. Aufgrund der Menge von Einflussfaktoren handelt es sich um eine gezielte Auswahl. In den weiteren Ausführungen wird die Verbindung zwischen den Bereichen Ernährung und Gesundheit hergestellt. Dazu gehören die Auswirkungen des Ernährungsverhaltens auf Gesundheit, Wohlbefinden und Verhalten. Welche Rolle die Ernährung im Bereich der Gesundheitsförderung spielt, sind den Ausführungen über das Ernährungsverhalten als Teil des Gesundheitsverhaltens bzw. der Ernährung als Teil der Gesundheitsförderung zu entnehmen. Wie eine angemessene Ernährung von Kindern aussehen soll, wird in den Kapiteln „Vollwertige Ernährung" und „Bedarfsgerechte Ernährung von Kindern" definiert. Da es sich in der vorliegenden Arbeit um die Evaluation gesundheitsfördernder Maßnahmen in der Schule handelt, mit der Zielsetzung einer Verhaltensänderung, müssen in einem weiteren Teil die Aspekte der Ernährungserziehung behandelt werden: Welche Forderungen sind zu stellen, um Ernährungserziehung effektiv zu gestalten, welche gesundheitsfördernden Maßnahmen können dazu durchgeführt werden? Diesen Forderungen wird die Ernährungserziehung, so wie sie tatsächlich konzipiert ist und in Schulen durchgeführt wird, kritisch gegenübergestellt. Den Abschluss der theoretischen Grundlagen bildet der Blick auf den aktuellen Forschungsstand und auf den daraus ableitbaren Forschungsbedarf.

Der empirische Teil beginnt mit der Zielsetzung der Arbeit, mit den damit verbundenen Fragestellungen und der Formulierung der Hypothesen (Kapitel 3).

In Kapitel 4 werden das Untersuchungsdesign und die Durchführung der Untersuchung vorgestellt. Es folgen eine Auflistung der Erhebungsinstrumente, die Beschreibung der Stichprobe sowie eine Beschreibung darüber, wie die Interventionen im Einzelnen durchgeführt wurden. Den Abschluss bilden die Angaben über die statistische Auswertung.

In Kapitel 5 erfolgt die Ergebnisdarstellung. Zuerst werden die Veränderungen bei den Kindern in Abhängigkeit von den einzelnen Interventionen dargestellt und durch geschlechts- und altersspezifische Ergebnisse ergänzt. Des Weiteren werden auch Ergebnisse der Elternarbeit in Form von Auswirkungen auf die Eltern selbst formuliert. Einen weiteren Bereich nehmen die Darstellungen der Beziehungen zwischen Ernährungsverhalten und Ernährungseinstellung zwischen Eltern und Kindern ein. Abschließend erfolgt die Diskussion der Ergebnisse sowie die Angabe der verwendeten Literatur. Im Anhang wurden die jeweils selbst konzipierten Erhebungsinstrumente vorgestellt sowie die Bewertungsmaßstäbe für einige der Instrumente. Des Weiteren befinden sich im Anhang alle Ergebnisse der varianzanalytischen Berechnungen. In Anhang C sind das die Interaktionseffekte von Zeit und Intervention, in Anhang D die Haupteffekte und Interaktionseffekte.

2 Grundlagen des Ernährungsverhaltens

2.1 Ernährungssituation von Kindern

2.1.1 Ernährungsverhalten

Das bei Schulkindern zu beobachtende Ernährungsverhalten genügt den aus wissenschaftlicher Sicht empfohlenen Verzehrsmustern kaum. Viele Lebensmittel, die aus gesundheitlichen Gründen eher „selten verzehrt"[1] werden sollten, sind bei Kindern besonders beliebt. Dabei ernähren sich Jungen im Allgemeinen weniger gesundheitsbewusst als Mädchen.

Bereits im Alter von 7 bis 14 Jahren tritt ein Ernährungsverhalten auf, dass als nicht angemessen bezeichnet werden muss: zu viel, zu fett und zu süß. Damit gleicht das Ernährungsverhalten der Kinder bereits dem Erwachsener. Differenzierter betrachtet nehmen Kinder zu viel Fett in Form gesättigter Fettsäuren auf, zu viel Cholesterin, zu viel tierisches Protein, zu viel Zucker, zu wenig komplexe Kohlenhydrate und Ballaststoffe (Ministerium Ländlicher Raum Baden-Württemberg, 1996). Die DONALD-Studie bestätigt ähnliche Verzehrsmuster für Kinder und Jugendliche (siehe Alexy & Kersting, 1999). Im Einzelnen ergibt sich für die unterschiedlichen Lebensmittelgruppen folgendes Bild[2]:

Der zu hohe Genuss zuckerhaltiger Lebensmittel ist zu einer weit verbreiteten Form der Fehlernährung bei Kindern geworden. Pro Jahr geben bereits die 5-14-Jährigen für Süßigkeiten mehr als eine halbe Milliarde Euro (1 Mrd. DM) aus; mehr als die Hälfte der Kinder verwendet das Taschengeld in erster Linie für den Kauf dieser Produkte (BZgA, 1997, S. 10). Dabei sieht der Verzehr des Zuckers in Form bestimmter Lebensmittel bei Kindern anders aus als bei Erwachsenen. Der Anteil an Süßigkeiten (26% des Zuckerverzehrs), zuckerhaltigen Getränken (28% des Zuckerverzehrs) und süßen Brotaufstrichen (21% des Zuckerverzehrs) ist deutlich höher als beim Durchschnittsbürger (BZgA, 1997). Je nach Alter der Kinder verzehren diese im Durchschnitt 40-60 g Süßigkeiten, 170-270 g gesüßte Getränke, 20-30 g Fein- und Dauerbackwaren und 50-80 g gesüßte Milchprodukte pro Tag. Es erfolgt demnach nicht ein einmaliger Verzehr von Süßigkeiten am Tag, sondern eine Aufnahme zuckerhaltiger Lebensmittel zu verschiedenen

---

[1] Zur Einteilung der Lebensmittel in „zu bevorzugende" und „eher selten zu verzehrende" siehe *Testbüfett*, Kap. 4.3.2.6.
[2] Die Folgen eines solchen Ernährungsverhaltens werden hier nur z.T. angesprochen. Weitere Folgen siehe auch *Ernährungsmitbedingte Gesundheitsrisiken und Erkrankungen*, Kap. 2.2.3.1.

Mahlzeiten, vor allem jedoch bei den Zwischenmahlzeiten bzw. bei den „Knabbereien nebenbei". Bei den 4-14-Jährigen beträgt der Energieanteil von Saccharose allein 12-15%[1] (BZgA, 1997). Im Alter von 10 bis 18 Jahren isst über die Hälfte der Kinder und Jugendlichen mehr als 100 g/Tag an „geduldeten[2]" Lebensmitteln („geduldet" werden bei Jugendlichen 80 g/Tag). 10% erreichen sogar mehr als das Doppelte der „geduldeten Mengen" (Alexy & Kersting, 1999). Bis zu einem Alter von 10 Jahren bestehen Geschlechtsunterschiede, wonach Süßigkeiten von Jungen deutlich häufiger verzehrt werden als von Mädchen (Westenhöfer /Mattusch, 1999). Bis zu einem Alter von 15 Jahren steigt der Verzehr an Süßigkeiten insgesamt an, danach geht er wieder zurück.

Während der Verzehr von Zucker zu hoch ist, werden weitere Vertreter der Kohlenhydrate wie Polysaccharide und Ballaststoffe zu wenig konsumiert. Im Einzelnen wird bei Brot und Getreideflocken sowie bei den Beilagen (Kartoffeln, Nudeln, Reis und Getreide) die empfohlene Verzehrsmenge kaum erreicht bzw. ist viel zu niedrig.

Die Lebensmittelgruppe Obst wird von Kindern im Allgemeinen in hohem Maße präferiert (Diehl, 1999d). Allerdings erreichen nur 50% von ihnen die angegebene Tagesmenge. Ursächlich für die zu niedrige Zufuhr an Obst ist demnach vermutlich nicht das Ernährungsverhalten der Kinder, sondern das fehlende Angebot von Obst von Seiten derjenigen Personen, die für die Versorgung der Kinder verantwortlich sind. Nach Barlovic (1999) essen 42% der Kinder täglich so gut wie kein Obst, ein Drittel isst nur sehr selten Gemüse. Zu beachten sind die geschlechtsspezifischen Unterschiede: Jungen bis 12 Jahre essen fast nur halb so viel Obst als Mädchen (Westenhöfer & Mattusch, 1999).

Gemüse wird deutlich weniger von Kindern bevorzugt, weshalb hier ein ausreichend zur Verfügung gestelltes Angebot allein nicht genügt, um zum Verzehr zu motivieren. Die empfohlene Gemüsemenge von 220-300 g pro Tag wird von Kindern nicht erreicht.

Bezogen auf den Verzehr fettreicher Lebensmittel wird festgestellt, dass die derzeitige Nahrungszusammensetzung für Kinder und Jugendliche aus 39% Fett, 18% gesättigter Fettsäuren und 170 mg Cholesterin pro 1000 kcal ungünstig ist. Mehr als die Hälfte der Jungen im Alter von 10 bis 18 Jahren überschreitet die von der DGE für Erwachsene angegebene Obergrenze der Cholesterinzufuhr von 300 mg/Tag. Die von der American Heart Association gesetzte Obergrenze speziell für Kinder (24 mg/MJ) wurde von allen Kindern ab einem Alter von einem Jahr überschritten (Alexy & Kersting, 1999)[3].

Die Zufuhr eiweißreicher Lebensmittel übersteigt sowohl bei Jugendlichen als auch bei Erwachsenen die Empfehlungen um 40%; bei Kindern im Alter von 4 bis 7 Jahren ist die Eiweißaufnahme sogar dreimal so hoch wie empfohlen (Alexy & Kersting, 1999,

---

[1] Insgesamt sollte der Anteil an Lebensmitteln mit niedriger Nährstoffdichte nicht höher als 20% des Energiebedarfs ausmachen (siehe *Bedarfsgerechte Ernährung von Kindern*, Kapitel 2.3.4).

[2] Das Konzept der „Optimierten Mischkost" unterteilt die Lebensmittel in „empfohlene" und „geduldete" Lebensmittel (siehe Kapitel 2.3.4).

[3] Bei den meisten Menschen lassen sich die Cholesterinwerte jedoch nicht oder höchstens kurzfristig „mit Messer und Gabel beeinflussen" (Pollmer & Warmuth, 2003, S. 68). „Ob das in der Nahrung enthaltene Cholesterin großen Einfluss auf die Höhe des Cholesterinspiegels hat und damit bei hohem Cholesterinkonsum die Gefahr für Arteriosklerose steigt, wird noch diskutiert" (Lexikonredaktion des Verlags F.A. Brockhaus, 2001, S. 107). Weitere Nahrungsbestandteile, wie zum Beispiel große Mengen raffinierter Kohlenhydrate, können ebenfalls einen ungünstigen Einfluss auf Herz-Kreislauf-Erkrankungen ausüben (Willett & Stampfer, 2003, S. 60).

16

DGE, 2000)[1]. Bei Milch und Milchprodukten ging die Höhe des Verzehrs allerdings zurück. Sehr niedrig ist ferner der Verzehr von Fisch sowohl bei Jungen als auch bei Mädchen (Sozialministerium & Ministerium für Ernährung und Ländlichen Raum, 2002). Problematisch ist jedoch der hohe Verzehr an tierischem Eiweiß insgesamt, der zusätzlich die Aufnahme von überwiegend gesättigten Fettsäuren und Cholesterin mit sich bringt.

Bezüglich dem Verzehr vitamin- und mineralstoffreicher Lebensmittel liegen folgende Ergebnisse vor: Die Versorgung mit Vitamin A nimmt nach dem Kleinkindalter ab und erreicht dann nur noch 60-90% der Empfehlungen (DONALD-Studie, Alexy & Kersting, 1999). Auch die empfohlene Zufuhr von Vitamin E sowie von Folsäure wurde bei Kindern und Jugendlichen nicht erreicht. Fröleke und Günster sehen keine Versorgungsprobleme bei den Vitaminen A und E (Gruppe der 7-9-Jährigen und 13-14-Jährigen) und argumentieren mit der verhältnismäßig hohen Fettzufuhr (Fröleke & Günster, 1995). Des Weiteren ist zu berücksichtigen, dass die Sollwerte Sicherheitszuschläge enthalten. Allerdings muss auch bedacht werden, dass bei Vitaminen allgemein Zubereitungsverluste entstehen.

Die Aufnahme von Thiamin, Riboflavin und Pyridoxin wird entsprechend den von der DGE empfohlenen Werten bei Kindern und Jugendlichen nicht oder nur knapp erreicht, wobei es v.a. bei den Mädchen zu Versorgungsengpässen kommt. Die „neuen nordamerikanischen Empfehlungen (Recommended Dietary Allowances)" (Alexy & Kersting, 1999, S. 33) liegen für diese drei Vitamine jedoch unter den Werten der DGE, so dass nach diesen Angaben die Versorgung meist als ausreichend bezeichnet werden kann. Fröleke und Günster beschreiben die Versorgung mit Thiamin als suboptimal, wobei die den Empfehlungen entsprechende Aufnahme mit zunehmendem Alter geringer wird (Fröleke & Günster, 1995). Versorgungslücken werden ebenfalls für Pyridoxin und Vitamin D genannt[2] (Fröleke & Günster, 1995).

Bei den Mineralstoffen ist die Versorgung mit Calcium, Eisen und Jod als kritisch zu betrachten.

Als negativ bewertet werden muss ferner die Beobachtung, dass Kinder zu wenig trinken. Kinder und Jugendliche erreichen im Durchschnitt nur etwa 70% des von der Deutschen Gesellschaft für Ernährung (DGE) angegebenen Richtwertes für die Flüssigkeitszufuhr von 1 ml/kcal. Auf eine unzureichende Flüssigkeitszufuhr reagieren Kinder jedoch sehr empfindlich, Einbußen der Leistungsfähigkeit und des Konzentrationsvermögens können die Folgen sein.

---

[1] Da Schäden aufgrund einer solch hohen Proteinzufuhr nicht bekannt sind (DGE, 1991, zitiert nach Alexy und Kersting, 1999), wird in der vorliegenden Untersuchung eine überhöhte Eiweißaufnahme bei Kindern nicht als gesundheitsschädigender Faktor berücksichtigt (siehe auch Sozialministerium und Ministerium für Ernährung und Ländlichen Raum, 2002, S. 60).

[2] Die Frage nach den Auswirkungen des jeweiligen Vitaminmangels ist schwierig zu beurteilen. So wird beim Vitamin D etwa nur die Hälfte der empfohlenen Menge aufgenommen und „dennoch sind ausgeprägte Mangelerscheinungen eine Ausnahme" (Fröleke & Günster, 1995, S. 96). Dabei ist zu berücksichtigen, dass Vitamin-D-Reserven im Notfall mehrere Monate zur Bedarfsdeckung ausreichen und Vitamin D auch durch die UV-Strahlen des Sonnenlichtes aufgebaut werden kann.

Neben der z.T. nicht bedarfsgerechten Versorgung an bestimmten Nährstoffen bei Kindern und Jugendlichen kommt es zu weiteren „unerwünschten"[1] Verhaltensweisen. So setzt bei den Mädchen schon im Alter unter zehn Jahren eine Zügelung des Essens ein. Mit zunehmendem Alter nimmt dieses Verhalten zu. Dabei haben normalgewichtige Mädchen am häufigsten Diäterfahrungen. Bei den Jungen, welche Diäterfahrungen haben, besteht eher auch die Notwendigkeit, Gewicht zu reduzieren. 30% der Mädchen bis 10 Jahre haben schon Erfahrungen mit einer Diät gemacht, knapp 60% sind es bei den über 15-Jährigen. Bei den Jungen liegt der Anteil der bis 10-Jährigen nur knapp unter dem der Mädchen, bei den älteren Jungen liegt er deutlich darunter (Westenhöfer & Mattusch, 1999).

Viele Kinder, meist aus sozial niedriger gestellten Familien, erhalten keine regelmäßigen Mahlzeiten. Nur etwa jedes siebente Kind erhält während der Woche fünf festgelegte Haupt- bzw. Zwischenmahlzeiten (Burtchen, 1982). Zur Überbrückung und als Ersatz für ein fehlendes Mahlzeitenangebot greifen diese Kinder zu Süßigkeiten und „Knabberzeug".

Bereits im Rahmen der Aktion "Gesundes Schulfrühstück" (GMF - Untersuchungen 1976-1986; Zentgraf, 1990) wurde deutlich, dass nur knapp über die Hälfte der Kinder ausreichend frühstückt. Über 30% der Kinder kommen ohne regelmäßig gefrühstückt zu haben in die Schule und nur knapp 20% haben täglich ein Pausenvesper dabei (Westenhöfer & Mattusch, 1999). Eine Erhebung des Forschungsinstituts für Kinderernährung zeigt, dass etwa ein Viertel der Kinder kein erstes Frühstück, 15% kein zweites und 5% weder ein erstes noch ein zweites Frühstück einnehmen (Kaiser & Kersting, 2001).

Je älter die Kinder werden, desto weniger bzw. seltener wird morgens gefrühstückt. 65% der 8- 12- Jährigen und 72% der 12- 16-Jährigen geben an, morgens keinen Appetit zu haben (Sozialministerium & Ministerium für Ernährung und Ländlichen Raum, 2002).

Der Anteil der Kinder, der sein Pausenvesper von zu Hause mitbringt, ist relativ hoch: 87% der siebenjährigen Kinder und 68% der zwölfjährigen Kinder (Ulrich, 1983).

Eine 1988 durchgeführte bundesweite Repräsentativerhebung zum Pausenverpflegungsverhalten von SchülerInnen im Alter von 6 bis 16 Jahren brachte folgende Ergebnisse: 81% der SchülerInnen bringen ein Pausenvesper von zu Hause mit, 10% haben nichts dabei, etwa 50% haben kein Getränk dabei (Semmler, Heinrich & Heinzel, 1990). Nach anderen Untersuchungen liegt der Anteil der Kinder, der in der Schule Essen und Trinken dabei hat bzw. ein Pausenvesper mitbekommt, bei 67% (Herrmann, 1994, zitiert nach Sozialministerium & Ministerium für Ernährung und Ländlichen Raum, 2002).

Insgesamt zeichnet sich ab, dass eine regelmäßige und ausreichende Nährstoffversorgung bei einem beträchtlichen Teil der Kinder und Jugendlichen am Schulvormittag nicht gewährleistet ist. Je älter die Kinder werden, desto weniger regelmäßig werden Frühstück und Pausenvesper eingenommen. Auch das Kriterium der Vollwertigkeit dieser beiden Mahlzeiten ist bei vielen Kindern nicht erfüllt. Das mag u.a. daran liegen, dass Gesundheit für Kinder kein Ziel ist, für welches es sich lohnt, Ernährungsverhalten

---

[1] Als „unerwünschtes" Ernährungsverhalten wird ein solches Verhalten bezeichnet, welches nicht den Richtlinien der vollwertigen Ernährung entspricht bzw. kein „angemessenes" Ernährungsverhalten darstellt.

umzustellen. Allerdings müssen für das Ernährungsverhalten der Kinder auch die Rahmenbedingungen bedacht werden, denen die Kinder ausgesetzt sind. So entscheidet in den meisten Fällen doch noch wesentlich das Verhalten der Eltern, insbesondere der Mutter darüber, ob das Kind z.B. frühstückt und ob es ein Pausenvesper dabei hat bzw. auch, wie dieses beschaffen ist (siehe *Einfluss der Familie,* Kapitel 2.2.2.3).

2.1.2 Ernährungswissen

Das Ernährungswissen der Bevölkerung wird von verschiedenen Autoren als relativ niedrig eingestuft; für weite Teile ist es sogar als außergewöhnlich niedrig zu betrachten (Burtchen, 1982; Diehl, 1986). Auch im Ernährungsbericht der DGE wird das Wissen als meist unvollständig beschrieben, wonach „nicht die Tatsachen entscheiden, sondern die Meinungen über die Tatsachen" (DGE, 1988, S. 173). Vielfach ist zu beobachten, dass das vermeintliche Wissen sich auf recht oberflächliche Informationen bezieht, die bei näherer Nachfrage kein Detailwissen beinhalten. Ein vertieftes Verständnis über Ernährung und tatsächlich wissenschaftlich fundierte Zusammenhänge zwischen Ernährung und Gesundheit fehlen der Allgemeinheit.

Hinzu kommt, dass in den letzten Jahren eine Reihe von über lange Zeit propagierter Ernährungsempfehlungen in Frage gestellt wird und so eine Verunsicherung innerhalb der Bevölkerung vorhanden ist[1]. Die Fülle von Informationen, die häufig nicht wissenschaftlich gesichert sind, lässt Gefühle der Überforderung, der Informationsüberlastung und damit nicht selten der Resignation entstehen. „Entscheidend ist auch, daß Verbraucher oft überhaupt nicht in der Lage sind, diese naturwissenschaftlichen Detailinformationen in konkretes Handeln umzusetzen, d.h. ihr Ernährungsverhalten entsprechend zu ändern" (Bayer, Kutsch & Ohly, 1999, S. 44). Häufig ist zu beobachten, dass neues Wissen eher abgelehnt wird. Die Konsequenzen, die aus dem Erwerb neuen Wissens resultieren, beziehen sich auf eine Veränderung des Verhaltens, das jedoch zumeist gewohnheitsgeprägt ist und nur mit dem Willen zur Überwindung verändert werden kann. „Wer keine Vorteile in Wissensverbesserungen sieht, lehnt häufig daher schon Aufklärung ab, um Wissensdefizite weiter ignorieren zu können" (DGE, 1988, S. 179). So hat das vorhandene Wissen kaum Auswirkungen auf das tatsächliche Ernährungsverhalten.

„Wissen" über Ernährung wird bei einem großen Teil der Kinder und Jugendlichen über die Werbung vermittelt. Für Eltern wie für LehrerInnen besteht ein besonderes Problem darin, dieses vermeintliche Wissen richtig zu stellen bzw. zu revidieren.

Burtchen (1982) stellt fest, dass formale Kenntnisse bei Kindern relativ gering sind und erst ab der dritten und vierten Klasse der Grundschule sachgerecht verarbeitet werden können. Der Sinngehalt von Bezeichnungen für ernährungsbezogene Sachverhalte, die zunächst wie Schlagworte in den Sprachschatz übernommen werden, wird in dieser Altersstufe noch kaum erfasst. Gerade Kindern fällt es leichter, angelerntes Wissen einfach wiederzugeben, als bei bestimmten Situationen anzuwenden oder in entsprechendes Verhalten umzusetzen. Konsequenzen für das eigene Ernährungsverhalten entstehen erst, „wenn das Wissen in die Vorstellungen der Kinder integriert und die Bedeutung abstrak-

---

[1] Vgl. z.B. „Die Mär vom ungesunden Fett", Meichsner, 2002, „Lexikon der populären Ernährungsirrtümer", Pollmer & Warmuth, 2003, „Macht gesunde Ernährung krank ? ", Willett & Stampfer, 2003.

ter Begriffe durch konkrete Erfahrungen für das einzelne Kind nachvollziehbar werden" (Burtchen, 1982, S. 131). So ist auch erklärbar, warum Kinder, denen eine sehr abwechslungsreiche Ernährung zuteil wird, über relativ gute Ernährungskenntnisse verfügen.

2.1.3   Ernährungseinstellungen

Bereits die Kinder im Vorschulalter zeigen bezüglich der Einstellungen im Bereich Ernährung, dass sie die von ihrer Umgebung gesetzten Normen verinnerlicht haben (Burtchen, 1982). Schon im Alter zwischen 6 und 17 Jahren ähneln die Ernährungseinstellungen in den Grundzügen denen der Erwachsenen (DGE, 2000). Bereits zu Beginn des Jugendalters scheinen ernährungs- und gewichtsbezogene Einstellungen und Gewohnheiten ausgeprägt zu sein (Diehl, 1999b).

Die Mehrheit der Jugendlichen hat wohl ein Interesse am Thema „Gesunde Ernährung". Nur weniger als 10% der Kinder und Jugendlichen geben an, generell kein Interesse an Ernährungsthemen zu haben (Westenhöfer, 1999). 40% von ihnen geben jedoch zu, „dass sie eher nicht motiviert sind, die gesundheitliche Wirkung der Ernährung auch zu beachten" (DGE, 2000, S. 361). Verbindet man mit dem Thema Ernährung andere Bereiche aus der Lebenswelt der Kinder bzw. Jugendlichen, dann stößt man auf breitere Akzeptanz und Motivation. Positive Elemente am Essen sind für Kinder der Geschmack und der Genuss. Während der Aspekt der Gesundheit keine Motivation für eine Ernährungsumstellung bedeutet, spielen andere motivierende Aspekte, z.B. sportliche und mentale Leistungsfähigkeit, gutes Aussehen bzw. gute Figur, Lifestyle, Prestige oder neue Produkte mit Zusatznutzen (Westenhöfer & Mattusch, 1999) eine Rolle. Dabei liegen deutliche Geschlechtsunterschiede vor. Ferner steigt das Interesse am Thema „Abnehmen" mit zunehmendem Alter deutlich an (bis 10 Jahre 15%, 13-14 Jahre doppelt so viel) (Westenhöfer & Mattusch, 1999).

Das Ernährungsverhalten speziell der Jungen wurde in einer Studie zur ernährungsbezogenen Gesundheitsförderung der Universität Dortmund untersucht. Demnach fällt eine Reihe statistisch bedeutsamer geschlechtsspezifischer Differenzen hinsichtlich der für Verhaltensintentionen maßgeblichen psychologischen Determinanten auf: Im Bereich der gesundheitlichen Bedeutung von Ernährung zeigen Jungen weniger kritische Einstellungen und Überzeugungen, und das äußere Erscheinungsbild (Gewichts- und Attraktivitätsorientierung) ist für Jungen signifikant unbedeutender. Der Stellenwert des Essens als die genuss- und lustbetonte Seite der Ernährung spielt für Jungen dagegen eine größere Rolle als für Mädchen. Insgesamt zeigen Jungen eine signifikant geringere Intention, sich in gesundheitsförderndem Sinne zu ernähren (Lach, 2001).

„Richtig Spaß" am Essen haben rund 20% der Kinder (Burtchen, 1982). Diese freuen sich auf die häuslichen Mahlzeiten, haben gegen höchstens ein oder zwei Gerichte Aversionen und erhalten eine sehr abwechslungsreiche Ernährung. Drei Viertel der Kinder betrachten dagegen die Ernährung als eine Selbstverständlichkeit (Burtchen, 1982).

2.1.4   Ernährungszustand

Wie der Gesundheitszustand des Menschen allgemein, so entwickelt sich auch der Ernährungszustand anhand der Auswirkungen von spezifischen Handlungen. Ursächlich für den Ernährungszustand ist das Ernährungsverhalten. Oltersdorf definiert den Ernährungszustand als „Ausdruck eines Zustandes, der sich aus der Bilanz zwischen Zufuhr und dem Bedarf an Nahrungsenergie und an allen Nährstoffen ergibt" (Oltersdorf, 1995, S. 42). Der Ernährungszustand lässt sich zwar durch bestimmte Messgrößen beschreiben, auf den wahren Zustand kann jedoch nur mit bestimmter Wahrscheinlichkeit geschlossen werden. Es handelt sich um eine theoretische Größe, um ein Konstrukt (Oltersdorf, 1995).

Von zentraler Bedeutung für die Beurteilung des Ernährungszustandes ist das Körpergewicht (DGE, 2000). Die Beurteilung des jeweils individuellen Körpergewichtes erfolgt mittels Referenz-Werten im Vergleich zum durchschnittlichen Körpergewicht der Bevölkerung. Unterschieden wird in der Regel in unter-, über- und normalgewichtig; weiter ausdifferenzierte Stufen sind möglich. Die Einordnung kann über verschiedene Berechnungen erfolgen, wie z.B. der Broca-Formel, oder über Messungen des Körperfettes wie z.B. der Hautfaltendicken-Messung. „Die Beurteilung von Körpergewicht und –höhe bei Kindern funktioniert nur, wenn das Alter der Kinder genau bekannt ist" (Oltersdorf, 1995, S. 192). Verbreitung hat daher der BMI (Body-Mass-Index) gefunden, welcher alters- und geschlechtsspezifisch zu ermitteln ist. Er liefert bei Kindern wie Erwachsenen relativ gute Aussagen über den Körperfettanteil und vermag auch Aussagen über den Grad an Adipositas bei Kindern zu machen.

Übergewicht und Adipositas haben sowohl bei Erwachsenen als auch bei Kindern epidemische Ausmaße angenommen (Kromeyer-Hauschild, 2001). Verschiedene Autoren bestätigen ein „dramatisches Anwachsen der Prävalenz der Adipositas in den letzten Jahrzehnten" (Stroebe, 2002, S. 16), insbesondere im Kindesalter (Wabitsch, o.J.). In den letzten 15 Jahren verdoppelte sich der Anteil adipöser Mädchen und Jungen im Alter zwischen 6 und 10 Jahren (DGE, 2000). Er wird in Deutschland auf ca. 20-25% der Kinder und Jugendlichen geschätzt (DGE, 2000).

Nach Westenhöfer und Mattusch (1999) leiden Jungen doppelt so häufig an Übergewicht (20%) wie Mädchen (11%), und auch bei der Adipositas zeigt sich diese Verteilung (Jungen 11%, Mädchen 5,5%).

Für die europaweite Vergleichbarkeit von Studien werden als Referenzwerte die BMI-Perzentilentabellen von Rolland-Cachera et al. (1991) verwendet. Aktuelle bevölkerungsspezifische Referenzwerte für Kinder und Jugendliche in Deutschland sind nur über die Leitlinien der Arbeitsgemeinschaft „Adipositas im Kindes- und Jugendalter" (AGA) zu ermitteln (Kromeyer-Hauschild et al., 2001). Aufgrund der Unterschiede zwischen den europäischen und deutschen Referenzwerten ist ein Vergleich der Daten über die Verteilung des Körpergewichts schwierig, und gerade bei Kindern wird in Bezug auf die Einteilung in normal-, über- und untergewichtig Zurückhaltung empfohlen.

2.2 Ernährungsverhalten

2.2.1 Begriffsbestimmung von Ernährungsverhalten

Die Verhaltensforschung nimmt innerhalb der Ernährungsforschung eine zentrale Stellung ein (Claupein, Nebel & Oltersdorf, 2001). Da ernährungsbedingte Problemlagen in den westlichen Industrieländern, so auch in Deutschland, hauptsächlich durch nicht angemessenes Ernährungsverhalten verursacht werden, kommt auch in dieser Arbeit dem Verhalten des Menschen bzw. des Kindes im Hinblick auf die Ernährung eine zentrale Rolle zu. Die Hypothesenbildung bezieht sich darauf, mit welchen Mitteln und Maßnahmen erwünschte Verhaltensweisen stabilisiert bzw. unerwünschte Verhaltensweisen langfristig verändert werden können (siehe Kap. 3.3).

„Als Verhalten wird jegliche Art von Reaktionen, Bewegungen und Handlungen bezeichnet, die direkt beobachtbar oder indirekt (z.B. über ihre Auswirkungen oder durch spezielle Meßgeräte) erschließbar ist" (Köck & Ott, 1997, S. 770). Menschliches Verhalten ist zu betrachten als das Ergebnis einer komplizierten Wechselwirkung von psychischen Prozessen, insbesondere kognitiven und emotionalen, mit sozialen Prozessen (Hendrichs, 1987).

Laufen verschiedene Verhaltensweisen immer in derselben Reihenfolge ab, so kommt es zur Ausbildung von Verhaltensgewohnheiten (Köck & Ott, 1997). Die Auswirkungen des Verhaltens werden umso stärker eingeschätzt, je schneller und sicherer diese eintreten. Die gesundheitliche Bedeutung der vollwertigen Ernährung (siehe *Vollwertige Ernährung*, Kap. 2.3.3), die auf einen langfristigen Erfolg hin ausgelegt ist, wird daher weniger hoch eingeschätzt als beispielsweise die sensorische oder psychosoziale Wirkung der Ernährung.

Zur Beschreibung des Ernährungsverhaltens im Kindesalter ist einmal, gemäß der von Oltersdorf formulierten Definition von Ernährungsverhalten allgemein, das beobachtbare Verhalten der Kinder bezüglich ihrer Ernährung in den Mittelpunkt zu stellen (siehe *Ernährungsverhalten*, Kap. 2.1.1). Des Weiteren sind die Gründe für die Entstehung des individuellen Ernährungsverhaltens aufzugreifen. Diese sollen in den weiteren Ausführungen näher untersucht werden.

Wie die nachfolgenden Definitionen zum Ernährungsverhalten zeigen, handelt es sich hierbei um einen Begriff, der umfassend das Beziehungsgeflecht zwischen der Nahrungsaufnahme des Menschen und den verschiedenen Einflussfaktoren beschreibt und darüber hinaus weitere Aspekte des menschlichen Umgangs mit Nahrung erfasst. Ernährung wird dabei nicht im Sinne von Pudel und Westenhöfer als „einschränkend auf die tatsächlichen und/oder vom Esser antizipierten physiologischen Wirkungen der Nahrung" (Pudel & Westenhöfer, 1998, S. 31) verstanden. Mit dem Begriff Ernährung ist vielmehr ein weiter Bedeutungsbereich verbunden, der mehr umfasst als die Zufuhr von Nährstoffen zur Befriedigung körperlicher Bedürfnisse. So beschreibt die folgende Definition, dass wir es immer dann mit Ernährungsverhalten zu tun haben, „wenn das Individuum zum Zweck der Ernährung oder des Genusses eine (meist kalorienhaltige) Masse in fester oder flüssiger Form oral zu sich nimmt" (Diehl, 1986), nur einen grundlegenden Aspekt von Ernährungsverhalten.

Neben dem Begriff des Ernährungsverhaltens werden die Begriffe „Essverhalten" (Westenhöfer, 1992, Diedrichsen, 1995, Pudel & Westenhöfer, 1998, Diehl, 1999) oder auch „Verzehrverhalten" (Diedrichsen, 1995) gebraucht. Eine Definition der verschiedenen Begriffe scheint schwierig zu sein, werden sie doch von verschiedenen Autoren unterschiedlich benutzt, und eine detaillierte Abgrenzung findet kaum statt.

Die Begriffe Ernährung und Essen können jedoch nicht synonym eingesetzt werden, da sie jeweils andere Assoziationen hervorrufen: Während der Begriff Ernährung eher abstrakt aufgefasst wird und vor allem für Kinder zu wenig anschaulich ist, wird der Begriff "Essen" als umgangssprachlich gebräuchliches Wort schon im frühen Kindesalter eingesetzt. Ein weiterer Unterschied besteht darin, dass „Essen" in erster Linie mit positiven Emotionen besetzt ist („Lust und Genuss") und den Vorgang der Nahrungsaufnahme in den Mittelpunkt stellt. Mit dem Begriff „Ernährung" werden eher „die kognitiv-rationalen, gesundheitsbezogenen Wirkungen der Nahrungsaufnahme" assoziiert (Pudel & Westenhöfer, 1998, S. 31).

In der vorliegenden Arbeit wird der Begriff „Ernährungsverhalten" verwendet, da er sich auf alle Aspekte menschlicher Ernährung bezieht. Das „Verzehrverhalten" beschreibt in einem engeren Sinne „wann und wo welche Nahrungsmittel von wem einverleibt werden" (Hendrichs, 1987, S. 61). Die Einflüsse auf das Ernährungsverhalten können aber nur dann umfassend beleuchtet werden, wenn nicht nur die physiologischen Wirkungen der Nahrungsaufnahme berücksichtigt werden, sondern „die gesamte Erlebnissphäre erfasst" wird, in welche die Nahrungsaufnahme eingebunden ist (Ruppert, 2001, S. 5). Um den multifaktoriellen Charakter des Begriffes Ernährungsverhalten aufzuzeigen, werden verschiedene Definitionen von Ernährungsverhalten vorgestellt.

Die Frage ist, welche Motivationsstrukturen und Verhaltensdispositionen bzw. -intentionen das Ernährungsverhalten tatsächlich beeinflussen. Es scheint stark von biologischen und physiologischen Bedürfnissen der Menschen abzuhängen. Eine ebenso wichtige Rolle spielen jedoch auch die soziologischen, psychologischen, sozioökonomischen und kulturellen Determinanten. Mit zu bedenken gilt, dass die Bedeutung der Faktoren individuell unterschiedlich bzw. auch geschlechts- oder altersabhängig ist.

Angemerkt werden muss, dass die folgenden Beschreibungen von Ernährungsverhalten sich nicht spezifisch auf das Ernährungsverhalten von Kindern beziehen. Insbesondere der soziale Aspekt des Ernährungsverhaltens, der bei Kindern schon im Säuglingsalter eine zentrale Rolle spielt, wird hierbei nicht genügend berücksichtigt. Die Prägung des Ernährungsverhaltens erfolgt „im wesentlichen durch Gewohnheiten", die zunehmend erworben und stabilisiert werden. Aufrechterhalten und unterstützt wird das Ernährungsverhalten „durch die soziale Umgebung (insbesondere die Familie)" (Lohaus, 1993, S. 146).

Insgesamt sind die Faktoren, welche die Nahrungswahl beeinflussen, sowohl bei Erwachsenen als auch bei Kindern überaus vielfältig.

Koscielny erklärt Ernährungsverhalten auf der Basis einer physiologischen Komponente, nach der die Nahrungsaufnahme der Sicherung und Reproduktion des Körpers dient. Ferner sieht er in der Nahrungsaufnahme die psychische Befriedigung, die durch Appetitgefühle gesteuert wird und sich unter gesellschaftlichen Bedingungen vollzieht (Koscielny, 1983).

Über die Nahrungsaufnahme hinaus versteht Oltersdorf unter Ernährungsverhalten „die Gesamtheit geplanter, spontaner oder gewohnheitsmäßiger Handlungsvollzüge, mit denen Nahrung beschafft, zubereitet und verzehrt wird" (Oltersdorf, 1995, S. 42). Prinzipiell lassen sich die Elemente des Ernährungsverhaltens einteilen in sichtbare, beobachtbare Handlungselemente (Formen des Ernährungsverhaltens) und in intern wirkende Elemente (Gründe des Ernährungsverhaltens) (Oltersdorf, 1995).

Diehl beschreibt das Ernährungsverhalten als „Produkt der zentralen psychischen Verarbeitung von externen und internen Faktoren", die zu einem bestimmten Zeitpunkt wirksam sind. Es liegt also keine direkte Beeinflussung einzelner Faktoren vor, sondern es erfolgt eine Strukturierung und Verarbeitung dieser Bestimmungsgrößen durch jeden Organismus. Um Ernährungsverhalten verstehen bzw. vorhersagen zu können, müssen sowohl interne als auch externe Faktoren spezifiziert und miteinander in Beziehung gesetzt werden. So erhält man einen Durchschnitt von Verarbeitung und Strukturierung, anhand dessen das Verhalten einzelner Individuen beurteilt werden kann (Diehl, 1986).

Welche Rolle das Bewusstsein bei der Entstehung des Ernährungsverhaltens spielt, wird unterschiedlich formuliert. Während Muermann (Muermann, 1991) betont, dass es sich um eine bewusste Steuerung der menschlichen Tätigkeiten im Hinblick auf Nahrung und Ernährung handelt, wird das Ernährungsverhalten im Ernährungsbericht der DGE (DGE, 1988) als Ergebnis von subjektiven, mehr oder minder bewussten Entscheidungen bezeichnet.

Im Folgenden wird der multifaktorielle Charakter des Ernährungsverhaltens bzw. der Nahrungswahl beschrieben. Nach Teuteberg lassen sich die Faktoren der Nahrungswahl einteilen in solche, die bestimmten Charakteristika des Individuums zuzuschreiben sind, und anderen, die zu den äußeren Umweltfaktoren gehören. Dem individuellen Bereich lassen sich physische, emotionale und wissensbezogene Faktoren zuordnen; zu den Umweltfaktoren gehören soziokulturelle, zeitliche, ökonomische und Haushalts- bzw. Familienfaktoren sowie eine räumliche Dimension (Bayer, Kutsch & Ohly, 1999).

Diedrichsen unterscheidet die Determinanten des Ess- und Trinkverhaltens in physiologische und psychologische Determinanten. Letztere gliedert er in Kognitionen, Emotionen, soziokulturelle Faktoren, entwicklungsbedingte Faktoren, Lernen, Eigenschaften der Nahrung und Umwelt. Auch Pudel & Westenhöfer nennen eine Vielzahl an „Motiven für die Lebensmittelwahl" (Pudel & Westenhöfer, 1998, S. 52).

Ein strukturiertes Faktoren-Diagramm der Nahrungswahl findet man bei Oltersdorf (Oltersdorf, 1995). Die bestimmenden Faktoren haben ihre Bezüge sowohl aus der Gesellschaft als auch aus der abiotischen Umwelt. Bestimmend sind ferner die Charakteristika der Lebensmittel und der Verbrauch. Oltersdorf unterscheidet die Faktoren in „Einzelfaktoren mit Wirkungsmöglichkeiten direkter und indirekter Art" und in „unmittelbar das Ernährungsverhalten reglementierende Handlungsanweisungen" (Oltersdorf, 1995, S. 64). Zu diesen engeren Faktoren der Nahrungswahl zählen u.a. Ernährungsgewohnheiten, Präferenzen bzw. Aversionen, Persönlichkeitsmerkmale und Selbstkonzept. Des Weiteren gehören dazu die religiöse Norm, das Einkommen, Diätvorschriften oder die Auswahl bestimmter Rezepte. Eine zentrale Rolle bei der Veränderung von Ernährungsgewohnheiten spielen veränderte Einstellungen und verändertes Ernährungswissen (Oltersdorf, 1995).

Änderungen des Ernährungsverhaltens sollen v.a. sichtbar werden, indem sich die Auswahlentscheidung von Lebensmitteln verändert. Bei Auswahlentscheidungen versucht man stets das zu finden, was für einen selbst am besten erscheint. Im Sinne des Individuums ist Ernährungsverhalten meistens als subjektiv optimiertes Verhalten zu bezeichnen.

Aufgrund der von allen Autoren angeführten Menge an Faktoren, die am Entstehen des Ernährungsverhaltens teilhat, wird deutlich, dass eine gezielte Veränderung desselben relativ schwierig zu erreichen ist. Der Erfolg ist davon abhängig, wie bedeutend die angesprochenen Faktoren für das Verhalten sind und wie weitgehend sie durch entsprechende Maßnahmen überhaupt verändert werden können. Aufgrund der vielfältigen Einflussfaktoren werden diese im nächsten Kapitel gesondert dargestellt.

2.2.2 Einflüsse auf das Ernährungsverhalten

2.2.2.1 Ernährungswissen und Ernährungsverhalten

Bereits Anfang der 80er Jahre wird bemängelt (Burtchen, 1982), dass im Hinblick auf das Ernährungswissen und seine Verbindungen zum Ernährungsverhalten Untersuchungen bei Kindern im Vor- und Grundschulalter eher selten sind. Die folgenden Ausführungen beziehen sich daher nicht speziell auf die Situation des Kindes, sondern auf die Zusammenhänge allgemein.

Ernährungsverhalten ist dann am besten zu beeinflussen, wenn Einstellungen und Fähigkeiten einer bewussteren Ernährungsentscheidung nicht entgegenstehen. Dies ist z.T. erreichbar mit Hilfe wissensorientierter Maßnahmen, welche durch Erziehung ergänzt werden (DGE, 1988). Ernährungswissen umfasst Informationen, Kenntnisse und Erfahrungen aus dem Bereich der Ernährung bzw. der Lebensmittel. Erworben wird das Ernährungswissen bereits im Kindesalter. Zwischen dem Kenntnisstand der Eltern und dem der Kinder besteht ein enger Zusammenhang (Burtchen, 1982).

An der Wissensvermittlung sind die Bildungsinstitutionen wie Kindergarten und Grundschule beteiligt. Einen weiteren Anteil haben die Massenmedien. Nicht zu unterschätzen ist der Erwerb von Wissen über die alltäglichen Tätigkeiten im Haushalt und über die vielfältigen Selbsterfahrungen wie z.B. über den Geschmack oder über die Sättigungswirkung. Die Vermittlung von Wissen bildet die Voraussetzung für eine kritische Reflexion der eigenen Verhaltensweisen. Sie stand bei der bisherigen Gesundheitsförderung deutlich im Vordergrund. Angenommen wurde, „daß durch Aufklärung und durch eine Zunahme des gesundheitsbezogenen Wissens Verhaltensänderungen bewirkt werden in Richtung auf ein gesundheitsförderndes und krankheitsvermeidendes Handeln" (Lohaus, 1993, S. 49). Bezüglich der Effektivität wissensvermittelnder Programme zur Gesundheitsförderung sind die Ergebnisse von Evaluationsstudien „in der Regel sehr widersprüchlich" (Lohaus, 1993, S. 49). So gibt es bei vielen Untersuchungen kaum einen Zusammenhang zwischen dem Maß an Wissen und der Bereitschaft, gesundheitsbewusst zu handeln (Lohaus, 1993). Selbst ein fundiertes Wissen über vollwertige Ernährung kann nicht als Garant für ein angemessenes Ernährungsverhalten stehen. Unterschiede im Ernährungswissen korrelieren daher in der Regel nur schwach mit dem tatsächlichen Ernährungsverhalten. Dies liegt u.a. daran, dass die positiven bzw. negativen Auswirkungen des Ernährungsverhaltens viele Jahre auf sich warten lassen.

Ein gewisses Basiswissen ist dennoch notwendig, „damit ein gezieltes gesundheitsbezogenes Handeln überhaupt stattfinden kann" (Lohaus, 1993, S. 50). So wird Wissen als eine der wichtigen Voraussetzungen für richtiges Ernährungsverhalten eingestuft. Erfolg versprechend bezüglich einer Verhaltensänderung ist die Wissensvermittlung vermutlich nur dann, wenn weitere Maßnahmen folgen. Auch die Art und Weise der Wissensvermittlung kann ganz unterschiedliche Qualitäten haben. Um ein nachhaltiges Wissen zu vermitteln, sollte z.B. nach Lohaus (1993, S. 51) eine „aktive Auseinandersetzung mit Wissensinhalten stattfinden" (zum Beispiel in Form von Rollenspielen, Kleingruppenarbeit, entscheidungsorientierten Konzepten). Hintergründe und Zusammenhänge des eigenen Ernährungsverhaltens sind bewusst zu machen. Im Unterricht wird in erster Linie objektives, abfragbares Wissen vermittelt und überprüft.

Theoretisches Wissen um die Zubereitung von Mahlzeiten ist von geringer Bedeutung. „Erst die Integration des gelernten bzw. übernommenen Wissens in die eigene Erfahrung und die Nachvollziehbarkeit in konkreten Handlungen" führt bei Kindern dazu, dass sie im Stande sind, ihre Kenntnisse differenziert wieder zu geben. Wissen ohne Handlungsbezug bleibt bedeutungslos (Burtchen, 1982, S. 134).

2.2.2.2 Ernährungseinstellungen und Ernährungsverhalten

Um das Ernährungsverhalten bzw. sein Zustandekommen besser zu verstehen, ist neben dem Bereich des Ernährungswissens der Bereich der Einstellungen bezüglich der Ernährung von Bedeutung. Für die Erklärung des Ernährungsverhaltens ist das Konstrukt der Ernährungseinstellung ein wichtiger, jedoch schwer zu definierender Bereich (Oltersdorf, 1995). Da Einstellungen nur „aus dem aktuellen, beobachtbaren Verhalten, also aus ihren Auswirkungen erschlossen werden können", handelt es sich um „hypothetische Konstrukte" (Köck & Ott, 1997, S. 160). Sie bestimmen mehr oder weniger wesentlich aktuelles Verhalten mit und sind dabei relativ beständig, eine Veränderung von Einstellungen ist daher schwierig.

Einstellungen treten auf in Form von verfestigten Meinungen, Ansichten, Vorurteilen oder Werthaltungen und enthalten auch Elemente des Wissens. Sie werden im Inneren gebildet und müssen nicht unbedingt bewusst sein. Sie beinhalten sowohl Annahmen über das Verhalten als auch Bewertungen von Verhaltenskonsequenzen. „Die wissenschaftliche Erklärung der Bildung von Einstellungen ist bisher nicht abgeschlossen, doch ist unbestritten, dass es eine Vielzahl von Einflussfaktoren gibt" (DGE, 1988, S. 180). Geprägt werden Einstellungen von Personen, die für das Individuum bedeutend sind, sowie von Situationen und Umgebungen. Dazu gehören Faktoren wie die Familie, die Tradition und andere. Die Bedeutung der Werbung spielt bezüglich der Bildung von Einstellungen zur Ernährung ebenfalls eine Rolle.

Nach einer „langen Begriffsentwicklungsgeschichte" (Hendrichs, 1987, S. 42) werden Einstellungen immer wieder mit folgenden drei Konstrukten in Verbindung gebracht:

- mit der kognitiven Komponente (subjektive Wahrnehmung)
- mit der affektiven Komponente (subjektive Bewertung)
- mit der intentionalen Komponente (subjektive Handlungsbereitschaft).

Diedrichsen ordnet die Einstellungen zusammen mit Überzeugungen und der Zügelung des Essens unter dem Begriff „Kognitionen" dem Bereich der psychologischen Determinanten der Nahrungsaufnahme zu (Diedrichsen, 1995, S. 45). Bei Oltersdorf wird die Einstellung zusammen mit der Meinung, der Norm und dem Wert den Einzelfaktoren mit Wirkungsmöglichkeiten auf das Ernährungsverhalten von direkter und indirekter Art zugeschrieben (Oltersdorf, 1995, S. 64).

Die entscheidende Frage bezüglich der Einstellungsforschung ist die der Verhaltensrelevanz. Inwieweit korrelieren Veränderungen von Einstellungen und Verhalten im Bereich Ernährung miteinander ?

Nach Aussage der DGE sind Einstellungen „diejenigen Elemente der Entscheidung, die neben den situativen Bedingungen und den Mittelbeschränkungen maßgeblich die Wirkungsmöglichkeiten von Information, Beratung und Aufklärung begrenzen" (DGE, 1988, S. 180). Zur Veränderung von Verhalten sind „neben der Handlungsebene auch Einstellungen und Haltungen" von Bedeutung (Lohaus, 1993, S. 147). Als eine wichtige Voraussetzung für Veränderungen eines unerwünschten Ernährungsverhaltens ist die „positive Einstellung zum Essen" zu nennen. Von „positiv eingestellten" Kindern wird angenommen, dass sie aufgeschlossener und motivierter gegenüber Fragen und Inhalten aus dem Ernährungsbereich sind als solche, die eine eher negative Einstellung zur Ernährung aufweisen (Bäuerle & Blum, 1983). Kennzeichen eines „positiven Ernährungsverhaltens" ist die Freude am Essen und ein geringes Maß an Nahrungsaversionen.

Auch die konsistenztheoretische Auffassung und die psychologisch orientierte Marktforschung sehen eine enge Beziehung zwischen Einstellung und Verhalten. Andere Untersuchungen weisen darauf hin, dass dieser Zusammenhang nur schwach ausgebildet ist. Wäre von einer engen Beziehung auszugehen, so könnte über die Einflussnahme auf die Einstellung eine gewünschte Verhaltensweise erzeugt werden. (Voraussetzung ist, dass die Art und Weise, wie Einstellungen wirksam zu beeinflussen sind, bekannt ist.) Bei einer hohen Korrelation wäre die kostspielige und langwierige Verhaltensmessung nicht notwendig, da schon die Messung der Einstellungen entsprechende Ergebnisse liefern würde (Hendrichs, 1987). Hendrichs fügt seiner Kritik hinzu, dass selbst bei hoher Korrelation zwischen Einstellung und Verhalten nicht kausal zu schließen ist, dass Einstellungen als Ursache und Verhalten als Wirkung zu betrachten sind (Hendrichs, 1987). Auch bleibt die Frage offen, welche Einstellungen im Einzelnen zu messen wären, um genau das zu untersuchende Verhalten, in unserem Fall das Ernährungsverhalten, abbilden zu können. Speziell für Lebensmittel als Stimuli ist die Diskussion zur Verhaltensrelevanz von Einstellungen kontrovers und ambivalent; "generelle inhaltliche Aussagen über Art und Struktur dieser Beziehung im Bereich Ernährung liegen offensichtlich nicht vor" (Hendrichs, 1987, S. 49).

Betrachtet man die Komplexität der Entstehung des Ernährungsverhaltens bzw. seiner Determinanten, wird deutlich, dass der Bereich der Einstellungen nur einer von mehreren bestimmenden Faktoren bezüglich des Ernährungsverhaltens sein kann und eine eher schwache Korrelation zwischen Einstellung und Verhalten den Erwartungen entspricht. Komplexe Modelle zum Verhalten (siehe Kap. 2.3.1) bestätigen dies. Nach Ajzen und Fishbein z.B. (Ajzen & Fishbein, 1980; Ajzen, 1985, zitiert nach Manz, 2001, S. 25) resultiert die Verhaltensintention aus der individuellen Einstellung zum Verhalten, neben der subjektiven Norm und der Verhaltenskontrolle.

Einstellungen können sich jedoch auch ändern oder verändert werden. Ein solcher Wandel kann beispielsweise durch neue Informationen, verbale Kommunikation oder neue Erfahrungen hervorgerufen werden (Diedrichsen, 1995). Eine gezielte Lenkung

27

durch pädagogische Maßnahmen ist durchaus gegeben, wenngleich nicht einfach zu erreichen.

2.2.2.3 Einfluss der Familie

Für Kinder steht der Einfluss der Familie im Vordergrund. Sie prägt in den ersten Jahren das Ernährungsverhalten sowie Einstellungen und Wertvorstellungen bezüglich der Ernährung. Da Kinder in erster Linie durch Beobachten und Nachmachen der sie umgebenden Personen lernen, kommt der Familie eine besondere Bedeutung zu. Des Weiteren stehen die Eltern über viele Jahre in der Verantwortung bezüglich der Versorgung des Kindes mit Mahlzeiten. Je nach Zusammensetzung der Familie wirken auch andere zur Familie gehörende Personen wie Geschwister, Großeltern etc. mit. Die Zusammensetzung der Familie hat u.a. Einfluss darauf, wie ausgewogen die Nahrung des Kindes ist und wie regelmäßig gefrühstückt wird. So sind die Ernährungsgewohnheiten in „Normalfamilien" am besten, in „unvollständigen" und „Ersatzfamilien" dagegen schlechter ausgebildet (Diehl, 1986). Sowohl die Entstehung von Präferenzen für bestimmte Lebensmittel als auch die Ausbildung von Aversionen bis hin zur Entstehung von Essstörungen haben ihren Einfluss aus dem familiären Umfeld. Insbesondere die „Bedeutung der Eltern-Kind-Interaktion für ein ausgeglichenes Ernährungsverhalten bzw. das Auftreten psychisch bedingter Essstörungen wird sehr häufig angeführt" (Burtchen, 1982, S. 35).

Die Ernährungserziehung der Eltern erfolgt durch bewusst eingesetzte erzieherische Maßnahmen. Darunter sind vor allem die verbalen Beeinflussungen zu verstehen. Es sind dies nach Koscielny (1983) harte und drohende Aussagen, Gesundheitsaussagen, Aussagen mit sozialem Bezug, Aussagen, die auf die Gewohnheitsbildung zielen und Aussagen, die bei unerwünschtem Ernährungsverhalten Liebesentzug androhen.

Die größte Vorbildfunktion hat jedoch das Ernährungsverhalten der Eltern. Es wirkt stärker als „die verbale Vermittlung von Wertvorstellungen" (Burtchen, 1982, S. 165).

Besonders bedeutend ist daher auch der Einfluss der Familie bzw. der Eltern auf die Ausbildung von Nahrungspräferenzen bei den Kindern. Es zeigte sich, dass Kinder solche Speisen und Getränke ablehnen, die auch von den Eltern nicht gerne gegessen werden, meist schon allein deswegen, weil sie diese wenig oder gar nicht kennen. Insbesondere auch ältere Geschwister üben einen starken Einfluss aus.

Neuere Untersuchungen über die Korrelation zwischen der Nahrungszusammensetzung der Eltern und ihrer Kinder liegen vor von Sönnichsen et al. (1997). Der Zusammenhang zwischen fettreicher, überwiegend aus gesättigten Fetten bestehender Ernährung und Atherogenese stand dabei im Mittelpunkt. Erste Ergebnisse dieses Präventions-Erziehungs-Programms zeigen, dass das Ernährungsverhalten der Kinder in hohem Maße von den Ernährungsgewohnheiten der Eltern abhängt. Besonders hoch ist der Korrelationsfaktor zwischen Müttern und ihren Kindern bezogen auf den Anteil gesättigter Fette in der Ernährung.

Mütter üben auch den größten Einfluss auf die Entscheidung beim Einkauf von Lebensmitteln aus (Diehl, 1986). Sie entscheiden jedoch auch wieder in Abhängigkeit vom Einfluss der Kinder, des Ehemannes, der Freunde, Bekannten usw.

Laut Fröleke und Günster (1995, S. 281) stimmt es besonders bedenklich, dass die potentiellen Mütter (Frauen im Alter zwischen 15 und 35 Jahren) die „Hauptrisikogruppe hinsichtlich Mangel- und Fehlernährung" stellen.

Einfluss auf die Einstellung der Kinder zum Essen bzw. auf deren Ernährungsverhalten hat die Erziehung der Eltern allgemein, nicht nur die bewusst eingesetzten pädagogischen Maßnahmen der Ernährungserziehung im Besonderen. Zusammenhänge zwischen kindlichem Ernährungsverhalten und elterlichem Erziehungsstil konnten festgestellt werden (Diehl, 1986) (siehe *Ernährungserziehung und Erziehungsstil*, Kap. 2.4.1). Das Erziehungsverhalten der Eltern steht v.a. in einem engen Zusammenhang mit dem Auftreten auffälligen Ernährungsverhaltens (Diedrichsen, 1995).

Je nach Entwicklungsphase des Kindes erfolgt die Übernahme von Verhaltensmustern und das Erlernen sozialer Rollen in bestimmter Weise. Bis etwa 10 Jahre ist der Einfluss der Eltern deutlich ausgeprägt. Bis zu diesem Alter wird bei den Eltern nach Essen gefragt, und für den Verzehr von Süßigkeiten muss ebenfalls erst bei den Eltern um Erlaubnis gebeten werden (Westenhöfer & Mattusch, 1999). Je jünger die Kinder sind, desto eher sind sie noch den elterlichen Esszwängen unterworfen. Sie müssen öfter den Teller leeren, essen, was auf den Tisch kommt und essen, damit sie „groß und stark" werden. Mit zunehmendem Alter lässt die Ausübung elterlicher Esszwänge nach und spätestens ab dem Schulalter wird der Einfluss der Gleichaltrigen stärker.

Immer häufiger werden Kinder in der Familie als gleichberechtigte Partner betrachtet, welche ihre Wünsche äußern dürfen und vielfach auch erfüllt bekommen. Insbesondere durch die Berufstätigkeit beider Elternteile sind Kinder auf eigenverantwortliches, selbständiges Handeln angewiesen. Eine stärkere Korrelation zwischen elterlichem und kindlichem Ernährungsverhalten ist jedoch in denjenigen Familien festzustellen, in denen häufiger gemeinsame Mahlzeiten eingenommen werden. So ist z.B. die Regelmäßigkeit des Frühstückens u.a. davon abhängig, ob alleine oder mit der Familie gefrühstückt wird. Durch die tägliche Zubereitung und Einnahme der Mahlzeiten innerhalb der Familie wird ein konsistenter, positiver und förderlicher Einfluss auf die persönliche, schulische und soziale Entwicklung des Kindes ausgeübt und selbst Fortschritte zur beruflichen Befähigung treten dadurch auf (Diehl, 1986).

So zeigt eine Untersuchung von Stasch et al. (1970, zitiert nach Diehl, 1986) bei Studienanfängern, dass die Einstellung gegenüber dem Frühstück abhängig davon ist, ob im Kindesalter eine Gewöhnung an ein regelmäßiges Frühstück stattgefunden hat oder nicht. Diejenigen Personen, bei denen diese Gewöhnung dadurch gelungen war, dass die Mutter regelmäßig ein Frühstück bereitete, geben an, gerne zu frühstücken. Diese Personen stehen im Durchschnitt auch früher auf, um sich die Zeit für ein Frühstück zu nehmen.

Das gemeinsame Essen im Kreis der Familie und v.a. die dabei herrschende Atmosphäre, das Familienklima, ist von besonderer Bedeutung für das Ernährungsverhalten. Harmonische Beziehungen sowohl der Eltern untereinander als auch zwischen Eltern und Kindern bzw. zwischen den Geschwistern wirken sich positiv aus. Ein „positiveres" Ernährungsverhalten weisen auch diejenigen Kinder auf, deren Familien dem gemeinsamen Essen einen hohen Stellenwert beimessen (Burtchen, 1982).

29

Wenn die gemeinsame Mahlzeit innerhalb der Familie ein „täglich wiederkehrendes, positiv wahrgenommenes Ritual darstellt", stellen sich Selbstverständlichkeit und Sicherheit ein, aus der heraus Kinder auch Neues kennen lernen können. „Der Umgang mit Nahrung in einer Familie, die Art und Zubereitung von Speisen und das Verhalten bei Tisch prägen einen lebenslangen Ernährungs- und Geschmacksstil" (Sozialministerium & Ministerium für Ernährung und Ländlichen Raum, 2002, S. 17).

Die Familiensituationen heutzutage sind jedoch geprägt von chronischem Zeitmangel. Gemeinsame Familienzeit wird zunehmend kostbarer und gemeinsame Mahlzeiten immer seltener. Bereits bei einer Untersuchung Anfang der 80er Jahre zeigte sich, dass etwas mehr als 10% der Kinder meist für sich allein essen (Burtchen, 1982). Der Einfluss der Eltern auf die Bereitstellung und Zusammensetzung der Mahlzeiten spielt dennoch eine wichtige Rolle.

Die Ergebnisse zum Ernährungsverhalten beim Frühstück und Pausenvesper zeigen, dass ein nicht unerheblicher Anteil von Kindern nicht oder nicht ausreichend frühstückt und kein bzw. kein vollwertiges Pausenvesper mitbekommt (siehe *Ernährungsverhalten,* Kap. 2.1.1). Ursachen hierfür liegen u.a. am mangelnden Sachverstand der Eltern, an einer falschen Einschätzung darüber, was Kinder gerne essen und nicht zuletzt an einem Mangel an Zeit, die für die Nahrungszubereitung bereitgestellt wird. Bei einer Befragung von Müttern (Reis & Güldner, 1972, zitiert nach Diehl, 1986, S. 131) äußerte über die Hälfte, dass „allgemeine Organisationsfehler in der Familie und fehlerhaftes Verhalten der Eltern" Ursachen dafür sind, dass Kinder ohne Frühstück das Haus verlassen.

Da feste Mahlzeitenstrukturen jedoch nicht nur eine bedarfsgerechte Nährstoffversorgung gewährleisten können, sondern auch Geborgenheit, Stabilität und Sicherheit vermitteln, leiden diese Kinder neben möglichen körperlichen Defiziten auch auf der emotionalen Ebene (Sozialministerium & Ministerium für Ernährung und Ländlichen Raum, 2002).

Die Verunsicherung der Erwachsenen bezüglich Wissen und Verhalten um eine angemessene Ernährung findet „ihre Entsprechung in der familiären Ernährungserziehung" (Fröleke & Günster, 1995, S. 291). Diese läuft meistens beiläufig, ungeplant und unreflektiert ab. Da Eltern nur vermitteln können, was sie selbst „aufgenommen und verarbeitet haben" (Diedrichsen, 1995), beschränkt sich deren Ernährungserziehung zumeist auf die Weitergabe der eigenen unüberlegten Verhaltensweisen an die folgende Generation. Im Zuge der Sozialisation übernimmt das Kind Ernährungsnormen über die Aneignung bestimmter Verhaltensweisen sowie Einstellungen und Wertungen (funktionale Erziehung). Dies geschieht in erster Linie durch die Nachahmung (Beobachtungslernen, Lernen am Modell) der Bezugspersonen innerhalb der Familie. Um ganz bewusst eine Veränderung des Ernährungsverhaltens zu bewirken, müssen jedoch zielgerichtete Erziehungsmaßnahmen eingesetzt werden (intentionale Erziehung).

Widersprüche ergeben sich für Kinder durch die Normen in Bezug zur Ernährung, die sie nicht nur von Eltern vermittelt bekommen, und den konkreten Erfahrungen, die sie in diesem Bereich sammeln. So wird Kindern immer wieder erklärt, dass Süßigkeiten zu meiden bzw. selten zu verzehren sind, andererseits erhalten sie diese zu vielen verschiedenen Anlässen und die Eltern lassen sich durch gezieltes „Betteln" mehr oder weniger leicht zum Kauf von Süßigkeiten bewegen. Gerade die Diskussion um die Süßigkeiten ist daher zwischen Eltern und Kindern als problematisch anzusehen.

Das häufig in diesem Zusammenhang noch praktizierte Trostpflaster- und Belohnungsessen führt zu nicht erwünschten Auswirkungen auf das Ernährungsverhalten (unter anderem auch zu einem häufigeren Verzehr von Zwischenmahlzeiten) und ist als Erziehungsprinzip abzulehnen.

Vielfach sind Eltern nicht auf ihre Aufgaben im Bereich der Ernährungserziehung vorbereitet. Die Ausbildung in der Schule und im Beruf sieht die Vermittlung der Ernährungserziehung, der Nahrungszubereitung und der Haushaltsführung nicht bzw. nur eingeschränkt vor. Die Orientierung erfolgt an zumeist nicht fundierten und oft auch überholten Ratschlägen aus dem sozialen Umfeld. Aus diesen Gründen kommt es zu Überforderungen und damit auch zu einer mangelhaften Versorgung. So besteht ein enger Zusammenhang „zwischen der Kochkompetenz von Müttern und der gesunden Ernährung von Kindern" (Sozialministerium & Ministerium für Ernährung und Ländlichen Raum, 2002, S. 20).

Gerade aber die in der Familie beobachteten Praktiken der Nahrungszubereitung, in welchem Maße eine solche auch stattfindet, sind für die Kinder oft die einzige Grundlage für ihre eigene spätere Kompetenz auf diesem Gebiet. Mit der Verwendung von Convenience-Produkten wird die Befähigung zu verschiedenen Techniken der Nahrungszubereitung verringert und ebenso die Gelegenheit, diese an die Kinder weiterzugeben.

2.2.2.4 Einfluss von Bildungsinstitutionen

Nicht nur die Familie und der Freundeskreis prägen das Ernährungsverhalten der Kinder; auch die Institutionen, die nahezu täglich von Kindern besucht werden und in denen sich Kinder zunehmend länger aufhalten, haben daran einen erheblichen Anteil. Kindergarten und Schule haben gemeinsam die Aufgabe, die Ernährungserziehung der Eltern sinnvoll zu ergänzen. Eine gute und vertrauensvolle Zusammenarbeit zwischen Eltern und diesen Institutionen stellt die Basis dar für eine gelungene Heranführung an ein angemessenes Ernährungsverhalten (siehe *Elternarbeit,* Kap. 2.4.3).

Die Frage ist, welchen Stellenwert der Bereich „Ernährung und Gesundheit" allgemein in der Schule erhält. Im Mittelpunkt der Bemühungen steht meist der Unterricht in Ernährungserziehung. Eine Rolle spielt aber auch die Wertschätzung, mit welcher Lebensmittel behandelt werden, sowie die Vorbildfunktion von Lehrkräften, und eventuell vorhandenem hauswirtschaftlichen Personal. Darüber hinaus wirkt das Nahrungsangebot, welches innerhalb der Schule zum Kauf zur Verfügung gestellt wird. Das angebotene Pausenvesper der Schule ist ein Teil ihrer Ernährungserziehung und sollte daher den Kriterien einer vollwertigen Ernährung entsprechen. Besondere Aufmerksamkeit ist der Atmosphäre zu widmen, in der die Kinder ihre Mahlzeit zu sich nehmen, da diese gesundheitsfördernde Wirkung ausüben kann.

Zunehmend an Bedeutung gewinnt an den Schulen das gemeinsame Pausenfrühstück (siehe *Ernährungserziehung in der Grundschule,* Kap. 2.4.4). Gemeint ist damit die Mahlzeit, welche Kinder einer Klasse gemeinsam mit ihrem Lehrer oder der Lehrerin im Klassenzimmer verzehren. In der Regel handelt es sich hierbei um die erste Zwischenmahlzeit bzw. um das zweite Frühstück. Die Realität zeigt jedoch, dass für einen nicht unerheblichen Teil der Kinder dies die erste Mahlzeit, das eigentliche Frühstück und die erste gemeinsame Mahlzeit des Tages darstellt. Gerade für diese Kinder spielt die regelmäßig eingenommene gemeinsame Mahlzeit eine besondere Rolle im Hinblick auf ihre tägliche Ernährung.

Über diese verschiedenen Bereiche, die, von den Bildungsinstitutionen ausgehend, Einfluss ausübenden Charakter besitzen, besteht die Chance, sowohl auf das Ernährungswissen als auch auf Einstellungen und Verhalten bezüglich der Ernährung und auch auf die Entwicklung ernährungsbezogener Fähigkeiten und Fertigkeiten einzuwirken. Durch die schulische Ernährungserziehung und die gezielte Einflussnahme auf die Kinder kann es sogar in der familiären Ernährungserziehung zu einer Umkehr der Verhältnisse kommen, bei der Kinder im Folgenden auch ihre Eltern erziehen.

Aufgrund ihrer Ergebnisse zum Ernährungsverhalten der befragten SchülerInnen konstatieren Westenhöfer und Mattusch (1999) den dringenden Bedarf, den Kindern in der Schule Orientierung und Auseinandersetzungsmöglichkeiten über die Ernährungserziehung zu geben. Durch positive Vorbilder innerhalb der Schule sollte eine Ernährungserziehung zu angemessenem Ernährungsverhalten angestrebt werden. Außerdem sollte im Sinne der Verhältnisprävention auch der äußere Rahmen dazu geschaffen werden.

2.2.2.5 Einfluss sozioökonomischer Faktoren

Sozioökonomische Faktoren stehen in Verbindung zu den Ernährungsgewohnheiten der Familie und damit auch zu dem Ernährungsverhalten der Kinder. Als Faktoren werden die berufliche Tätigkeit des Vaters, die Bildungsabschlüsse der Eltern sowie das Haushaltsnettoeinkommen herangezogen.

Deutlichen Bezug zur Auswahl der Lebensmittel hat das zur Verfügung stehende Einkommen. Haushalte mit höherem Einkommen leisten sich eine abwechslungsreichere Kost. Das verfügbare Haushaltseinkommen der Familie prägt das Ernährungsverhalten schon in jungen Jahren. So ist beispielsweise der Zuckerkonsum in der unteren sozialen Schicht 3,5-mal häufiger als in der oberen (Sozialministerium & Ministerium für Ernährung und Ländlichen Raum, 2002). Der Verzehr „zu bevorzugender" Lebensmittel nimmt mit aufsteigender sozialer Schicht gleichmäßig zu. Positive Korrelationen zeigen sich zwischen dem Bildungsabschluss der Mutter und der Qualität der Nahrung bei den Kindern und zwischen den Bildungsabschlüssen der Eltern und der Verzehrshäufigkeit von Obst und Gemüse. Negativ korrelieren die Bildungsabschlüsse mit der Verzehrshäufigkeit von Süßigkeiten, Brötchen und Kuchen zwischen den Mahlzeiten (Diehl, 1986). Mit dem höheren Ausbildungsstand ist meist auch eine bessere Informationslage gegeben und ein relativ höherer finanzieller Einsatz für Lebensmittel.

„Besondere Bedeutung als Determinante für die Ernährung des Kindes gewinnt das Familien- bzw. Pro-Kopf-Einkommen offensichtlich, wenn es im unteren Bereich an der Grenze zur Armut oder im Bereich der Armut liegt" (Diehl, 1986, S. 24). Mit den wenigen zur Verfügung stehenden Mitteln wird den Kindern keine vollwertige und bedarfsgerechte Ernährung angeboten. Die Versorgung mit bestimmten Nährstoffen ist daher unzureichend. Kinder aus Haushalten mit sehr niedrigem Einkommen weisen eine geringere Zufuhr von Vitaminen, Mineralstoffen und Ballaststoffen auf, die Zufuhr von Zucker und gesättigten Fettsäuren ist dagegen erhöht. Diese Kinder wachsen langsamer, haben öfter Übergewicht sowie erhöhte Blutfettwerte und Karies (Sozialministerium, 2000, S. 23).

Es ist jedoch zu vermuten, dass die Unterschiede im Ernährungsverhalten zwischen den sozialen Schichten nicht oder zumindest nicht nur auf Einkommens- und Bildungsunterschiede zurückzuführen sind, sondern auch auf anderen Faktoren beruhen. So wirkt sich z. B. die Zugehörigkeit zu einer bestimmten sozialen Schicht auch auf die Maßnahmen der Ernährungserziehung aus. Mütter mit niedrigem sozioökonomischen Status richten sich „häufiger nach den Präferenzen des Kindes, erlaubten diesem häufiger, Snacks und Mahlzeiten zu jeder beliebigen Tageszeit einzunehmen und verwendeten häufiger Nahrungsgaben als Belohnung für erwünschtes und das Vorenthalten von Nahrung als Reaktion auf schlechtes Verhalten des Kindes. In den oberen Schichten wurde hingegen seitens der Mütter stärker in das Ernährungsverhalten des Kindes eingegriffen und in größerem Ausmaß auf die Ausbildung von geregelten und guten Eßgewohnheiten geachtet" (Diehl, 1986, S. 26). Auch die Regelmäßigkeit, mit der Kinder frühstücken, hängt davon ab, welcher sozialen Schicht sie zugehören.

Aufgrund der beschriebenen Zusammenhänge sollten Familien mit niedrigem sozioökonomischem Status ganz besonders im Blickpunkt der schulischen Maßnahmen zur Ernährungserziehung stehen, wobei neben der Vermittlung von Ernährungswissen auch Kenntnisse über preiswerte Einkaufsmöglichkeiten sowie Fähigkeiten und Fertigkeiten in der Nahrungszubereitung und der Haushaltsführung zu vermitteln sind.

2.2.2.6 Einfluss der Medien

Die Beeinflussung über die Medien erfolgt tagtäglich: in Form von großformatigen Werbeseiten in der Presse, in Form von zahlreichen Werbespots in Fernsehen und Rundfunk. Sie erreicht uns in Form von Informationen über die neuesten Lebensmittelskandale und über die Veröffentlichung der aktuellsten Ernährungspläne zur Steigerung der Fitness oder zur Gewichtsreduktion. Die Flut der Informationen über Ernährung ist so dicht geworden, dass sich ihnen kaum jemand entziehen kann. „Pro Kind und Monat wurden 1996 rund 900 Werbespots gesehen. Mehr als die Hälfte der Fernsehwerbung gilt dabei Nahrungs- und Genussmitteln (Diehl, 1996, zitiert nach Sozialministerium & Ministerium für Ernährung und Ländlichen Raum, 2002, S. 24). Stark gezuckerte Lebensmittel stehen dabei an erster Stelle.

Da den Kindern immer mehr eigenes Geld zur Verfügung steht und sie in immer stärkerem Maße die Kaufentscheidung in der Familie beeinflussen, geraten sie auch zunehmend in den Blickpunkt der von der Werbung angesprochenen Käufergruppen.

Vielfältig ist neben der Werbung auch das Angebot an Informations- und Beratungsmöglichkeiten. Ob Ratgebersendungen in Rundfunk und Fernsehen, Serviceseiten in Tageszeitungen, Werbeblätter und Illustrierten oder Informationsseiten im Internet – alle beschäftigen sich in regelmäßigen Abständen mit Fragen der Ernährung. Das Thema Ernährung wird, v.a. in Verbindung mit Gesundheit, von den Medien in solch einer Intensität behandelt, dass es zu einem Überdruss und zu einer Gegenreaktion in Form von Desinteresse bei Teilen der Bevölkerung kommt.

Die meisten Informationen in den Medien bleiben jedoch zumeist oberflächlich und einseitig, sind oft auch widersprüchlich und verwirren oft mehr als sie Hilfestellung bieten können. Teuer und nicht für jedermann erschwinglich sind dagegen die professionelle Ernährungsberatung oder Fachliteratur, die zusätzlich entsprechende Vorkenntnisse voraussetzt und zeitaufwendige Einarbeitung in die Themenstellung erfordert. Ein Bedarf an objektiver, gut aufbereiteter und zielgerichteter Information ist sicher bei einem Großteil der erwachsenen Bevölkerung vorhanden. Bei Kindern und Jugendlichen besteht die Notwendigkeit, sie über den Einfluss der Medien aufzuklären und ihnen die Methoden der Werbung bewusst zu machen.

2.2.2.7   Einfluss situativer Faktoren

Die Höhe der täglichen Energieaufnahme ist je nach Person starken Schwankungen unterworfen. So kann die Aufnahme an bestimmten Tagen die von anderen um 50% oder mehr überschreiten (Diehl, 1986). Dabei spielen Energieverbrauch, Temperaturen und Jahreszeiten weniger eine Rolle als Gefühlszustände oder soziale Bedingungen. So reagieren Personen auf psychische Belastung entweder mit Appetitminderung (hypophage Reaktion) oder mit Appetitsteigerung (hyperphage Reaktion). Hervorzuheben ist, dass bereits bei Kindern ein solches Verhalten nachgewiesen werden konnte (Diehl, 1986), wobei der Einfluss emotionaler Faktoren ab der Geburt bis zu einem bestimmten Alter ansteigt und dann, mit zunehmendem Alter, wieder sinkt. Frauen sind im Allgemeinen anfälliger für solche Störungen des Appetits. Übergewichtige Personen reagieren zumeist mit einer Appetitsteigerung bzw. weniger häufig mit einer Appetitminderung im Vergleich zu Normalgewichtigen.

Zu einer Steigerung des Appetits bzw. der Nahrungszufuhr kommt es auch dann, wenn Personen anwesend sind, die große Mengen verzehren. Ein Anreiz, mehr zu essen, als eigentlich beabsichtigt ist, besteht ferner, wenn die Essensportionen nicht selbst bestimmt, sondern in Portionen zugeteilt werden. In diesem Fall entwickelt sich der Drang, die Portion vollständig zu verzehren, auch wenn sich das Sättigungsgefühl bereits eingestellt hat. Dieses Verhalten ist insbesondere bei solchen Kindern zu beobachten, die stets angehalten werden, ihren Teller leer zu essen.

2.2.2.8   Individuelle Merkmale und angeborene Komponenten

Neben den externen, auf Umwelteinflüsse zurückzuführenden Faktoren, welche das Ernährungsverhalten bestimmen, gibt es auch eine Reihe interner Faktoren bzw. Verhaltenweisen beim Individuum selbst, die in Beziehung zu bestehenden Ernährungsgewohnheiten wie auch zu deren Ausbildung herangezogen werden kann. Im Vergleich zu Lernprozessen und Umwelteinflüssen spielen die individuellen Merkmale eine untergeordnete Rolle. Stärker noch als bei den von außen wirkenden Faktoren muss bei diesen eine Kausalverbindung bezüglich vorhandener Korrelationen in Frage gestellt werden. Die Möglichkeit, mittels standardisierter Persönlichkeitsfragebögen viel Ernährungsverhaltensvarianz aufzuklären, ist als gering einzuschätzen; die zu erwartenden Zusammenhänge sind wohl eher schwach ausgeprägt (Diehl, 1986).

Burtchen dagegen betrachtet die Persönlichkeit des Kindes als relevant für das Ernährungsverhalten, und zwar nicht erst im klinischen Bereich, sondern schon bezüglich des normalen Ernährungsverhaltens. Ihrer Ansicht nach werden ernährungsbezogene Reize bereits im Vor- und Grundschulalter von interindividuell unterschiedlichen Stilen verarbeitet. Wie die jeweiligen Einflussgrößen vom Kind verarbeitet werden, ist kaum erforscht. „Zumeist wird davon ausgegangen, dass bestimmte externe und interne Faktoren mehr oder weniger einheitliche Effekte nach sich ziehen" (Burtchen, 1982, S. 44).

Die Beziehung zwischen Ernährungsverhalten und Persönlichkeit ist auch nach Diehl noch weitgehend unerforscht, abgesehen von der Beziehung zwischen der Entstehung von Übergewicht und Persönlichkeitsmerkmalen (Diehl, 1986). Auch dabei hat sich gezeigt, dass man keine bestimmten Persönlichkeitsmerkmale formulieren kann, die als typisch für Adipöse gelten könnten und erklären würden, warum Adipöse „soviel essen" (Pudel & Westenhöfer, 1998, S. 137).

Eine enge Beziehung zwischen Ernährungsverhalten und Persönlichkeit ist auch nach Oltersdorf zu vermuten. Er ergänzt jedoch, dass entsprechende Studien über die vermuteten Zusammenhänge bisher nur „sehr dürftige Belege" erbrachten, „trotz der vielen untersuchten Persönlichkeitsdimensionen" (Oltersdorf, 1995, S. 233).

Engere Beziehungen als die psychologischen Persönlichkeitsdimensionen zeigen dagegen biologische Dimensionen wie Körperbautypus und die genetische Konstitution. Insbesondere zur Entstehung von Übergewicht werden immer wieder genetische Faktoren in Erwägung gezogen. Bekannt sind ferner bestimmte Geschmackspräferenzen bzw. –aversionen schon im Säuglingsalter. So ist eine Vorliebe für „Süßes" bereits angeboren und wird durch Gewöhnung an die Muttermilch verstärkt. Durch wiederholten, häufigen Verzehr von Süßigkeiten kann sich bei manchen Kindern rasch ein starkes Verlangen nach Süßem entwickeln, dem die Kinder nicht mehr widerstehen können. Diese Entwicklung kann durch entsprechende Maßnahmen von Seiten der Eltern jedoch verhindert bzw. in Grenzen gehalten werden.

Zunehmend mehr Verwendung in epidemiologischen Erklärungsmodellen finden Lebensstil-Konzepte. Mit dem Lebensstil verbunden sind charakteristische Handlungsmuster sowie Einstellungen, Orientierungen, Werte, Symbole usw. Eine Teildimension des Lebensstils ist z.B. die persönliche Risikobereitschaft; es können aber auch bestimmte Ernährungs-Typologien beschrieben werden. Es zeichnet sich ab, dass mit Hilfe dieser Einteilung bessere Erklärungsmodelle für ernährungsepidemiologische Studien konstruiert werden können (Oltersdorf, 1995).

2.2.2.9 Nahrungspräferenzen von Kindern

Die Nahrungspräferenzen eines Individuums beeinflussen dauerhaft und grundlegend die Nahrungsauswahl. Neben der Beschreibung bestimmter Präferenzmuster gibt es so genannte Grunddimensionen von Nahrungspräferenzen, die sich auf eine ganze Klasse von Lebensmitteln beziehen. Die unterschiedlichen Präferenzen zur Nahrungsauswahl (Gesundheitspräferenz, Genusspräferenz und psychosoziale Präferenz) können in Konkurrenz zueinander stehen, sie können sich bei bestimmten Lebensmitteln aber auch überschneiden. Angemerkt werden muss weiterhin, dass das Ausmaß für die Präferenz eines Lebensmittels keine feste Größe darstellt. Es ist abhängig von situativen Gegebenheiten wie der Art der Mahlzeit, der Tageszeit, dem psychischen und physischen Zustand oder dem Anlass und den Umständen der Nahrungsaufnahme (Diehl, 1986). So werden z.B. Süßigkeiten und Kuchen von Kindern in hohem Maße präferiert, spielen beim Pausenfrühstück jedoch nicht die gleiche Rolle wie bei anderen Zwischenmahlzeiten.

Die Ausbildung der Nahrungspräferenzen ist u.a. abhängig davon, welche Lebensmittel und in welcher Vielfalt und Qualität den Kindern angeboten werden. Je vielfältiger das Angebot ist, desto größer kann sich das Repertoire der Nahrungspräferenzen ausbilden. Auch die Einschätzung der Geschmacksqualität anderer Personen hat einen Einfluss darauf, wie bestimmte Präferenzen für Lebensmittel sich entwickeln. Allgemein ist festzustellen, dass die Erziehung der Kinder bezüglich des Ernährungsverhaltens am besten bei jüngeren Kindern funktioniert. Im Vorschulalter sind sie bezüglich ihrer Nahrungspräferenzen noch stark beeinflussbar. Sie übernehmen die vom Modell gezeigten Präferenzen und halten diese Veränderung auch über einen längeren Zeitraum aufrecht. In welchem Ausmaß die Übernahme des Modell-Verhaltens erfolgt, ist abhängig von der Art des Modells und von verschiedenen Eigenschaften des Kindes (Diehl, 1986).

Insbesondere bei Kindern, welche die Vielfalt der Lebensmittel erst mit der Zeit erfahren, ist anzustreben, den Verzehr gesundheitsfördernder Lebensmittel mit Genuss und Freude zu kombinieren, so dass es zu einer bevorzugten Auswahl dieser Lebensmittel kommen kann. Bestimmte Aversionen gegen „zu bevorzugende" (im Sinne von „gesundheitsfördernde") Lebensmittel können mit der Zeit gemildert oder sogar gelöscht werden oder gegenüber anderen Präferenzen stärker hervortreten. Damit wird gesundheitsförderndes Ernährungsverhalten verstärkt, weniger angemessenes Verhalten dagegen modifiziert.

Die Frage stellt sich, welche Lebensmittel Kinder bevorzugen und inwiefern diese Präferenzen mit dem tatsächlichen Verzehr an Lebensmitteln zusammenhängen. Dabei zeigt sich, dass Kinder nicht nur Süßigkeiten und Pommes bevorzugen, sondern meist aus jeder Lebensmittelgruppe bestimmte Lebensmittel präferieren. Die wichtigsten Präferenzmuster bei Kindern können wie folgt zusammengefasst werden:

Gern gegessen werden die gängigen Obstsorten, daneben aber auch Lebensmittel, die eher selten verzehrt werden sollten wie z.B. Pizza, Pommes frites, Eis, Kartoffelchips oder Schokolade. Von den Gemüsesorten werden nur wenige gerne gegessen (Diehl, 1996).

Die bevorzugten Getränke bei Kindern und Jugendlichen sind „Cola" und „Fanta", wobei deren Beliebtheit bei den 13- 14-Jährigen am größten ist. Milch wird mit zunehmendem Alter weniger konsumiert. Früchtetee wird noch weniger bevorzugt als Milch (23% bei den 10- Jährigen, danach um die 16%) (Westenhöfer & Mattusch, 1999). Geschlechtsspezifische Unterschiede bezüglich der Nahrungspräferenzen treten bei Kindern und bei Erwachsenen auf. Jungen bevorzugen demnach „Fleisch- und Fischgerichte, Wurst jeder Art sowie kalorien-/zuckerhaltige Limonaden". Mädchen dagegen präferieren weniger Lebensmittel, die „groß und stark" machen, sondern solche, die „nicht dick machen". Dazu gehören „Obst, bestimmte Gemüse- und Käsesorten sowie kalorienfreie Getränke" (Diehl, 1996, S. 52). Weniger deutlich stellt sich der Zusammenhang zwischen Alter und Nahrungspräferenz dar.

Die Liste der von Kindern genannten Präferenzen macht deutlich, dass an oberster Stelle nicht unbedingt „zu bevorzugende" Lebensmittel stehen. Je nach Individuum werden bestimmte Lebensmittel aber trotz hoher Präferenz gemieden bzw. werden bestimmte Lebensmittel trotz geringer Präferenz ausgewählt. Dieser Unterschied zwischen den eigentlichen Präferenzen und der tatsächlichen Auswahl bzw. dem Verzehr der Lebensmittel wird auch als „Dieting" bezeichnet und wird insbesondere von Personen praktiziert, welche ihr Körpergewicht reduzieren möchten oder zumindest konstant halten wollen. Es handelt sich hierbei um einen nicht zu vernachlässigenden Anteil der Bevölkerung, der dauerhaft oder auch vorübergehend seine Nahrungswahl beschränkt oder eine besondere Nahrungswahl praktiziert (Diehl, 1986). Auch im Hinblick auf eine vollwertige Ernährung ist eine solche kognitiv regulierte Nahrungswahl notwendig, sofern nicht von Kindesalter an eine Gewöhnung an eine ausgewogene Ernährung stattgefunden hat.

2.2.3 Mögliche Folgen des Ernährungsverhaltens

2.2.3.1 Ernährungsmitbedingte Gesundheitsrisiken und Erkrankungen

Sowohl Gesundheit als auch Wohlbefinden hängen eng mit der Art und Weise zusammen, wie wir uns ernähren. In Deutschland wie in anderen Industrienationen treten verschiedene chronische Erkrankungen auf, die in Zusammenhang mit einem nicht angemessenem Ernährungsverhalten gebracht werden. Die Folgen eines solchen Ernährungsverhaltens können jedoch komplex sein. Viele Bezüge zwischen dem Ernährungsverhalten und möglichen gesundheitlichen Konsequenzen sind noch nicht vollständig geklärt (Lohaus, 1993). Die Auswirkungen des Ernährungsverhaltens betreffen nicht nur die somatische Seite in Form verschiedener Erkrankungen, sondern auch die psychologische, insbesondere im Bereich der Essstörungen. Erhebliche Beeinträchtigungen des Wohlbefindens, der Leistungsfähigkeit und des Gesundheitszustandes können ferner schon im Vorfeld auftreten, bevor eine Erkrankung oder Störung als solche diagnostiziert werden kann.

Das größte Risiko für die Gesundheit stellen Fehlernährungsformen (Über- oder Unterernährung) dar, gefolgt von allen anderen mit Ernährung verbundenen gesundheitlichen Gefährdungen (siehe Sozialministerium & Ministerium für Ernährung und Ländlichen Raum, 2002). Der Schwerpunkt der Ernährungsforschung liegt traditionell auf der Erfassung von Mangelzuständen, welche durch eine zu geringe Zufuhr an bestimmten Nährstoffen entstehen. Aber auch eine ständige Zufuhr von Vitaminen und Mineralstoffen, die weit über dem Bedarf liegt, kann sich negativ auf den menschlichen Organismus auswirken.

Ernährungsabhängige Krankheiten lassen sich in vier Bereiche einteilen:

- Krankheiten, die durch Ernährungsgewohnheiten verursacht bzw. mit verursacht werden und durch die Vermeidung von Fehlernährung verhindert werden können, wie z.B. Übergewicht, Essstörungen und Karies.
- Krankheiten, die durch entsprechende Ernährung behandelt[1] werden können, wie z.B. Lebensmittelunverträglichkeiten.
- Mangelkrankheiten, welche durch Deckung des physiologischen Bedarfs vermieden werden können, wie z.B. Anämien und Struma.
- Krankheiten, die durch Nahrungszusatzstoffe oder Kontaminanten verursacht werden. Dazu gehören Lebensmittelinfektionen und Pseudo-Allergien.

37

Ist eine Krankheit einem Bereich oder mehreren zuzuordnen, so kann sie als ernährungsabhängig bezeichnet werden (Kohlmeier u.a. 1993, zitiert nach Ruppert, 2001). Bei den zu jeder Gruppe aufgeführten Beispielerkrankungen handelt es sich um solche, die bereits im Kindesalter aufgrund ihres gehäuften Auftretens von Bedeutung sind.

In der vorliegenden Arbeit geht es um die Möglichkeiten der Reduzierung solcher Krankheiten, die u.a. durch nicht angemessenes Ernährungsverhalten im Kindesalter entstehen. Dazu gehören insbesondere Karies, Übergewicht bzw. Adipositas sowie psychosomatische Essstörungen.

Karies: Die am weitesten verbreitete Wohlstandskrankheit ist Karies. Sie tritt auf als Folgeerscheinung eines häufigen Verzehrs von Zucker. Die Zahngesundheit steht daher mit dem Ernährungsverhalten in enger Beziehung. Die Entstehung von Karies hängt dabei nicht entscheidend von der Menge des Zuckerkonsums ab, sondern von der Häufigkeit des Verzehrs, dem Zuckergehalt der Lebensmittel und der Verweildauer in der Mundhöhle (BZgA, 1997). Klebrige Süßigkeiten, die lange an den Zähnen haften bleiben, sind besonders gefährlich. Als äußerst problematisch ist der Verzehr von zuckerhaltigen Speisen und Getränken beim Pausenvesper zu sehen, da die Kinder nach dieser Mahlzeit kaum die Gelegenheit haben, ihre Zähne zu putzen und der Zucker dann lange an den Zähnen haftet. Hinzu kommt, dass beim Zahnwechsel der Zahnschmelz der Zähne, die erst seit kurzer Zeit in die Mundhöhle durchgebrochen sind, besonders anfällig ist.

Unterschiede bezüglich des Auftretens von Karies bestehen hinsichtlich verschiedener Schularten und Nationalitäten. So treten mehr schadhafte Zähne bei Haupt- und RealschülerInnen als bei Gymnasiasten auf und mehr schadhafte Zähne bei türkischen Kindern und solchen aus dem ehemaligen Jugoslawien als bei deutschen Kindern (Sozialministerium & Ministerium für Ernährung und Ländlichen Raum, 2002).

Übergewicht und Adipositas: Mittels Langzeituntersuchungen konnte nachgewiesen werden, dass Adipositas (Fettsucht) im Kindesalter einen unabhängigen Prädiktor für Morbidität und Mortalität darstellt, und zwar unabhängig vom Gewichtsstatus im Erwachsenenalter (Must et al. 1992, zitiert nach Kromeyer-Hauschild, 2001). Des Weiteren wurde festgestellt, dass wiederholte BMI-Bestimmungen bei Kindern zwischen 3 und 8 Jahren eine zuverlässige Prognose für eine spätere Adipositas ermöglichen (Rolland-Cachera et al. 1984 und 1987, zitiert nach Kromeyer-Hauschild, 2001). Bei Übergewicht handelt es sich demnach nicht um ein vorübergehendes Stadium: übergewichtige Kinder werden mit hoher Wahrscheinlichkeit auch übergewichtige Erwachsene.

An der Entstehung von Übergewicht ist eine Reihe von Faktoren beteiligt. Erziehungspraktiken und intrafamiliäre Beziehungen haben für die Ausbildung von abweichendem, gestörtem Essverhalten allgemein eine besondere Bedeutung. So ist ein Hauptgrund für die Entstehung der Fettsucht im Fehlverhalten der Eltern bzw. in deren Erziehungsfehlern zu sehen (Diehl, 1986). Dazu gehören beispielsweise die Überfütterung des Kindes, das Vorleben von falschen Ernährungsgewohnheiten und körperlicher Inaktivität bei gleichzeitig hoher Nahrungsaufnahme.

Es ist aber nicht nur das Verhalten und Vorbild der Eltern bedeutend. Unter den weiteren möglichen Ursachen wird auch die genetische Disposition diskutiert. Kurzzeitige Veränderungen aber, wie der Anstieg von Übergewicht und Adipositas in den letzten Jahren, sind im Genpool unwahrscheinlich (Stroebe, 2002), so dass in erster Linie die veränderten Lebensumstände des Menschen ausschlaggebend sind. Dazu gehört u.a. auch die Abnahme an Fähigkeiten und Fertigkeiten der Nahrungszubereitung und die unregelmäßige Versorgung der Kinder mit vollwertigen Mahlzeiten. Auch ein geringer Bildungsstand wird als beeinflussender Faktor genannt (siehe Kap. 2.2.2.5).

Kinder haben zwar einen hohen Grundumsatz und benötigen für Wachstum und Entwicklung verhältnismäßig mehr Energie als Erwachsene. Aber auch bei Kindern muss die mit der Nahrung zugeführte Energie dem Bedarf angepasst sein, damit der Körper keine überflüssigen Pfunde ansammelt. Dies ist jedoch häufig der Fall, u.a. weil mittels Essen als möglicher Ersatzbefriedigung eine Reihe unangenehmer Gefühle (Stress, Ärger, Kummer, fehlende Liebe oder Einsamkeit etc.) schon in jungen Jahren kompensiert werden.

Die Folgen von Übergewicht sind ernährungsbedingte Zivilisationskrankheiten[1], wie z.B. Herz-Kreislauf-Erkrankungen. Die effektivste Form der Prävention dieser Krankheiten besteht daher in der Vermeidung von Übergewicht, und zwar schon bei Kindern, da bereits in diesem Alter fehlerhaftes Ernährungsverhalten zur Gewohnheit wird.

Essstörungen: Nicht nur Übergewicht, auch das gehäufte Auftreten von gezügeltem Essen und das Einhalten von Diäten im Kindesalter bringen negative Folgen für die Gesundheit mit sich. Ein solches Ernährungsverhalten gilt als Ursache für die Entstehung von Essstörungen, da die Regulation der Nahrungsaufnahme (siehe Kap. 2.3.5) außer Kraft gesetzt wird. Während Übergewicht schon bei Kindern häufig auftritt, sind psychosomatische Essstörungen allerdings eher im Jugend- und frühen Erwachsenenalter vertreten.

Zu ihnen gehören die Magersucht (Anorexia nervosa), die Ess-Brechsucht (Bulimia nervosa) und die Heißhungerstörung (Binge eating disorder). Kennzeichen dieser als Süchte zu bezeichnenden Störungen sind u.a. „Kontrollverlust, starke gedankliche Beschäftigung mit dem Suchtstoff, Gebrauch der Substanz, um mit Streß und negativen Gefühlen umgehen zu können, Geheimhaltung des Suchtverhaltens und verzerrte Körperwahrnehmung" (Westenhöfer, 2001, zitiert nach Sozialministerium & Ministerium für Ernährung und Ländlichen Raum, 2002, S. 107).

2.2.3.2   Ernährung und Wohlbefinden

Seit der Begriff Gesundheit nicht mehr nur rein medizinisch als „nicht krank sein" bzw. „krank werden" definiert wird, hat auch das Wohlbefinden, das für viele Menschen mit Gesundheit eng verbunden ist, an Bedeutung zugenommen (zur Definition von Gesundheit durch die WHO siehe *Ernährung als Teil der Gesundheitsförderung*, Kap. 2.3.2).

---

[1] Im Bericht „KinderErnährung in Baden-Württemberg" (Sozialministerium & Ministerium für Ernährung und Ländlichen Raum, 2002, S. 96) wird aufgeführt, welche Krankheiten bei adipösen Kindern auftreten.

Hinter dem Begriff Wohlbefinden steckt eine komplexe Funktion von positiven und negativen Bedingungen, die relativ unabhängig voneinander wirksam sind (Diebschlag, 1991). Als Indikatoren des subjektiven Wohlbefindens werden Glück, Lebenszufriedenheit und positiver Affekt genannt; Gesundheit wird als weitere Einflussgröße diskutiert. Eng mit dem Wohlbefinden verknüpft ist die seelische Gesundheit. Eine enge Beziehung wird ferner bestätigt zwischen selbst eingeschätzter Gesundheit und Wohlbefinden (Diebschlag, 1991).

Signifikanten Einfluss auf das Wohlbefinden haben Ereignisse verschiedenster Art, die das tägliche Leben bestimmen. Die Ernährung macht dabei einen beträchtlichen Teil dieser Alltagserfahrungen aus. Doch nicht nur aus diesem Grund ist anzunehmen, dass Ernährung einen Einfluss auf unser Wohlbefinden hat. Viele psychische Aspekte, zu denen das Wohlbefinden gehört, werden durch Ernährung beeinflusst. Geht man weiter davon aus, dass Ernährung sowohl der physischen als auch der psychischen Gesundheit dient, dann muss auch ein Einfluss der Ernährung über den Faktor Gesundheit auf das Wohlbefinden angenommen werden. Bei einer Repräsentativbefragung der Deutschen zeigte sich, dass die meisten beim Stichwort „gesunde Ernährung" neben Genuss, Geschmack und Abwechslung auch persönliches Wohlbefinden assoziieren (Niedermann et al., 2000).

Eine Verbesserung des Wohlbefindens durch Ernährung ist sowohl kurzfristig als auch langfristig möglich. Die kurzfristige Verbesserung geschieht durch die von Hunger und Appetit motivierte Nahrungsaufnahme, die der Befriedigung des Appetits, also dem Verlangen nach einem bestimmten Lebensmittel dient oder die mit Hunger verbundenen unangenehmen Gefühle zu reduzieren vermag. Die sich einstellende Sättigung sowie die mit der Nahrungsaufnahme gekoppelten sensorischen Reize wie Geschmack, Geruch und Aussehen der Speisen können sich je nach Qualität in hohem Maße steigernd auf unser Wohlbefinden auswirken. Dies gilt sowohl für „zu bevorzugende" als auch für „eher selten zu verzehrende" Lebensmittel. Langfristig betrachtet wirken sich letztere jedoch durch ihre möglichen Folgen für die Gesundheit wiederum negativ auf das Wohlbefinden aus. Für einen kurzfristigen Einfluss auf das Wohlbefinden v.a. für Kinder ist das Kriterium der Gesundheitsförderung aber nur bedingt geeignet.

Von besonderer Bedeutung ist die Motivation, aus der heraus Ernährungsverhalten stattfindet. Intrinsisch motivierte Handlungen verstärken die positive Komponente des Wohlbefindens, während von außen kommende Forderungen eher die negativen Komponenten ansprechen (Diebschlag, 1991). Für die Ernährungserziehung von Kindern bedeutet dies, dass in erster Linie solche pädagogischen Maßnahmen angewendet werden müssen, welche die Kinder an ein selbst verantwortetes, angemessenes Ernährungsverhalten heranführen. Wird ein solches vom Kind unter Druck eingefordert, so wird die Freude am Essen und das damit verbundene Wohlbefinden reduziert. Im Gegensatz dazu zeigen die Erfahrungen mit der Durchführung des gemeinsamen Pausenfrühstücks in Schulklassen, dass Kinder in der Regel besonders gerne in Gemeinschaft essen. Präferiert wird auch die gemeinsame Mahlzeit im Kreis der Familie.

Zur langfristigen Erhaltung bzw. Förderung des Wohlbefindens muss ein Ernährungsverhalten entwickelt werden, das gesundheitsfördernd wirkt bzw. ernährungsmitbedingte Erkrankungen vermeidet.

Wissenschaftlich gesicherte Nachweise über die Zusammenhänge von Ernährung und Wohlbefinden sind kaum vorhanden. Aufgezeigt werden Korrelationen zwischen der Aufnahme bestimmter Nährstoffe und einigen psychologischen Größen, die sich meist auf Fehlernährungsformen beziehen (siehe Diebschlag, 1991). Aspekte der Kausalität fehlen dabei. Eine allgemein gültige Anleitung zur Verbesserung des Wohlbefindens gibt es nicht.

2.2.3.3   Ernährung und Verhalten

Im Folgenden sollen nicht wie bisher die Auswirkungen des Verhaltens auf die Ernährung beschrieben werden, sondern umgekehrt, die Auswirkungen der Ernährung auf das Verhalten bzw. auf den physischen und psychischen Zustand des Menschen. In den letzten Jahrzehnten wurden „dramatische Auswirkungen der Ernährung auf unser Verhalten entdeckt" (Logue, 1998, S. 250).

Schon aus Erfahrung ist bekannt, dass Unterernährung über einen längeren Zeitraum das Verhalten beeinflusst, und zwar umso stärker, je länger das Nahrungsdefizit anhält (Diehl, 1986). Bei lang anhaltendem Mangel an bestimmten Nährstoffen kann nicht nur der Körper geschädigt werden, es können sich auch psychische Auswirkungen einstellen. Mangelernährung während der frühen Kindheit kann beispielsweise die Sprachentwicklung verzögern und zu einem niedrigen IQ-Wert führen (Logue, 1998). Bekannt ist eine Reihe von Mangelkrankheiten, die durch dauerhafte Unterversorgung mit bestimmten Vitaminen bzw. Mineralstoffen entsteht und sowohl das Befinden als auch die Leistung negativ beeinflusst.

Unterschiedlich bewertet werden die Einflüsse kurzer Perioden von Unterernährung auf das Verhalten. Während Diehl den bisher durchgeführten Experimenten entnimmt, dass der menschliche Organismus sich relativ robust gegenüber Mangelsituationen zeigt und „kurzfristige Abweichungen von einer empfehlenswerten Ernährung keine negativen Folgen für die geistige und körperliche Leistungsfähigkeit" haben (Diehl, 1986, S. 142), beschreibt Logue, dass bereits ein einziges verpasstes Frühstück bewirken kann, dass „Kinder in Intelligenztests und anderen später am Tage gestellten kognitiven Aufgaben schlechter abschneiden" (Logue, 1998, S. 230) (siehe auch nächstes Kapitel).

Nicht nur die Leistung, auch das allgemeine Aktivitätsniveau kann durch die mit einer Mahlzeit verbundene Nahrungsaufnahme verändert werden. Beobachtet wurde zum Beispiel, dass nach Zuckeraufnahme eine Verringerung des Aktivitätsniveaus eintritt. Insgesamt beruhigen kohlenhydrathaltige Mahlzeiten eher, während proteinhaltige das Aktivitätsniveau anheben. Es spielen jedoch nicht nur die Nährstoffe eine Rolle, welche die Mahlzeit beinhaltet, sondern auch die Tageszeit, zu der die Mahlzeit eingenommen wird.

In der Nahrung befindet sich eine Reihe von Stoffen, die nicht zu den Nährstoffen gehört, jedoch mit diesen aufgenommen wird und den Körper sowohl physisch als auch psychisch schädigen kann. Dazu gehört zum Beispiel Blei. In welchem Maße auffälliges Verhalten seine Ursache im Verzehr bestimmter Zusatzstoffe in der Nahrung hat, wird unterschiedlich diskutiert.

Vermutungen entstanden darüber, dass die Aufmerksamkeitsmangel-Hyperaktivitäts-Störung mit dem Verzehr bestimmter Zusatzstoffe in Verbindung steht. Untersucht wurde dieser Zusammenhang v.a. bei Kindern. Ein Beweis für die Wirksamkeit einer bestimmten Diät zur Behandlung von hyperaktiven Kindern konnte bislang noch nicht erbracht werden, so dass auch die Deutsche Gesellschaft für Ernährung keine Empfehlung für eine Diät zur Behandlung dieses Verhaltens gibt.

Besondere Auswirkungen auf das Verhalten der Menschen hat die Überernährung. So ist nicht nur die körperliche Leistungsfähigkeit in bestimmten Bereichen niedriger, es zeigen sich auch Folgen im psychosozialen Bereich: Übergewichtige haben sich verstärkt mit der ablehnenden Haltung der Umwelt auseinander zu setzen. Auch auf die Persönlichkeit des Kindes übt die Fettleibigkeit einen deutlichen Einfluss aus. „Es verändert sich vor allem das persönliche Tempo in Richtung Verlangsamung und die Spontanaktivität sinkt" (Diehl, 1986, S. 35).

2.2.3.4 Ernährung und Leistungsfähigkeit

Die Untersuchungen zum Ernährungsverhalten im Kindesalter haben gezeigt, dass die regelmäßige Versorgung mit vollwertigen Mahlzeiten gerade am Vormittag, wenn die Kinder den Leistungsanforderungen der Schule entsprechen sollen, nicht bei allen Kindern gegeben ist. Die nachteiligen Auswirkungen dieser unregelmäßigen Nahrungszufuhr sind durch zahlreiche Untersuchungen empirisch belegt (Kaiser & Kersting, 2001).

Eine kontinuierliche Energiezufuhr ist v.a. für die geistige Leistungsfähigkeit von Bedeutung. Das Gehirn verbraucht, obwohl es kaum 3% der Körpermasse ausmacht, 20% der mit der Nahrung aufgenommenen Energie. Von besonderem Interesse innerhalb der Forschung ist der Zusammenhang zwischen dem Frühstück und der körperlichen und geistigen Leistungsfähigkeit am Vormittag. Viele Untersuchungen wurden an Schulkindern vorgenommen. Eine allgemein erwünschte Beeinflussung der kognitiven Funktionen durch den Verzehr eines Frühstücks konnte nicht eindeutig belegt werden. Anzunehmen ist jedoch, dass bei Kindern eine Ernährung mit fünf Mahlzeiten am Tag die physiologische Leistungskurve positiv beeinflusst, da die Verdauungsorgane weniger beansprucht werden und die Blutzuckerkurve geringeren Schwankungen ausgesetzt ist. Die Möglichkeit, durch ein entsprechendes Pausenvesper die Leistungskurve bis zum späten Vormittag auf einem hohen Niveau zu halten, ist für die Leistung in der Schule von großer Bedeutung. Dadurch wird zugleich ein ausgeprägtes Hungergefühl vermieden, das zu Reizbarkeit und Konzentrationsstörungen führen kann. Insgesamt deuten die Ergebnisse auf erwünschte Auswirkungen hin: „Kinder, die ein Frühstück gegessen haben, sind in den Morgenstunden oft leistungsfähiger, reaktionsschneller und ermüden nicht so schnell wie Kinder, die nicht oder nicht ausreichend gefrühstückt haben" (Kaiser & Kersting, 2001, S. 8). Fröleke & Günster betonen, dass bei einem langen Abstand zwischen erstem Frühstück und der nächsten Hauptmahlzeit das Pausenvesper besonders wichtig ist, um das Konzentrations- und Leistungsvermögen zu erhalten (Fröleke & Günster, 1995).

Der Anteil der Kinder, der ohne Frühstück bzw. ohne Pausenvesper in die Schule kommt, stellt somit ein besonderes Problem in Hinblick auf die Leistungsfähigkeit dar (Westenhöfer & Mattusch, 1999). Welche Rolle die Zusammensetzung von Nährstoffen innerhalb einer Mahlzeit spielt, hebt die Untersuchung von Spring et al. (1982/83, zitiert nach Logue, 1998) hervor. Danach können Aufmerksamkeit erfordernde Aufgaben nach eiweißreichen Mahlzeiten besser gelöst werden als nach kohlenhydrathaltigen. Demzufolge könnten „regelmäßige Mahlzeiten, die etwas Protein enthalten, die Ausführungen kognitiver Anforderungen unterstützen" (Logue, 1998, S. 236).

Auch im Falle einer allgemeinen Unterernährung wurden von mehreren Studien negative Folgen auf die Intelligenzleistungen belegt. Des Weiteren treten bei Kindern auf Grund spezifischer Formen der Fehlernährung Lernstörungen auf (Burtchen, 1982).

Eine solche Fehlernährung liegt beispielsweise beim Eisenmangel vor. Dieser kann nicht nur zu Entwicklungsbeeinträchtigungen von Kleinkindern führen, sondern auch verantwortlich gemacht werden für schlechtere Leistungen bei Testsituationen, welche Aufmerksamkeit erfordern (Logue, 1998). Durch eine mangelhafte Eisenversorgung gehen die Hämoglobinwerte zurück, und es sinkt, ebenso wie bei niedrigen Blutzuckerwerten, die Konzentrationsfähigkeit und damit die intellektuelle Leistungsfähigkeit von Kindern.

Aufgrund der bisherigen Ergebnisse ist davon auszugehen, dass sowohl die körperliche als auch die geistige Leistungsfähigkeit bei einer nicht unerheblichen Anzahl von Kindern durch eine Veränderung in Richtung angemessenes Ernährungsverhalten gesteigert werden kann. Dabei genügt zur Aufrechterhaltung guter Leistungen eine ernährungsphysiologisch ausgewogene Ernährung. Die Einnahme von Nahrungszusätzen wie Vitaminpräparaten führt dagegen nicht zu einer Leistungssteigerung. Ebenso führen besondere Ernährungsweisen wie die proteinreiche Ernährung nicht zu einer Steigerung der physischen und psychischen Leistungsfähigkeit.

2.3 Ernährung und Gesundheit

2.3.1 Ernährungsverhalten als Teil des Gesundheitsverhaltens

Zum Konzept des gesundheitsrelevanten Verhaltens existieren unterschiedliche psychologische Modelle. Dazu gehören das „Health Belief-Modell" von Becker aus dem Jahr 1974 und die „Theorie des überlegten", bzw. in Erweiterung des „geplanten Verhaltens" von Ajzen & Fischbein von 1980 bzw. 1985. Das „Health Belief-Modell" sieht in dem rationalen Abwägen von gesundheitlichen Gefahren wesentliche Auslöser gesundheitsfördernden Verhaltens. Beim „Modell des geplanten Verhaltens" („Theory of Reasoned Action") werden persönliche und normative Überzeugungen für die Bildung gesundheitsbezogener Einstellungen und Verhaltensintentionen verantwortlich gemacht. Abgeleitet aus diesen Modellen wurde versucht, über Wissensvermittlung (kognitiver Weg) und Angstappelle (emotionaler Weg) zu gesundheitsförderndem Verhalten zu motivieren (Jerusalem, in Schwarzer, 1997).

Im Hinblick auf das Ernährungsverhalten gilt es dabei zu berücksichtigen, dass die drei Komponenten der Außen- und Innensteuerung sowie der kognitiven Kontrolle, die in Wechselwirkung Einfluss auf das Ernährungsverhalten haben (siehe *Regulation der Nahrungsaufnahme*, Kap. 2.3.5), je nach Lebensalter unterschiedlich stark wirken. Die kognitive Komponente spielt im Kindesalter noch keine bzw. eine untergeordnete Rolle. (Bei Erwachsenen nimmt sie eine führende Position ein, während sowohl innere als auch äußere Reize an Einfluss verlieren.) Das Kind unterliegt somit einer relativ starken

Fremdbestimmung, die durch das soziale Umfeld, in erster Linie durch die Familie gegeben ist. Auf den sozialen Einfluss muss daher eine besondere Aufmerksamkeit gerichtet werden. Mit zunehmendem Alter tritt die Selbstbestimmung in den Mittelpunkt. Zu diesem Zeitpunkt sollten „wichtige Handlungsroutinen und Lebensstilaspekte bereits weitgehend stabilisiert sein" (Lohaus, 1993, S. 78). Somit wird deutlich, wie wichtig die entwicklungspsychologischen Voraussetzungen der Kinder für schulische Interventionsprogramme sind.

An den Konzepten von Becker und Ajzen & Fischbein ist zu kritisieren, „daß eine entwicklungspsychologische Ausformulierung fehlt" (Lohaus 1993, S. 73). Es handelt sich um Modelle, die das Verhalten Erwachsener beschreiben, nicht aber das spezifische Verhalten von Kindern. Gerade im Kindesalter werden jedoch „wesentliche Anteile späteren gesundheitsbezogenen Handelns" gelegt. Bekannt ist, dass gesundheitsfördernde Handlungsroutinen möglichst frühzeitig aufgebaut werden müssen, da sie ein „guter Prädiktor für späteres Handeln sind und dadurch eine hohe Gewähr der Beibehaltung gegeben ist" (Lohaus, 1993, S. 77). „Die Herausbildung und Beeinflussung von Handlungsautomatismen und Lebensstilen sind daher als wesentlicher Bestandteil eines entwicklungsorientierten Konzeptes zur Gesundheitsförderung zu sehen" (Lohaus, 1993, S. 78).

In einem weiteren Modell, dem „Modell zu Selbstwirksamkeit und Gesundheitsverhalten" von Schwarzer, 1992 betont dieser als wichtigste Steuerungsinstanz für die Verhaltensrealisierung die Selbstwirksamkeitserwartung. Verhaltensänderungen sind demnach „abhängig von persönlichen Kontrollüberzeugungen" (Manz, 2001, S. 26).

2.3.2   Ernährung als Teil der Gesundheitsförderung

Beabsichtigt man, gesundheitsfördernde Maßnahmen bezüglich des Ernährungsverhaltens zu konzipieren und zu evaluieren, so muss zuerst geklärt werden, was unter dem Begriff der „Gesundheitsförderung" zu verstehen ist und in welcher Weise eine Veränderung in Richtung angemessenes Ernährungsverhalten der Gesundheitsförderung dient. Dieser Fragestellung soll im folgenden Kapitel nachgegangen werden. Aufgrund der Komplexität der Definition von Gesundheit soll der in dieser Arbeit verstandene Ansatz von Gesundheit über die Definition der Gesundheitsförderung und über die Erläuterungen bezüglich dessen, was unter einer angemessenen bzw. vollwertigen Ernährung zu verstehen ist, vorgestellt werden.

In der „Ottawa Charta zur Gesundheitsförderung" (1986) wird der Begriff wie folgt beschrieben: „Gesundheitsförderung zielt auf einen Prozeß, allen Menschen ein höheres Maß an Selbstbestimmung über Gesundheit zu ermöglichen und sie damit zur Stärkung ihrer Gesundheit zu befähigen" (Paulus, 1992, zitiert nach Schwarzer, 1997, S. 518). Zu den Handlungsstrategien der Gesundheitsförderung gehört es u.a., gesundheitsfördernde Lebenswelten zu schaffen, gesundheitsbezogene Gemeinschaftsaktionen zu unterstützen oder auch persönliche Kompetenzen zu entwickeln. Von der Gesundheitsförderung zur Prävention besteht nach Manz (Manz, 2001) ein fließender Übergang. Die Abgrenzung kann darin gesehen werden, dass Gesundheitsförderung dem Individuum zu höherer Gesundheit verhelfen will, die Prävention aber darauf ausgerichtet ist, Krankheit zu vermeiden. Die WHO betont den eigenständigen Aufgabenbereich der Gesundheitsförderung. Die Methoden beider Bereiche weisen dennoch viele Gemeinsamkeiten auf (Schwarzer, 1997).

Im Sinne des salutogenetischen Ansatzes von Antonovsky (1979, zitiert nach Manz, 2001, S. 16), wird gefragt, wie Gesundheit entsteht. Die Ernährung ist dabei als ein Faktor zu betrachten, der auf den Gesundheitszustand des Individuums einwirkt. Eine angemessene, vollwertige Ernährung soll nicht allein ernährungsmitbedingte Krankheiten reduzieren (Negativ-Definition von Gesundheit), sondern im Sinne der von der WHO gebrauchten Positiv-Definition unterstützend auf das Erreichen eines Zustandes wirken, der durch vollkommenes körperliches, seelisches und soziales Wohlbefinden gekennzeichnet ist. Dies erfolgt nicht nur durch die Beseitigung pathogener Umstände, sondern auch durch die „Erschließung und Stärkung salutogener Ressourcen des Individuums" (Manz, 2001, S. 16).

Neben der primären Prävention vermag eine angemessene Ernährung auch, bestehende ernährungsmitbedingte Erkrankungen zu therapieren (sekundäre Prävention) und „mögliche Folgeschäden bereits eingetretener gesundheitsrelevanter Probleme" zu vermeiden bzw. zu minimieren (tertiäre Prävention) (Lohaus, 1993, S. 10)[1].

Während die primäre Prävention sich speziell an Risikopopulationen richtet und Risikofaktoren bekämpft, zielt die Gesundheitsförderung bzw. primordiale Prävention darauf ab, Risikofaktoren bei bisher „Gesunden" zu verringern und gesundheitsfördernde Ressourcen zu stärken. Für die Anwendung gesundheitsfördernder Maßnahmen in der Grundschule liegt der Schwerpunkt auf der Gesundheitsförderung bzw. primordialen Prävention. Die gesundheitsfördernden Maßnahmen zur Verbesserung des Ernährungsverhaltens richten sich an die im Allgemeinen als „gesund" zu bezeichnenden Kinder, mit der Zielsetzung, dass diese durch eine erwünschte Veränderung ihres Ernährungsverhaltens dem in der Definition der WHO gesetzten Bild von Gesundheit näher kommen. Auch Manz (2001) spricht, bezogen auf die Veränderung risikoreicher Ernährungsgewohnheiten, von primordialer Prävention.

Übergeordnetes Ziel aller Maßnahmen sind die Reduzierung der verbreiteten Ernährungsprobleme und der Morbiditätsrate allgemein sowie die Entlastung der öffentlichen Haushalte von Krankheitsfolgekosten.

Ein Interesse an der Gesundheit sollte daher sowohl aus volkswirtschaftlichen als auch aus privaten Gründen bestehen. Volkswirtschaftlich steht die Reduzierung der Kosten des Gesundheitssystems im Vordergrund. Die individuelle Motivation kann sich durch die Möglichkeit, Wohlbefinden und Lebensfreude lange Jahre zu erhalten bzw. auch zu steigern (Hendrichs, 1987) einstellen. Dieser langfristige Aspekt ist Kindern jedoch nicht zu vermitteln, weshalb für diese andere Wege der Motivation gewählt werden müssen.

Wie herausragend die Bedeutung der Ernährung und des Ernährungsverhaltens für die Gesundheit und Lebensqualität von Kindern ist, wurde u.a. bei der Erstellung des Be-

---

[1] Die Unterteilung in primäre, sekundäre und tertiäre Prävention geht auf Caplan (1964) zurück. Er verstand unter primärer Prävention „die Senkung der Inzidenzraten psychischer Störungen" (Ziel ist die Verringerung der Zahl von Neuerkrankungen) und unter sekundärer Prävention „die Senkung der Prävalenzraten von Krankheiten dank Früherkennung und frühzeitiger Behandlung". Die tertiäre Prävention „deckt sich weitgehend mit dem Konzept der Rehabilitation" (Becker, S. 517).

richtes „Kindergesundheit in Baden-Württemberg" deutlich (Sozialministerium, 2000). Dem angemessenen Ernähungsverhalten in der Kindheit kommt demnach eine Schlüsselrolle zu. „Mit der Qualität der Ernährung und der Prägung des Ernährungsverhaltens wird bereits im frühen Lebensalter ein Grundstein für Gesundheit bzw. gesundheitliche Beeinträchtigungen im Erwachsenenalter gelegt. Ernährungswissenschaftler und Sozialepidemiologen weisen darauf hin, dass eine Vielzahl von Krankheiten und gesundheitlichen Beschwerden im Erwachsenenalter auf Fehlernährungen zurückzuführen sind, die im Kindes- und Jugendalter eingeübt wurden" (Sozialministerium, 2000, S. 23).

Die Anwendung gesundheitsfördernder Maßnahmen zur Veränderung von Ernährungsverhalten, mit der Zielsetzung, Gesundheit und Wohlbefinden zu optimieren und möglichst lang aufrecht zu erhalten, muss daher schon im Kindesalter erfolgen.

Für Zivilisationskrankheiten wie für Ernährungsprobleme gilt jedoch, dass allgemein immer noch die Bekämpfung der Folgen im Vordergrund steht, nicht die Vermeidung von Ursachen zu ihrer Entstehung. Ein wichtiger Beitrag zur Korrektur menschlichen Fehlverhaltens ist in einer vorbeugenden Verhaltensbeeinflussung oder –stabilisierung zu sehen. Die Effektivität von Ernährungserziehungsprogrammen im Sinne eines bedeutenden therapeutischen Vorbeugeerfolgs ist immer noch als eher mangelhaft einzustufen und neue Orientierungsmaßstäbe fehlen weitgehend (siehe *Stand der Forschung/ Forschungsbedarf,* Kapitel 2.5.3).

2.3.3   Vollwertige Ernährung

Ziel gesundheitsfördernder Maßnahmen im Bereich Ernährung ist es, ein Ernährungsverhalten zu entwickeln, das sich an den Maßstäben einer „angemessenen Ernährung" orientiert. Die Meinungen darüber, was im Einzelnen als „angemessen" bzw. „nicht angemessen" zu betrachten ist, sind jedoch zahlreich und gehen z.T. weit auseinander (vgl. z.B. Alternative Ernährungsformen, Schlieper, 2002), so dass eine allgemeingültige Definition schwierig ist.

Des Weiteren gibt es eine ganze Reihe von Aspekten, die im Hinblick auf eine „angemessene Ernährung" berücksichtigt werden muss. Dazu gehören z.B. die Auswahl und die Zusammensetzung der Lebensmittel, die Mahlzeitenfrequenz, die bedarfsgerechte Zufuhr von Energie und Nährstoffen usw. Entscheidend ist ferner die Regelmäßigkeit, mit der auf eine vollwertige Ernährung geachtet wird.

Nach Muermann umfasst der Gesundheitswert von Lebensmitteln Kriterien wie Gehalt bzw. Dichte essentieller Inhaltsstoffe, Gehalt an Hauptnährstoffen, Energiegehalt bzw. Energiedichte, Sättigungswirkung, Bekömmlichkeit, Verdaulichkeit, Keimgehalt, Toxizität und Frischezustand. Nach Definition der Deutschen Gesellschaft für Ernährung hängt der gesundheitliche Nutzen einer Speise von ihren „ernährungsphysiologischen und hygienisch-toxikologischen Merkmalen ab" (DGE, 1988, S. 172).

Eine Einteilung der Lebensmittel in „gesunde" und „ungesunde", wie sie immer wieder anzutreffen ist, sollte angesichts dieser Vielfalt an Kriterien nicht vorgenommen werden. Es handelt sich um eine Gegenüberstellung von Extremtypen, wobei sich die Übergänge zwischen beiden Begriffen nicht definieren lassen. Zu warnen ist vor einem allzu deutlich ausgeprägtem „Schwarz-Weiß-Bild". Das Zusammenspiel und die physiologische Wirkung von zum Teil tausenden von Wirkstoffen in Obst und Gemüse ist nicht auf die Wirkung einzelner Substanzen, die entweder als „gut" (wie Ballaststoffe oder lebenswichtige Vitamine) oder als „böse" (wie Fett und Cholesterin) bezeichnet werden, zu reduzieren (Willke & Meichsner, 2002, S. 42). „Der aktuelle Stand der wissenschaftlichen Diskussion scheint es zu rechtfertigen, [...] sich bei der Lebensmittelauswahl auf die gut abgesicherten Fakten zu konzentrieren" (Boeing, 2003). Viele der „Grundsätze einer gesunden Ernährung" sind jedoch unbewiesen. „ [...] manche der bis vor kurzem gültigen Prinzipien haben sich als falsch oder sogar schädlich erwiesen" (Willke & Meichsner, 2002, S. 43).

Aufgrund der genannten Schwierigkeiten wird innerhalb der vorliegenden Arbeit nicht die Bezeichnung „gesunde Lebensmittel", sondern „zu bevorzugende Lebensmittel" eingesetzt und anstatt von „ungesunden Lebensmitteln" von solchen gesprochen, welche „selten zu verzehren" sind[1].

Sowohl für die Festlegung der Kriterien zur Einordnung der Lebensmittel in die eine oder andere Gruppe sowie für die Definition einer „angemessenen Ernährung" bzw. eines „erwünschten" Ernährungsverhaltens werden innerhalb dieser Arbeit die Regeln zur vollwertigen Ernährung in Anlehnung an die Empfehlungen der Deutschen Gesellschaft für Ernährung (DGE) herangezogen. Dafür spricht, dass nach Aussage der DGE auch nach den neuesten Erkenntnissen der Wissenschaft die „Prävention durch Ernährung mit dem Ziel eines längeren Lebens mit Lebensqualität" mit einer vollwertigen Ernährung zu erreichen ist (DGE, 2000, S. 330). „Eine vollwertige Ernährung und regelmäßige Bewegung sind Faktoren eines gesunden Lebensstils und erhöhen die Lebenserwartung" (DGE, 2000, S. 329). In diesem Sinne orientiert sich ein erwünschtes Ernährungsverhalten an den Grundsätzen der vollwertigen Ernährung. Was aber ist unter vollwertiger Ernährung zu verstehen?

Unter einer vollwertigen Ernährung ist die Ernährung zu verstehen, die „den Menschen in die Lage versetzt, alle von ihm geforderten Funktionen, soweit sie ernährungsabhängig sind, voll zu erfüllen" (Wirths, 1965, zitiert nach Diehl, 1986). Die DGE definiert die Ernährung dann als vollwertig, wenn aus allen Lebensmittelgruppen in der richtigen Menge gegessen wird und dabei auf Frische und Abwechslung geachtet wird (Schlieper, 2002).

Fröleke und Günster stellen fest, dass ein Kind im schulpflichtigen Alter dann grundsätzlich vollwertig ernährt ist, „wenn es eine abwechslungsreiche Mischkost erhält, die den hohen energetischen Ansprüchen Rechnung trägt" (Fröleke & Günster, 1995, S. 77). Als eines der wichtigsten Kriterien für eine vollwertige Ernährung ist neben der Auswahl „zu bevorzugender" Lebensmittel die Art und Weise der Zusammensetzung verschiedener Lebensmittel zu Mahlzeiten zu betrachten. Diese sollten alle Nährstoffgruppen berücksichtigen und dabei abwechslungsreich und vielseitig sein. Eine Mahlzeit, die alle Nährstoffgruppen in ausreichendem Maße beinhaltet, kann als vollwertig bezeichnet werden.

---

[1] Das Ministerium Ländlicher Raum gibt Empfehlungen speziell zur Lebensmittelauswahl bezogen auf das erste und zweite Frühstück heraus. Dabei werden die Lebensmittel ebenfalls unterteilt, und zwar in solche, die „zu empfehlen" sind und in „nicht zu empfehlende" (Ministerium Ländlicher Raum, 1996b, Ernährungsinfo 4, Frühstück).

Die Empfehlungen der DGE für die vollwertige Ernährung beinhalten folgende Hinweise für die Auswahl von Lebensmitteln:

Es soll vielseitig gegessen werden (d.h. Ausnutzen der Lebensmittelvielfalt), aber nicht zuviel, um Übergewicht zu vermeiden. Nachteilige präventive Wirkungen gehen aus von einer erhöhten Zufuhr von Energie, Fett, gesättigten Fettsäuren, trans-Fettsäuren, Kochsalz und Alkohol. Zuckerreiches Essen sowie ein Zuviel an tierischem Eiweiß sind zu meiden. Gesteigert werden sollte aufgrund der stark präventiven Wirkung der Verzehr von Lebensmitteln pflanzlicher Herkunft mit komplexen Kohlenhydraten und Ballaststoffen. Insbesondere Obst und Gemüse sind reichlich zu verzehren (5-mal am Tag). Empfehlenswert ist der Verzehr von fettarmer Milch und fettarmen Milchprodukten sowie von n-3 Fettsäuren. Geflügel und Fisch sind gegenüber rotem Fleisch zu bevorzugen. Vorsicht ist geboten bei dem Verzehr geräucherter Lebensmittel sowie gegrilltem Fleisch oder Fisch (DGE, 2000).

Hingewiesen wird ferner auf eine ausreichende Flüssigkeitszufuhr („Trinken mit Verstand").

Die Empfehlungen beziehen sich nicht nur auf die Auswahl der Lebensmittel, sondern auch auf die Verteilung der Mahlzeiten. Empfohlen werden „öfters kleinere Mahlzeiten", wobei im Hinblick auf die Regulation der Nahrungsaufnahme berücksichtigt werden sollte, dass so lange gegessen wird, bis eine Sättigung einsetzt. Gerade bei den „Knabbereien" zwischendurch handelt es sich meist nicht um vollwertige Mahlzeiten.

Dabei ist speziell für Kinder die Verteilung der aufgenommenen Energiemenge auf 4 bis 5 Mahlzeiten notwendig. Insbesondere die Bedeutung des Frühstücks ist in der Ernährung von Kindern hervorzuheben. Es fördert nicht nur die gleichmäßige Verteilung der pro Tag aufzunehmenden Energiemenge, es kann auch am besten und schnellsten „die erschöpften Glykogenvorräte der Leber" auffüllen (Fröleke & Günster, 1995, S. 105). Des Weiteren ist das Pausenvesper als Zwischenmahlzeit für Kinder wichtig. Es bewirkt, dass Leistungstiefs überwunden werden bzw. dass die Leistungskurve nicht zu sehr absinkt (siehe *Ernährung und Leistungsfähigkeit*, Kap. 2.2.3.4).

Des Weiteren gehört zu einer vollwertigen Ernährung die sachgerechte Nahrungszubereitung („Schmackhaft und nährstoffschonend zubereiten"). (10 Regeln der DGE, zitiert nach Hauber-Schwenk & Schwenk, 2000).

2.3.4 Bedarfsgerechte Ernährung von Kindern

Eine an der Prävention ernährungsmitbedingter Krankheiten ausgerichtete Ernährung muss sich an dem Bedarf an Energie und Nährstoffen ihrer jeweiligen Bezugsgruppe orientieren. Ein solcher ist wesentlich schwieriger zu ermitteln „als die Ableitung von Bedarfszahlen zur Vermeidung von direkten Mangelerscheinungen" (Schöch & Kersting, 1995, zitiert nach Alexy & Kersting, 1999, S. 19). Die entsprechenden Empfehlungen müssen ferner in „lebensmittelbezogene praktische Ratschläge umgesetzt werden" (Alexy & Kersting, 1999, S. 7).

Die Zufuhr an Energie und Nährstoffen muss dem jeweiligen Bedarf des Individuums entsprechen. Wird diese Bedarfsdeckung nicht eingehalten so kommt es zu Fehlernährungsformen, die sich in die Bereiche Überernährung und Unter- bzw. Mangelernährung einteilen lassen. Überernährung entsteht sowohl bei allgemeiner zu hoher Energiezufuhr als auch bei einer unnötig hohen Zufuhr an bestimmten Nährstoffen. Dementsprechend ist die Unter- bzw. Mangelernährung zurückzuführen auf eine unzureichende Energiezufuhr insgesamt oder durch einen spezifischen Mangel an einem oder an mehreren Nährstoffen. Ein solcher Mangel an einem Nährstoff oder mehreren kann selbst dann auftreten, wenn zuviel Energie zugeführt wird, das heißt, wenn Überernährung vorliegt. Dies ist der Fall, wenn die Nahrung häufig eine hohe Energiedichte aufweist und dabei nur ein geringes Maß an solchen Nährstoffen enthält, deren Bedarfsdeckung im Allgemeinen sowieso schon als kritisch betrachtet wird.

Als „allgemeine Präventionsernährung für Kinder und Jugendliche" wurde die „Optimierte Mischkost" vom Forschungsinstitut für Kinderernährung entwickelt (Ministerium Ländlicher Raum Baden-Württemberg, 1996, S. 1). Mittels empfohlener Mengen für die Nährstoffzufuhr sollen Mangelerscheinungen vermieden werden. Die entsprechende Bedarfsdeckung ist insbesondere bei Kindern wichtig. Auswirkungen eines Nährstoffmangels treten bei diesen umso schneller und umso gravierender auf, je jünger die Kinder sind.

Im Mittelpunkt der Optimierten Mischkost steht die gezielte Auswahl der Lebensmittel. Diese werden eingeteilt in solche mit hoher und mit niedriger Nährstoffdichte. Der Verzehr der Lebensmittel mit hoher Nährstoffdichte (hoher Gehalt an essentiellen Nährstoffen im Verhältnis zum Energiegehalt) wird „empfohlen"; aus diesem sollen mindestens 80% der Gesamtenergiezufuhr stammen. Lebensmittel mit niedriger Nährstoffdichte, das heißt solche mit viel Energie und wenig Nährstoffen, werden nur „geduldet" und sollten nicht mehr als 20% der Gesamtenergiezufuhr ausmachen.

Lebensmittel mit hoher Nährstoffdichte gelten auch nach Fröleke & Günster (1995) als „besonders empfehlenswert". Als Lebensmittel mit niedriger Nährstoffdichte bezeichnen die Autoren insbesondere solche, die einen hohen Zuckeranteil aufweisen. Der Verzehr solcher Lebensmittel sollte selten erfolgen.

Im Folgenden werden Empfehlungen zur bedarfsgerechten Ernährung für die in dieser Untersuchung maßgebliche Altersgruppe (7-12 Jahre) bezüglich der einzelnen Nährstoffgruppen beschrieben.

Wichtigster Energieträger sind die Kohlenhydrate. Dabei sollten biologisch wertvolle Produkte wie Vollkornbrot, Kartoffeln, Gemüse und Obst im Vordergrund stehen. Der Verzehr von Vollkornprodukten ist nicht nur wegen einer höheren Zufuhr an Ballaststoffen zu empfehlen, sondern auch von Vitamin B1, B6 und Eisen (Alexy & Kersting, 1999).

Der Verzehr pflanzlicher Lebensmittel, insbesondere von Gemüse, sollte im Kindesalter erhöht werden. Die Bedeutung der pflanzlichen Lebensmittel resultiert nicht nur aus ihrem hohen Vitamin- und Mineralstoffgehalt, sondern auch aus ihrem Gehalt an sekundären Pflanzenstoffen[1].

Als biologisch weniger hochwertige Kohlenhydratträger gelten v.a. Weißbrot, Nudeln, Kuchen und Süßigkeiten bzw. Zucker allgemein. Ein essentieller Bedarf an Saccharose besteht nicht. Die Zufuhr von Zucker sollte sich auf 10% der aufgenommenen

---

[1] Sekundäre Pflanzenstoffe sind bioaktive Substanzen mit gesundheitsfördernder Wirkung.

Gesamtenergie bzw. auf 19% der Kohlenhydrataufnahme beschränken (Alexy & Kersting, 1999, S. 39).

Ein völliger Verzicht auf Süßigkeiten bei Kindern „wäre zahnmedizinisch und auch ernährungsphysiologisch zwar wünschenswert, ist aber unter Berücksichtigung der Ernährungsumwelt, in der wir und unsere Kinder leben, unrealistisch" (Pudel, 1987, zitiert nach BZgA, 1997, S. 13). Eingehalten werden sollte jedoch ein auf wenige Anlässe beschränkter Zuckerkonsum und nicht eine ständige, über den Tag verteilte Aufnahme von zuckerhaltigen Lebensmitteln, auch wenn es sich um kleinere Mengen handelt.

Empfehlenswert ist ferner eine fettreduzierte bzw. fettmodifizierte Mischkost. Der Fettverzehr ist auf 30% der Gesamtenergie abzusenken[1]. Bevorzugt werden sollten Pflanzenöle, um die Zufuhr an ungesättigten Fettsäuren zu sichern (insgesamt 20% der Energie). Die gesättigten Fettsäuren sollen weniger als 10% der Energie ausmachen. Ungesättigte zu gesättigten Fettsäuren sollten im Verhältnis 2:1, n-6 zu n-3 Fettsäuren im Verhältnis 5:1 stehen (DGE, 2000). Vorsicht ist beim Verzehr „versteckter" Fette geboten. Einen hohen Anteil (bis zu 20%) am Verzehr von Fett und gesättigten Fettsäuren haben Süßigkeiten und Gebäck (Alexy & Kersting, 1999).

„Eine Obergrenze der Cholesterinzufuhr speziell für Kinder gibt die Deutsche Gesellschaft für Ernährung nicht an" (Alexy & Kersting, 1999, S. 28).

Der Proteinbedarf für Kinder in der Wachstumsphase beträgt 5-6% (bei 7 bis 10 - Jährigen) bis etwa 8% (bei 13 bis 14 -Jährigen) der Nahrungsenergie (Sozialministerium Baden-Württemberg und Ministerium für Ernährung und Ländlichen Raum, 2002, S. 47). Insbesondere der Verzehr von Milch- und Milchprodukten ist im Kindesalter empfehlenswert. Ab dem Alter von sieben Jahren sollte knapp ein halber Liter Milch pro Tag (400 ml/Tag) bzw. entsprechend Milchprodukte verzehrt werden. Diese Lebensmittelgruppe steht damit an erster Stelle sowohl der Energieversorgung als auch der Proteinversorgung. Speziell für die Deckung des Calciumbedarfs, aber auch für eine erhöhte Zufuhr an Jod und Vitamin B2, sind Milch und Milchprodukte mit verantwortlich. Allerdings steht auch nicht fest, dass Milchprodukte in großen Mengen unbedenklich sind. „Die genaue Einschätzung der gesundheitlichen Effekte von Milchprodukten erfordert sicherlich weitere Untersuchungen" (Willett & Stampfer, S. 67).

Zur Vermeidung des Jodmangels ist ein regelmäßiger Verzehr von Fisch und die Verwendung von jodiertem Speisesalz notwendig.

Eine ausreichende Flüssigkeitszufuhr ist für Kinder besonders wichtig, da ihr Körperwassergehalt höher ist als bei Erwachsenen. Im Alter von 7-12 Jahren sollte zwischen 0,9 bis 1,0 Liter Flüssigkeit pro Tag aufgenommen werden. V.a. bei Sport, Spiel und an heißen Tagen kann der Flüssigkeitsbedarf bis auf mehr als das Doppelte ansteigen.

Trotz der teilweise zu verzeichnenden Unterversorgung an einigen Nährstoffen (siehe *Ernährungsverhalten*, Kap. 2.1.1) besteht keine Notwendigkeit der Supplementierung der Nahrungszufuhr mit einzelnen Nährstoffen.

---

[1] Inwieweit eine fettarme Ernährung für gesunde Menschen Vorteile bringt, ist "trotz aller gesundheitspolitischen Mahnungen" wohl noch nicht bewiesen. „Eine ausreichende Fettversorgung scheint im Gegenteil notwendig zu sein, vor allem für die Hirnfunktionen" (Meichsner, 2002, S. 36).

2.3.5   Regulation der Nahrungsaufnahme

Die Regulation der Nahrungsaufnahme wird durch verschiedene Faktoren bestimmt. Zu den wichtigsten Determinanten gehören Hunger und Durst, Sättigung und Appetit. Es handelt sich hierbei um sehr komplexe biologische Mechanismen, die sich auf die innere Wahrnehmung von Körpergefühlen beziehen, „die im Sinne von `Start-´ und `Stop-Signalen´ die Nahrungsaufnahme beginnen und beenden lassen" (DGE, 1988, S. 203).

Die kurzfristige Regulation der Nahrungsaufnahme bezieht sich auf den Zeitraum von einer Mahlzeit zur anderen und ist von der Art der eingenommenen Mahlzeit abhängig. (Bestimmende Faktoren sind dabei Volumen, Osmolarität, Fettgehalt, Konsistenz, Geschmack und verschiedene Inhaltsstoffe. Zuckerhaltige Speisen beispielsweise beseitigen Hungergefühle nur kurzfristig, führen meistens zu gesteigertem Appetit und verlocken somit zu einer übermäßigen Energiezufuhr).

Die langfristige Regulation umfasst Monate bis Jahre. Sie führt zu einer Stabilisierung des Körpergewichtes „trotz größerer Schwankungen in der täglichen Nahrungsaufnahme und im Energieverbrauch" (DGE, 1988, S. 204). Der Organismus besitzt die Fähigkeit, die inneren Lebensbedingungen durch entsprechende Anpassungsmechanismen relativ stabil bzw. konstant zu halten. Bei diesem als homöostatischem Prinzip bezeichneten Vorgang handelt es sich um ein Erklärungsmodell für die biologische Regulierung von Hunger und Durst.

Welche Mechanismen an der Entstehung von Hunger bzw. auch Durst, Appetit und Sättigung wirksam sind, ist bis heute noch nicht endgültig geklärt. Vermutet wird, dass zum Zeitpunkt der Geburt eine normale Hunger- bzw. Sättigungsregulation vorhanden ist oder sich innerhalb kurzer Zeit vollständig entwickelt. Kinder vermögen daher besser noch als Erwachsene auf interne Signale des Körpers, wie zum Beispiel Änderungen in der Energiezufuhr, mit einer angepassten Nahrungsaufnahme zu reagieren. Mit zunehmendem Alter lässt diese biologische Steuerung und die damit verbundene Empfindlichkeit für innere Reize nach zugunsten einer höheren Ansprechbarkeit für Außenreize (externe Regulation) (Diehl, 1986). Umweltfaktoren nehmen an Bedeutung zu, wodurch die interne Regulation mehr und mehr an Bedeutung verliert und eine stärker vom Bewusstsein gesteuerte Nahrungsaufnahme einsetzt. Diese von kognitiver Kontrolle gesteuerte Nahrungsaufnahme beruht auf Einstellungen, die sowohl rationalen bzw. auch pseudorationalen Charakter haben können (Ruppert, 2001).

In der Regel sollte dann gegessen werden, wenn sich Hunger einstellt, der sich in Form von „Magenknurren" äußern kann. Maßgeblich beteiligt an der Entstehung des Hungergefühls ist der Glukosemangel. Am empfindlichsten auf Glukosemangel reagiert das Gehirn, das im Folgenden Symptome wie Konzentrationsstörungen und Müdigkeit zeigt. Es wird jedoch nicht nur aus dem Hungergefühl heraus gegessen. Aus der Gewöhnung an einen Mahlzeitenrhythmus und um den sich einstellenden Energiebedarf bereits im Vorfeld abzudecken, wird in regelmäßigen Abständen Nahrung aufgenommen.

Wie beim Hunger sind auch bei den Wirkmechanismen des Durstes periphere und physiologische Faktoren maßgeblich an der Auslösung und Beendigung des Trinkens beteiligt. Ein großer Teil des Trinkens ist nicht homöostatisch, sondern von vielen verschiedenen Faktoren, einschließlich der Wechselwirkungen mit der Umwelt, abhängig (Logue, 1998). So lässt sich das Trinkverhalten stark vom Lernen beeinflussen. Dazu gehört zum Beispiel das Trinken während der Mahlzeiten. Eigentlich wird das Wasser erst einige Stunden nach dem Essen benötigt. Da in der Regel aber eher zu wenig getrunken wird, sollte ein solches antizipatorisches Trinken im Zusammenhang mit einer rhythmisierten Nahrungsaufnahme unterstützt und zur Gewohnheit gemacht werden (Logue, 1998).

Vom Hunger nur bedingt zu trennen ist der Appetit im Sinne eines gerichteten Verlangens nach bestimmten Speisen. Appetit wird als lustvolles Bedürfnis definiert, „welches auf den Verzehr bestimmter Lebensmittel abzielt, während Hunger eher als unspezifisches (meist unbehagliches, oft auch schmerzhaftes) Verlangen nach Nahrungsaufnahme schlechthin angesehen wird" (DGE, 1988, S. 203/204). Angesprochen wird das Appetitzentrum durch äußere Faktoren wie Geruch, Geschmack, Gehör und optische Eindrücke. Speziell die für Kinder zubereiteten Speisen sollten daher kindgerecht gestaltet und angerichtet werden. Kinder essen noch mehr als Erwachsene „mit den Augen" (Sozialministerium, 2002, S. 59). Eine Anregung des Appetits erfolgt aber auch durch innere Faktoren, wie dem Füllungszustand des Magens oder dem Blutzuckerspiegel.

Ein Gefühl der Sättigung und der Zufriedenheit hängt nicht allein von einer bedarfsgerechten Energiezufuhr ab. Mahlzeiten, die gemeinsam und in Ruhe verzehrt werden, vermögen neben der Sättigung noch weitere Bedürfnisse zu befriedigen, wodurch auch der Appetit auf Süßigkeiten als Ersatzbefriedigung gemildert werden kann.

Die Reduzierung gemeinsamer Mahlzeiten innerhalb der Familie führt zu einem Ernährungsverhalten, das von Schnelligkeit und Ablenkung geprägt ist. Wird die Mahlzeit aber langsam und in Ruhe eingenommen, so tritt schon beim Essen selbst, noch vor der Resorption der Nährstoffe, ein Sättigungsgefühl ein, welches dazu führt, dass die Mahlzeit beendet wird. Dieser „Sättigungspunkt scheint einen beträchtlichen Einfluss darauf zu haben, wie viel der einzelne Mensch isst und vor allem, wie viel er wiegt" (Ruppert, 2001, S. 6).

Da der Mensch in der Lage ist, die regulierenden Signale der Nahrungsaufnahme zu umgehen, kann er trotz Hunger und Appetit die Nahrungsaufnahme unterdrücken bzw. trotz Sättigung weiter essen. Dies liegt an der vielschichtigen Interaktion zwischen dem jeweiligen physiologischen Zustand und einer großen Zahl von kognitiven, sozialen und sensorischen Einflussfaktoren. Solch eine bewusste Störung der Regulation ist weit verbreitet und liegt durchaus nicht spezifisch bei über- oder unterernährten Personen vor. So versuchen Normalgewichtige häufig, ihre Nahrungsaufnahme kognitiv zu zügeln, um das Körpergewicht zu kontrollieren (Diäterfahrungen). Körperwahrnehmungen wie Hunger und Appetit werden bewusst unterdrückt, was zu einer Beeinträchtigung der natürlichen Regulation führt. Die kognitive Kontrolle des „Essverhaltens" muss nach Pudel & Maus „zu einer der wichtigsten Bedingungen gerechnet werden, die das Ernährungsverhalten und in Konsequenz dazu das Körpergewicht beeinflussen" (Pudel, in Schwarzer, 1997, S. 161). Kontrolliertes Ernährungsverhalten sollte jedoch in erster Linie eine richtige, das heißt gesundheitsfördernde und bedarfsgerechte Ernährung sicherstellen. Eine solche Ernährung ist aufgrund des vielfältigen Nahrungsangebots und des Überflusses an Lebensmitteln zumeist gezügeltes Ernährungsverhalten. Zu beachten ist, dass diese Zügelung genügend Handlungsspielraum zur Verfügung stellen muss für eine abwechslungsreiche, variierende Auswahl von Lebensmitteln. Die Einschränkungen dürfen ein gewisses Maß nicht überschreiten, um eine dauerhafte Anwendung nicht zu gefährden. Zu starre und zu einseitige Diäten, die eine hohe Kontrolle erfordern, lösen bei Kontrollverlust häufig unkontrolliertes Ernährungsverhalten aus.

Von besonderem Interesse für die Ernährungserziehung sind die möglichen Folgen einer bewusst vorgenommenen Kontrolle des eigenen Ernährungsverhaltens sowie die Bedeutung elterlicher Ernährungserziehung für den kindlichen Regulationsmechanismus. Familiäre und kulturelle Traditionen wie Mahlzeitenabfolge, Tischsitten etc. prägen diesen schon von Beginn an. Das Kindesalter trägt daher besonderes Gewicht im Hinblick auf die Ausbildung der die Nahrungsaufnahme regulierenden Faktoren. Bei entsprechend umsichtiger Erziehung und unter Berücksichtigung der biologischen Bedürfnisse kann das Kind lernen, „Nahrung nur dann zu sich zu nehmen, wenn es sie wirklich benötigt" (Logue, 1998, S. 78). Insbesondere das Verhalten der Eltern wird aus diesem Grund auch als Ursache für die Entstehung von Fehlregulationen genannt. Es kann zu einer Entwicklung kommen, bei der die Kinder kaum noch zwischen Hunger und anderen negativen Gefühlen unterscheiden können. Emotionen wie Stress, Angst usw. werden dann durch gesteigerte Nahrungsaufnahme kompensiert und es kann zu der Ausbildung einer Essstörung kommen.

Normalerweise sind Kinder noch besser in der Lage als Erwachsene, ihre Nahrungszufuhr nach internen Hunger- und Sättigungsreizen auszurichten. Lässt man Kinder ihre Nahrungsaufnahme selbst regulieren, so führt dies zu günstigeren Ergebnissen als dies durch die Steuerung der Eltern der Fall ist (Burtchen, 1982). Eine Unterstützung der kindlichen Selbständigkeit ist jedoch die Voraussetzung kompetenten Handelns, und in einem angemessenen Entscheidungsspielraum, der dem Kind beim Essen zugebilligt wird, ist ein Faktor für die Ausbildung eines angemessenen Ernährungsverhaltens zu sehen. Kinder sollten daher ihre Mahlzeiten selbst portionieren dürfen und eigenständig entscheiden können, wann sie ihre Nahrungsaufnahme beenden. Abzulehnen ist es, die Kinder durch bestimmte Maßnahmen im Hinblick auf die Nahrungsaufnahme unter Druck zu setzen oder gar zu dieser zu zwingen. Die Untersuchung von Burtchen (1982) zeigte, dass nur knapp 15% der Kinder sich ihre Portionen völlig selbständig nehmen und auch ohne negative Konsequenzen etwas von der gewählten Menge übrig lassen dürfen. Etwas mehr als 60% der Kinder bestimmen zwar bei der Portionierung mit, bekommen das Essen aber von der Mutter auf den Teller gelegt. Kaum eine Entscheidungsfreiheit haben 22% der Kinder, das heißt, sie sollten die für sie portionierten Speisen auch aufessen (Burtchen, 1982).

Des Weiteren sollten bestimmte Lebens- bzw. Genussmittel wie zum Beispiel Süßigkeiten nicht als Erziehungsmittel eingesetzt werden. Eine „Verknüpfung der Nahrungsaufnahme mit Belohnungs- und Bestrafungstechniken lädt den Ernährungsbereich mit einem Bedeutungsgehalt auf, der zu einem ernährungsphysiologisch und –psychologisch negativ zu bewertenden Eßverhalten führt" (Burtchen, 1982, S. 82).

2.4　Ernährungserziehung

2.4.1　Ernährungserziehung und Erziehungsstil

Unter Ernährungserziehung ist der Prozess des Erlernens von Verhaltensweisen und der Übernahme von Einstellungen bezüglich der Ernährung zu verstehen. Sie erfolgt sowohl in der Familie als auch in den Bildungsinstitutionen unter Anwendung pädagogischer Maßnahmen, die an Kinder bis zum Beginn des Jugendalters gerichtet sind. Effektive Ernährungserziehung ist nur möglich durch Beeinflussung des Verhaltens über Einsicht und selbst verantwortete Lernprozesse. Eine Veränderung von Ernährungseinstellungen und Ernährungsverhalten kann nur schrittweise erfolgen, weshalb Ernährungserziehung als langfristige Erziehungsmaßnahme angelegt werden muss. Die stärkste erzieherische Maßnahme besteht darin, wenn alle an der Ernährungserziehung der Kinder Beteiligten sich über ihren Einfluss auf das Ernährungsverhalten der Kinder bewusst sind und sich bereit erklären, diese Verantwortung anzunehmen, indem sie ein gutes Vorbild abgeben.

Während die institutionalisierte Ernährungserziehung sich als eine zielgerichtete, reflektierte Erziehung versteht, „die Kindern und Jugendlichen zur Autonomie, Kooperation und kreativem Nutzen von Erfahrungen im Ernährungsverhalten verhelfen will" (Diedrichsen, 1995, S. 153), geschieht Ernährungserziehung in der Familie oft unsystematisch. Sie ist dort zumeist ein Teil allgemeiner Erziehungsmaßnahmen mit der Zielsetzung, das Ernährungsverhalten entsprechend den sozio-kulturellen Normen, den familiären Traditionen und mehr oder weniger auch gemäß den Empfehlungen der Ernährungsaufklärung zu prägen (Pudel & Westenhöfer, 1998). Ernährungserziehung in der Familie wird meist funktional und gefühlsmäßig traditionell gehandhabt (Diedrichsen, 1995). In der Schule dagegen findet in erster Linie eine intentionale, instrumental organisierte Erziehung statt. Durch Information und Selbsterziehung sollen die SchülerInnen befähigt werden, ihr Ernährungsverhalten selbständig und eigenverantwortlich zu gestalten. Schulische Ernährungserziehung richtet sich im Sinne einer primordialen Prävention (Manz, 2001, siehe *Ernährung als Teil der Gesundheitsförderung*, Kap. 2.3.2) nicht an eine Risikopopulation, sondern an alle GrundschülerInnen und deren Eltern und damit an einen Ausschnitt der Gesamtbevölkerung.

Da der Prävention gegenüber der Therapie der Vorzug zu geben ist, sollten sich die erzieherischen Maßnahmen auf die Primärprävention beziehen. Der Ansatz der Ernährungserziehung erfolgt in erster Linie beim Individuum, mit dem Ziel, dessen Verhalten in eine erwünschte Richtung zu beeinflussen (Verhaltensprävention). Die Schule hat über die Möglichkeit, Angebot und Organisation des Pausenfrühstücks zu regeln, auch die Chance, Verhältnisprävention zu betreiben.

Erziehungspraktiken haben, wie bereits erwähnt, für die Ausbildung von abweichendem, gestörtem Essverhalten eine besondere Bedeutung, sie werden jedoch auch mit der Entwicklung des normalen Ernährungsverhaltens in Verbindung gebracht. Dabei wirken sich verschiedene Erziehungsstile auch im Bereich der Ernährungserziehung unterschiedlich auf Kinder und Jugendliche aus. Der elterliche Erziehungsstil lässt sich nach lernpsychologisch fundierter Ausarbeitung der Marburger Erziehungsstil-Skalen in zwei

Dimensionen elterlichen Erziehungsverhaltens einteilen. Es sind dies die Dimensionen „Strenge" und „Unterstützung", wobei beide Skalen unabhängig voneinander gelten und nicht als Gegensätze aufzufassen sind (Lenzen, 1989). Kinder, deren Eltern zumeist Strenge ausüben und Verbote aussprechen, zeigen ein zurückhaltendes, abwartendes und eher vermeidendes Verhalten, Verbote werden selten übertreten. Positiv verstärkend dagegen wirkt der unterstützende Erziehungsstil der Eltern. Diese Kinder sind selbstsicher, zeigen ein aktives, aufsuchendes und unbefangenes Verhalten. Das vom Kind perzipierte Erziehungsverhalten der Eltern (Strenge oder Unterstützung) steht in Zusammenhang mit der Einstellung zum Essen bei Kindern. So besteht eine positive signifikante Korrelation zwischen der Unterstützung und der „Einstellung zum Essen". (Bei der „Einstellung zum Essen" handelt es sich um einen von Diehl 1980 veröffentlichten Fragebogen.) Auch die Anzahl präferierter Lebensmittel steht in Zusammenhang mit dem Erziehungsstil der Eltern: positiv verstärkte Kinder bevorzugen eine größere Anzahl unterschiedlicher Lebensmittel (Diehl, 1986). Kinder, welche die Erziehung ihrer Eltern unterstützend beurteilen, empfinden das Essen demnach positiver und eher als angenehmes, Freude bereitendes Erlebnis (Bäuerle & Blum, 1983). Insbesondere für die Ernährungserziehung in der Familie muss folglich berücksichtigt werden, dass die Art und Weise der Erziehung einen Einfluss darauf hat, ob das Kind eine positive Einstellung zum Essen entwickelt oder nicht. Auch für die schulische Ernährungserziehung kann daraus abgeleitet werden, dass unterstützend erziehende LehrerInnen sowie die Herstellung eines entspannten Lernfeldes eher eine positive Einstellung zum Essen vermitteln können als ein strenger, einschränkender Unterrichtsstil. Auf einen ähnlichen Zusammenhang verweist Burtchen mit ihrer Aussage, dass eine mild-nachsichtige Erziehungshaltung die Übernahme ernährungsphysiologisch günstiger Verhaltensweisen unterstützt (Burtchen, 1982). Repressive Erziehungsmethoden fördern späteres unreflektiertes Verhalten. Koscielny stellt fest, dass ein beträchtlicher Teil der elterlichen Erziehungsmaßnahmen drohenden bis erpressenden Charakter hat (Koscielny, 1983). Richtiges Ernährungsverhalten kann aber nicht erzwungen werden, sondern nur langfristig, mit erklärenden Maßnahmen und mit Einsicht in die Zusammenhänge entwickelt werden.

2.4.2 Forderungen an eine effektive Ernährungserziehung in der Grundschule

Die Forderung nach einer effektiven, nachhaltigen Ernährungserziehung richtet sich zumeist an die Bildungsinstitutionen. Erprobte Konzepte für eine nachhaltige Ernährungserziehung in der Schule stehen aber kaum zur Verfügung (Pudel & Westenhöfer, 1998). Formuliert werden kann jedoch eine Reihe einzelner Forderungen, bei deren Umsetzung davon auszugehen ist, dass die Ernährungserziehung erfolgreich im Sinne von Wissensvermittlung, Einstellungs- und Verhaltensänderung wirkt.

Ziel der Gesundheitserziehung allgemein ist in erster Linie eine Verbesserung von Gesundheitsressourcen sowie die „Kompetenzförderung" und eine „Minimierung allgemeiner Risiken" (Manz, 2001, S. 19). Die Zielsetzung der gesundheitsbezogenen Intervention im Ernährungsbereich bezieht sich nach Lohaus (1993, S. 144) auf den „Aufbau eines angemessenen Ernährungsverhaltens" sowie auf die „Vermeidung von Ernährungs- und Eßstörungen". Auch Diehl formuliert diese zwei Bereiche der Zielsetzung für die Ernährungserziehung: „Beseitigung unerwünschten Ernährungsverhaltens" und „Aufbau (ernährungsphysiologisch) günstiger Präferenzen und Eßgewohnheiten" (Diehl, 1986, S. 27).

Skobranek nennt als Ziel der Ernährungserziehung das „mündige Ernährungsverhalten", zu welchem die Kinder befähigt werden sollen, und meint damit die sachgerechte, ideologiefreie Auswahl, Zusammenstellung und Bewertung von Nahrung im Hinblick auf die Erhaltung von Gesundheit, Leistungsfähigkeit und Wohlbefinden (Skobranek, zitiert nach Fröleke & Günster, 1995, S. 294). „Erfolgreiche Beeinflussung erfordert den Einsatz von Maßnahmenbündeln, die gleichzeitig die wichtigsten Verhaltensdeterminanten ansprechen" (DGE, 1988, S. 177). Zusammenfassend handelt es sich um drei Dimensionen, die angesprochen werden müssen, um das Ziel einer effektiven Ernährungserziehung zu erreichen:

- Kognitive Dimension, das heißt Aktualisierung bzw. Korrektur und Erweiterung bereits vorhandener Kenntnisse.
- Affektive Dimension, das heißt die Bildung und Verstärkung neuer gesundheitsadäquater Einstellungen.
- Handlungsdimension bzw. pragmatischer Aspekt, das heißt Anbahnung gesundheitsfördernden Ernährungsverhaltens (Fröleke & Günster, 1995, S. 283).

Lohaus beschränkt sich auf die zwei Ansatzpunkte der kognitiven Ebene und der Verhaltensebene (Lohaus, 1993). Im Mittelpunkt der Ernährungserziehung sollte jedoch weniger die Wissensvermittlung stehen als vielmehr die Berücksichtigung von Bedürfnissen, Emotionen und Einstellungen. Fehlverhalten hat seine Ursachen nicht in erster Linie im mangelnden Wissen, sondern in emotionalen oder affektiven Fehlsteuerungen (Hendrichs, 1987).

Der Erfolg einer effektiven Ernährungserziehung ist daran festzumachen, welche Einstellungs- bzw. Verhaltensänderungen erreicht werden und welche Mittel dazu eingesetzt werden müssen. Eine effektive Ernährungserziehung befähigt die Kinder zur Selbständigkeit und Mitverantwortung im Bereich Ernährung. Des Weiteren soll Ernährungserziehung die Kinder für ihre Bedürfnisse, für ihr Ernährungsverhalten und für ihren Körper sensibilisieren. Sie müssen Entscheidungskompetenz erlangen, um dem Angebot an Lebensmitteln und den Versprechungen der Werbung selbstbewusst und handlungsfähig entgegen treten zu können. Ziel ist letztendlich das verantwortungsbewusste Ernährungsverhalten. Dies ist weder mit erhobenem Zeigefinger noch mit reiner Wissensvermittlung zu erreichen. Um Veränderungen zu bewirken, müssen praktikable Handlungsalternativen aufgezeigt werden. Große Bedeutung in diesem Zusammenhang muss der Vermittlung praktischer Fertigkeiten im Umgang mit Lebensmitteln und der Fähigkeit zur selbständigen Auswahl von Lebensmitteln beigemessen werden. Der sachgemäße und verantwortungsbewusste Umgang mit Lebensmitteln und Esssituationen ist daher in den Mittelpunkt der Ernährungserziehung zu stellen.

Zur Erreichung dieser Zielsetzung spielt das gemeinsame Gespräch mit dem Kind, welches Interesse wecken soll und in kindgemäßer Form über angemessene Ernährung aufklärt, eine wichtige Rolle. Verhaltenswirksam werden aber nur solche Erziehungsmaßnahmen, die durch konkrete Handlungen nachvollziehbar werden. Das erfordert z.B. die Beteiligung des Kindes beim Einkauf, bei der Zusammenstellung der Mahlzeiten und bei der Nahrungszubereitung.

Von besonderer Effektivität sind jene Maßnahmen, die das soziale Umfeld der Kinder mit einbeziehen. Die vertrauensvolle Zusammenarbeit aller an der Ernährungserziehung Beteiligten ist Grundlage für die Entwicklung eines verantwortungsvollen Umgangs der Kinder mit ihrer Nahrungszufuhr. Verschiedene außerschulische Interventionsprogramme berücksichtigen diesen Aspekt.

2.4.3   Gesundheitsfördernde Maßnahmen der Ernährungserziehung

Unterricht: Zielsetzung des Unterrichts ist wie für die gesamte Ernährungserziehung in einem selbständigen, verantwortungsbewussten und reflektierten Ernährungsverhalten zu sehen. Damit der Unterricht in Ernährungserziehung derart verhaltensbezogene Ziele erreichen kann, müssen sich „die vielschichtigen interdisziplinären Problemstellungen der Ernährung in diesem Unterricht entsprechend spiegeln" (Koscielny, 1983, S. 45). Ernährungserziehung wird nach dieser Maßgabe zum fächerübergreifenden Unterrichtsprinzip.

Unterricht ist dann effektiv, wenn die SchülerInnen einen Bezug zwischen den gelernten Unterrichtsinhalten und dem eigenen Leben erkennen, und wenn sie sich nicht nur kognitiv, sondern auch emotional angesprochen fühlen. Ernährungserziehung muss „als konkrete Lebens- und Handlungshilfe in einem entscheidungsorientierten Unterricht Fähigkeiten vermitteln und Bereitschaft entwickeln, sich ständig mit seiner Lebensumwelt auseinander zu setzen und die auftretenden Probleme zu lösen" (Koscielny, 1983, S. 52). Anzustreben ist eine Verknüpfung von Wissen und Einsicht mit praktischen und interessanten Erfahrungen sowie das Erlernen einer flexiblen Verhaltenskontrolle.

Die Trennung von fachpraktischem und fachtheoretischem Unterricht in der Ernährungserziehung führt dazu, dass Realitätsbezüge nur schwer hergestellt werden können. Rein kognitive Maßnahmen im Unterricht sowie eine restriktive Ernährungserziehung auf der Basis von Anordnungen und Verboten ist nicht geeignet, gesundheitsförderndes Ernährungsverhalten auszubilden.

Eine Chance, Handlungsbezüge in die Ernährungserziehung mit einfließen zu lassen, ist am ehesten bei der Durchführung des gemeinsamen Pausenfrühstücks gegeben, welches mit dem Unterricht zur Ernährungserziehung in enger Verbindung stehen sollte. Die Ausbildung sensorischer Empfindungen sowie der Genussfähigkeit sind weitere wichtige Formen der Ernährungserziehung von Kindern, die sich in den Unterricht integrieren lassen. Zusätzliche Aktivitäten wie Gesundheits- und Projekttage, Schulfeste, Schullandheimaufenthalte oder Wandertage etc. sind notwendig, um Ernährungserziehung als Unterrichtsprinzip zu gewährleisten. Die Ergänzung des Unterrichts durch außerschulische Fachkräfte ist zu empfehlen.

Elternarbeit: Die Mitwirkung der Eltern in den Schulen ist per Gesetz geregelt. Danach haben die Eltern das Recht, aber auch die Pflicht, an der schulischen Erziehung ihrer Kinder mitzuwirken. Dabei ist der Auftrag der Schule zur Bildung und Erziehung der Kinder dem der Eltern gleichgestellt (Reichgeld, 1994).

Ziel der Elternarbeit im Bereich der Ernährungserziehung sollte die kritische Reflexion sowie die erwünschte Veränderung des Ernährungsverhaltens des Kindes sein. Da Eltern Vorbildfunktion besitzen, ist es vorteilhaft, wenn die Eltern selbst zu einer positiven Veränderung bereit sind. Im Sinne der Elternbildung geht es um „die Befähigung der Eltern für die Erziehung ihrer Kinder" und um „die Arbeit an sich selbst in der Lebenssituation Familie" (Köck & Ott, 1997, S. 167). Durch die Stärkung der Erziehungsfähigkeit der Eltern sollen kindliches Leid und Fehlentwicklungen beim Kind vermieden werden.

Bestandteil der Elternarbeit ist eine Verbesserung des Ernährungswissens der Eltern. Es ist jedoch nicht die Vermittlung von reiner Bildung, welche Elternarbeit effektiv macht, sondern organisierte Lernprozesse im kognitiven, affektiven und sozialen Bereich.

Für eine effektive schulische Ernährungserziehung ist die Einbeziehung der Eltern eine der grundlegenden Voraussetzungen. Ernährung, insbesondere die Ernährung von Kindern, wird in Familien organisiert und findet dort als Gruppenprozess statt. Ernährungserziehung muss daher immer die Familiensituation mit berücksichtigen, das heißt u.a., alle Familienmitglieder müssen informiert und auch motiviert werden.

Die Elternarbeit muss fester Bestandteil der Ernährungserziehung werden. Forderungen nach einer Beeinflussung der Eltern gibt es bereits seit Anfang der 80er Jahre: Zur Erreichung der Ziele einer effektiven Ernährungserziehung „müssen die am Erziehungsprozeß beteiligten Institutionen Hand in Hand und mit größter Gemeinsamkeit wirken" (Koscielny, 1983, S.15/16). Koscielny fordert eine sehr enge Zusammenarbeit zwischen Schule und Familie.

Unerlässlich für eine effektive Ernährungserziehung ist auch nach Fröleke und Günster (1995) die Beteiligung der Eltern (Fröleke & Günster, 1995, S. 296). In einer intensiven Zusammenarbeit mit den Eltern sieht u.a. auch die Bundeszentrale für gesundheitliche Aufklärung die wesentliche Voraussetzung für einen Erfolg präventiver Bemühungen (BZgA, 1997).

Gefordert werden muss eine situationsorientierte Arbeitsweise, welche in der Erziehung eine gemeinsame Aufgabe von Eltern bzw. der gesamten Familie sowie von Schule und auch Kindergarten sieht. Den Institutionen fällt die Aufgabe zu, Kontakt zu den Eltern zu suchen und sie zur Mitwirkung an der pädagogischen Arbeit zu motivieren. Wichtig ist, die Eltern in einer motivierenden Weise einzubeziehen, so dass sie sich nicht bevormundet oder diszipliniert fühlen. Die Eltern sollen den Eindruck erhalten, dass sie als die wichtigsten Bezugspersonen für die Kinder eingestuft werden und dies auch bleiben sollen. Nur wenn es gelingt, eine Atmosphäre des gegenseitigen Vertrauens zu entwickeln, sind Eltern in der Regel bereit, Hilfestellung und Anregungen von außen anzunehmen. Eine solche Atmosphäre aufzubauen verlangt wiederholten Kontakt zwischen den an der Ernährungserziehung des Kindes beteiligten Personen und auch eine gewisse „Personenkonstanz" von Seiten der Institutionen.

Elternarbeit bezieht sich auf die konkreten Bemühungen der Erziehungseinrichtungen, „die Erziehungskompetenz der Eltern so zu beeinflussen, dass Reibungsflächen zwischen den öffentlichen Erziehungseinrichtungen und der Institution Familie verringert werden" (Lenzen, 1989). In der Ernährungserziehung herrscht zwischen diesen beiden Institutionen ein Konfliktfeld, das von einer unterschiedlichen Interessenlage herrührt. Während in der Familie das Wissen im Bereich Ernährung eher gering ist, dagegen die Einhaltung bestimmter Verhaltensnormen dominiert und die soziale sowie die lustbetonte Komponente die Erziehungsmaßnahmen bestimmen, wird die schulische Ernährungserziehung stärker auf rationaler Ebene vermittelt. Um diesen Unterschied zwischen Familie und Schule aufzuheben, müssen parallel zur Unterrichtseinheit für die Kinder auch Angebote der Ernährungsberatung für Eltern („als Elternerziehung", Koscielny, 1983, S. 98) durchgeführt werden.

Schulische Ernährungserziehung kann nur dann effektiv sein, wenn zwischen dieser und der elterlichen Erziehung zu angemessener Ernährung keine allzu großen Differenzen bestehen. Unterschiede zwischen schulischer und elterlicher Ernährungserziehung führen zu Konflikten bei den Kindern; Zusammenarbeit und Absprache zwischen Schule und Eltern ist daher notwendig. Wird durch den Unterricht eine Veränderung des Ernährungsverhaltens bei den Kindern motiviert, so muss den Kindern auch innerhalb der Familie die Möglichkeit geschaffen werden, ihre Handlungsabsicht umzusetzen. Dies gelingt nicht, wenn familiäre Ernährungsgewohnheiten bestehen bleiben und die Eltern nicht bereit sind, das Kind in seinem Willen zu akzeptieren und zu unterstützen. Die „Gefahr besteht, daß die bereits aufgebauten Gewohnheiten und die damit verbundenen Unterstützungssysteme Rückfälle in frühere Handlungsmuster begünstigen" (Lohaus, 1993, S. 146).

Elternarbeit ist an institutionalisierte Erziehungseinrichtungen gebunden und wird von professionellen Pädagogen ausgeführt (Lenzen, 1989). Es besteht jedoch für diese die Möglichkeit, Fachleute aus außerschulischen Einrichtungen zu gewinnen und somit Elemente der Elternbildung in die Elternarbeit der Schule zu integrieren. Die Attraktivität der Information über Ernährung durch die Schule ist für Eltern einmal dadurch gegeben, dass für diese meist nicht mit zusätzlichen Kosten zu rechnen ist. Vorträge, Expertenauskunft oder Informationsmaterial können in der Regel kostenlos zur Verfügung gestellt werden. Geschieht dies über die Institution Schule, so gehen die Eltern in der Regel davon aus, dass die erhaltenen Informationen objektiv und damit vertrauenswürdig sind. Durch die Einbindung der Information in den regulären Elternabend sind auch Eltern zu erreichen, die an dem Thema Ernährung weniger interessiert sind.

Bezogen auf die Elternarbeit zur Ernährungserziehung ist es notwendig, den Eltern neben allgemeinen Informationen zum Thema Ernährung konkrete Hilfestellung für diese Aufgabe zukommen zu lassen. Dazu müssen wirkungsvolle, erprobte pädagogische Maßnahmen der Ernährungserziehung weitergegeben werden. Außerdem sollten sich die Eltern ihrer Bedeutung als Vorbild bewusst sein bzw. werden und dementsprechend ihr eigenes Ernährungsverhalten überprüfen.

Als mögliche Maßnahmen der Elternarbeit gelten Vorträge und Gesprächsrunden, Elternbriefe, Ausstellungen, Elternsprechtage und Elternabende. Besonders große Wirkung ist den Veranstaltungen beizumessen, zu denen Eltern und Kinder gemeinsam eingeladen sind.

Eine wichtige Komponente bei der Elternarbeit ist die Betonung „der positiven Aspekte, die mit einer gesunden Ernährung verbunden sind" (Lohaus, 1993, S. 147). Der Nutzen für das alltägliche Leben, nicht der Verzicht sollte mit einer Verhaltensänderung in erster Linie assoziiert werden.

Trotz aller Bemühungen muss bedacht werden, dass das Einbeziehen der Eltern nicht immer gelingt. Insbesondere sozial schwächere Gruppen und ethnische Minderheiten sind schwer zugänglich für Präventionsstrategien (Diedrichsen, 1995).

Gemeinsames Pausenfrühstück[1]: Essen ist eingebunden in eine soziale Situation, denn Menschen essen in der Regel in Gemeinschaft. Mahlzeiten symbolisieren „wie keine andere soziale Institution, Gemeinschaftlichkeit und soziale Zugehörigkeit" (Barlösius, 1999, S. 40).

Die Nahrungsaufnahme wird normiert durch die sozialen Regelungen des Essens, das „viel mehr gesellschaftlich denn natürlich geregelt ist" (Barlösius, 1999, S. 45). Die Mahlzeit als soziale Institution gibt es in allen Gesellschaften. Sie schreibt verbindlich vor, dass „und wie die Nahrungsaufnahme als soziale Situation zu gestalten ist" (Barlösius, 1999, S. 46). Diese Bedingungen gelten ab dem ersten Tag des Lebens, denn Neugeborene können naturgegeben nicht allein essen, sie müssen ernährt werden. Aber auch Kinder sind noch darauf angewiesen, versorgt zu werden und sind aus frühester Kindheit noch stärker daran gewöhnt, in sozialer Geborgenheit ihre Nahrung aufzunehmen.

Gemeinsame Mahlzeiten sowohl in Familien als auch in den Bildungseinrichtungen haben eine erwünschte Wirkung auf das Ernährungsverhalten, sofern sie regelmäßig durchgeführt werden. Von besonderer Bedeutung ist dabei, dass „die Lehrerin bzw. der Lehrer selbst vorleben, was sie/er den ihr/ihm anvertrauten Schülerinnen und Schülern nahezubringen versucht" (Fröleke & Günster, 1995, S. 296).

Durch die Gemeinsamkeit beim Einnehmen der Mahlzeit ist die Situation der sozialen Kontrolle beim Essen gegeben. Der Esslust sowie der Essunlust sind somit Grenzen gesetzt und die Gefahr der Entwicklung von Essstörungen kann reduziert werden. So gilt als ein Faktor für das Auftreten von Übergewicht oder Magersucht der Rückgang an gemeinsamen Mahlzeiten innerhalb der Familie. Mahlzeiten regeln nicht nur wann, wie und wo gegessen wird, sondern auch was. Sie reglementieren und normieren je nach Grad der Institutionalisierung bestimmte Verhaltensweisen. So ist beim gemeinsamen Pausenfrühstück eine ganze Reihe von Verhaltensweisen festzulegen, die durch häufige Wiederholung zur Gewohnheit wird. Eine große Rolle im Hinblick auf die gesundheitsfördernde Wirkung des Essens muss dabei die Auswahl und Zusammensetzung der Lebensmittel darstellen. Die Kinder sollen sich über die gemeinsame Mahlzeit und deren sozialer Kontrolle an vollwertige Mahlzeiten gewöhnen und insbesondere zuckerhaltige Lebensmittel bei der Zwischenmahlzeit meiden.

Sowohl durch die Weiterentwicklung der Ganztagsbetreuung als auch durch die verlängerte Anwesenheit der Kinder in der Schule durch das Angebot der verlässlichen Grundschule findet eine erhöhte Anzahl von gemeinsam in den Institutionen zu verzeh-

---

[1] In der Literatur findet sich für diese gemeinsame Mahlzeit neben dem Begriff „Pausenfrühstück" eine Reihe von Begriffen wie „Pausenvesper", „Schulfrühstück" oder „Klassenfrühstück" (Zentgraf, 1987) und „2. Frühstück". Die Wahl des Begriffes „Pausenfrühstück" scheint am besten geeignet, um organisatorische und inhaltliche Bedingungen, die mit diesem Begriff verbunden sind, zu berücksichtigen. Im Gegensatz zum Begriff „Pausenfrühstück" wird in dieser Arbeit der Begriff „Pausenvesper" nicht für die Bezeichnung einer Mahlzeit gebraucht, sondern für die Bezeichnung der in diesem Zusammenhang verzehrten Lebensmittel oder Speisen.

renden Mahlzeiten statt. Dazu gehört für den Bereich der Grundschulen die Einrichtung des gemeinsamen Pausenfrühstücks. Durch die Einnahme der gemeinsamen Mahlzeiten im Klassenverband steigt die Verantwortung und die Einflussnahme der Schulen. Die Eltern sehen sich dagegen zunehmend damit konfrontiert, dass ihr Einfluss geringer wird bzw. sie die Möglichkeit haben, immer mehr an Verantwortung abzugeben. Umso wichtiger ist es, durch entsprechende Aktivitäten und Informationen über das Essen in der Schule Eltern in die Verantwortung zu nehmen. Das Ziel besteht u.a. darin, dass Eltern ihren Kindern regelmäßig ein vollwertiges Pausenvesper mitgeben.

Damit das gemeinsame Pausenfrühstück in seiner Durchführung geeignet ist, angemessenes Ernährungsverhalten und Wohlbefinden zu fördern, muss eine Vielzahl von Regelungen getroffen werden. Dazu gehört u.a. wann gegessen wird, wie viel Zeit dafür in Anspruch genommen werden kann, welche Sitzordnung dabei eingenommen wird. Zu beachten ist ferner, dass alle zusammen mit dem Essen beginnen und dass ein gemeinsamer Schluss gefunden wird. Dazu können bestimmte Elemente (Lieder, Sprüche etc.) der Ritualisierung dienen. Die Hygieneregeln wie „Hände waschen vor dem Essen" sind unbedingt einzuhalten. Die Kinder sind an eine bestimmte Esskultur zu gewöhnen, wie der Gestaltung des Esstisches, der Konversation bei Tisch oder bestimmten Verhaltensregeln bezüglich der Nahrungsaufnahme, welche im sozialen Leben eine Rolle spielen und zur Erhaltung der Freude bzw. auch des ästhetischen Genusses am gemeinsamen Essen beitragen.

Am einfachsten zu organisieren ist das gemeinsame Pausenfrühstück, wenn jedes Kind sein zu Hause zubereitetes Pausenvesper mitbringt. Es existieren jedoch viele verschiedene Möglichkeiten sowohl der organisatorischen als auch der thematischen Umsetzung dieser gesundheitsfördernden Maßnahme. Zur Verknüpfung theoretischer Inhalte des Unterrichts mit praktischen Aufgaben des Pausenfrühstücks können verschiedene Themen behandelt werden, wie beispielsweise der richtige Einkauf, jahreszeitliche oder kulturelle Aspekte usw. Die Information über eine vollwertige Ernährung sollte die durchführende Lehrkraft dabei immer an passender Stelle einbringen. Die Regelmäßigkeit der Durchführung des gemeinsamen Pausenfrühstücks ist allerdings die primäre Voraussetzung im Hinblick auf dessen effektive Wirkung.

2.4.4   Ernährungserziehung in der Grundschule - Ist-Zustand

Die Ernährungserziehung tritt zwar in allen Bildungsplänen für die allgemeinbildenden Schulen in Erscheinung, sie ist jedoch kein eigenständiges Fach. Sie besitzt einen gesellschaftlich geringen Stellenwert und verliert zunehmend an Bedeutung: „ernährungsbezogener Unterricht wird weniger und seltener" (Heseker et al., 2002, S. 1). Ernährungsbildung „ist im Bildungssystem nicht fest verankert" (Sozialministerium & Ministerium für Ernährung und Ländlichen Raum, 2002, S. 166).

Ernährungserziehung ist in den Klassen 1-4 im Fach Heimat- und Sachunterricht sowie in einer Reihe weiterer Fächer in den Klassen 5-6 „als möglicher Baustein einzubringen" (Sozialministerium & Ministerium für Ernährung und Ländlichen Raum, 2002, S. 144). Im Lehrplan des Faches HuS in Baden-Württemberg treten ernährungsbezogene Themen in allen vier Klassenstufen auf, so dass eine durchgängige, regelmäßige Auseinandersetzung mit Fragen der Ernährung möglich wäre. Insgesamt ist ein Fünftel der

Zeit des HuS-Unterrichts im Durchschnitt für Themen der Ernährung veranschlagt. Dieser Arbeitsbereich ist „im Vergleich zu anderen zeitlich sehr begrenzt angelegt" (Sozialministerium & Ministerium für Ernährung und Ländlichen Raum, 2002, S. 144). Betrachtet man die Realität, findet man eine zusätzliche Reduzierung der Themenpalette, z.B. durch Mangelsituationen wie Erkrankung von Lehrkräften etc.

Die Befragung der an dieser Untersuchung beteiligten LehrerInnen[1] ergab, dass der Unterricht in Ernährungserziehung in erster Linie in Klasse 3 erfolgt (91% der LehrerInnen), in Klasse 1 und/oder 2 von 66% bzw. 63% der LehrerInnen erteilt und in Klasse 4 kaum noch berücksichtigt wird (nur noch 13% der LehrerInnen geben an, in Klasse 4 das Thema „Gesunde Ernährung" zu behandeln). Das bedeutet, dass 9% der LehrerInnen die in Klasse 3 vorgeschriebene Einheit zur Ernährung nicht behandeln und etwas mehr als ein Drittel der LehrerInnen in Klasse 1 und 2 sowie 87% der LehrerInnen in Klasse 4 nicht die Möglichkeit wahrnehmen, das Thema Ernährung aufzugreifen. Die Frage nach der Anzahl der Unterrichtsstunden, die zur Durchführung des Unterrichts zur Ernährungserziehung in Klasse 3 benötigt werden, zeigt ferner, dass ca. drei Viertel der LehrerInnen (n=32) das Thema Ernährung mit einem knapp bemessenen Stundenkontingent behandeln: 18% der LehrerInnen setzen 2-3 Unterrichtsstunden ein, 54% der LehrerInnen 6 Unterrichtsstunden und 27% der LehrerInnen 8-10 Unterrichtsstunden.

Problematisch ist v.a. auch der Tatbestand, dass in der Grundschule der Fachraum Schulküche für Arbeiten der Nahrungszubereitung kaum vorhanden ist, und wenn, dann nicht mit dem Image eines Fachraumes (Heseker et al., 2002). Da die Nahrungszubereitung jedoch einen unverzichtbaren Bestandteil der Ernährungserziehung darstellt, unterrichten insbesondere in der Grundschule die LehrerInnen, welche Nahrungszubereitung durchführen, meist unter hygienischen Unzulänglichkeiten (Heseker, 2002), hinzu kommen organisatorische Schwierigkeiten. In seiner Untersuchung zur Ernährungsbildung in allgemeinbildenden Schulen stößt Heseker überdies auf einen hohen Anteil fachfremden Unterrichts sowie auf eine unzureichende Qualifizierung der LehrerInnen (Heseker, 2002). Der Forderung nach einer effektiven, nachhaltigen Ernährungserziehung, die weniger kognitive und restriktive Maßnahmen einsetzt und stattdessen integratives soziales Lernen ermöglicht (Pudel & Westenhöfer, 1998), kann unter diesen Umständen nur in begrenztem Maße nachgekommen werden. Diedrichsen ist der Ansicht, dass die Lerninhalte der Primarstufe es den Kindern nicht ermöglichen, „Zusammenhänge zwischen den einzelnen ernährungskundlichen Themen herzustellen" (Diedrichsen, 1995, S. 176). Anzuzweifeln ist ferner, ob die „Bedeutung einer vollwertigen Ernährung für die Gesundheit" von den Kindern erkannt wird (Diedrichsen, 1995, S. 176). Es ist davon auszugehen, dass die Effektivität der Ernährungserziehung, so wie sie in der Schule umgesetzt wird, relativ gering ist, „da Schüler das erworbene Wissen aus dem Ernährungslehreunterricht nicht genügend in der Praxis anwenden" (Diedrichsen, 1995, S. 171). Ein praxisbezogener Unterricht zur Vermittlung entsprechender Handlungskompetenzen findet nur begrenzt statt. Verschiedene Studien belegen zwar, dass das Ernährungswissen von Kindern durch schulische Maßnahmen signifikant verbessert werden kann, Veränderungen von Einstellungen und Verhaltensweisen sind durch die Aktivitäten der Schule aber nur

---

[1] Zur Beschreibung der Schulen und der befragten LehrerInnen siehe Kap. 4.4.1.

schwer zu erreichen und allein durch den Unterricht nicht zu bewerkstelligen. Eine praktische Unterweisung in die Nahrungszubereitung wird in größerem Maßstab nur in der Haupt- und Realschule umgesetzt.

Auch im Bereich der Ausbildung der LehrerInnen und in der Lehrerfortbildung treten Mängel hinsichtlich der Ernährungserziehung auf. So erhalten angehende Lehrer an deutschen Hochschulen, auch als Absolventen der Fächer Biologie und Sachkunde, nur wenig Ausbildung im Bereich Ernährungserziehung, und Fortbildungen zu diesem Thema werden kaum besucht (Sozialministerium & Ministerium für Ernährung und Ländlichen Raum, 2002). Sogar in Schulbüchern treten häufig Fehler auf. Fachkenntnisse im Ernährungsbereich, insbesondere in der Nahrungszubereitung und im Umgang mit Lebensmitteln, sind häufig nicht in ausreichendem Maße vorhanden. Die Kenntnisse der Nahrungszubereitung sind umso niedriger, je höher der Bildungsstand ist.

Wie es mit der Durchführung weiterer pädagogischer Maßnahmen im Bereich Ernährungserziehung aussieht, sollen die folgenden Ausführungen verdeutlichen, die aufgrund der Angaben der an dieser Studie beteiligten LehrerInnen gewonnen wurden.

Die Hälfte der LehrerInnen hat in Klasse 3 die Eltern noch nie einbezogen, wenn es um das Thema Ernährung ging. Als Grund dafür wurde u.a. genannt, dass dies aus Zeitgründen nicht realisierbar sei. Die andere Hälfte der LehrerInnen hat Eltern schon einmal einbezogen, zumeist beim Elternabend und beim gemeinsamen Pausenfrühstück.

So wurden 81% der Eltern über die Durchführung des gemeinsamen Pausenfrühstücks informiert bzw. näher angesprochen, 16% der Eltern wurden miteinbezogen und nur 3% der Eltern wurden weder informiert noch einbezogen. Die Bedeutung der Elternarbeit im Bezug auf eine effektive Umsetzung der Ernährungserziehung wird von LehrerInnen hoch eingeschätzt: So spielt Elternarbeit für 50% eine große Rolle, für 43% der LehrerInnen sogar eine sehr große Rolle. Nur 7% messen ihr eine eher geringe Rolle bei. Angesichts dieses Meinungsbildes muss festgestellt werden, dass die Durchführung der Elternarbeit nicht der ihr beigemessenen Bedeutung entspricht.

Die Durchführung des gemeinsamen Pausenfrühstücks, bei dem die SchülerInnen gemeinsam mit dem Lehrer/der Lehrerin ihre von zu Hause mitgebrachten Pausenvesper verzehren, hat in letzter Zeit deutlich zugenommen. Während 1995/96 in 51% der Schulen regelmäßig gemeinsam gefrühstückt wurde, war dies 1998/99 schon in 60,7% der Schulen der Fall (Sozialministerium & Ministerium für Ernährung und Ländlichen Raum, 2002, S. 70). Von den gemeinsam frühstückenden Klassen tun dies nach eigenen Untersuchungen 42% regelmäßig (mehrmals pro Woche) und über die Hälfte (58%) eher unregelmäßig. Bei 83% der Klassen wird dabei auf „gesunde Ernährung" Wert gelegt. 12% der Klassen kennen das gemeinsame Pausenfrühstück zu Beginn der Klasse 3 aber noch nicht. Während in den Klassen 1 bis 3 die Durchführung des gemeinsamen Pausenfrühstücks bei knapp 70% liegt, geht der Anteil gemeinsam frühstückender Klassen in Klasse 4 drastisch auf 22% zurück. Der Aufwand pro Frühstück beträgt bei den meisten Klassen nur 10 Minuten (63%), ein Viertel der Klassen frühstückt 15 bis 25 Minuten (26%), und ein kleiner Anteil (11%) dehnt die gemeinsame Mahlzeit auf 30 bis 60 Minuten aus, wobei es sich hier um Klassen handelt, die nur unregelmäßig zusammen frühstücken.

63

Wie das Pausenfrühstück für SchülerInnen teilweise abläuft, die nicht gemeinsam im Klassenraum ihr mitgebrachtes Vesper verzehren, zeigt folgende Beschreibung des Pausenverkaufs an Schulen: Viele Kinder stehen sehr lange an, bevor sie an die Reihe kommen. „Häufig ist dann schon die halbe Pause vorbei. Der Verkauf geht bis zum Ende der Pause. Zu diesem Zeitpunkt haben einige Kinder gerade ihr Brötchen oder ihren Kakao gekauft, und müssen dies in aller Eile essen oder trinken. Viele Kinder vergeuden so ihre kurze Pausenzeit durch Warten, anstatt sich zu bewegen oder in Ruhe zu essen" (Herrmann & Ehrentreich, 1995, B4). Auch das Verpflegungsangebot selbst muss kritisiert werden. Zu häufig gibt es an Schulen nicht Schulmilch, belegte Vollkornbrötchen und Obst oder Gemüse, sondern süße Getränke, Brezeln und verschiedene Süßwaren. Verbreitet kaufen SchülerInnen trockene Brezeln und Brötchen ohne Belag sowie zuckerhaltige Getränke. Dabei wirken in knapp 60% Schulleitung und Elternbeirat auf das Verkaufsangebot ein (Studie zur Ernährung und Gesundheit an Nürnberger Hauptschulen, Sozialministerium & Ministerium für Ernährung und Ländlichen Raum, 2002). In 40% der Fälle helfen LehrerInnen, SchülerInnen oder Eltern bei der Pausenverpflegung mit. „Aus ernährungsphysiologischer Hinsicht ist die sich abzeichnende Entwicklung als bedenklich anzusehen, zumal Kinder und Jugendliche einen nicht unwesentlichen Teil des Tages in schulischen Gemeinschaftseinrichtungen verbringen." (Sozialministerium & Ministerium für Ernährung und Ländlichen Raum, 2002, S. 74)

Fragt man Eltern nach ihrer Einstellung zum gemeinsamen Pausenfrühstück, so geben 86% der Eltern an, dass sie es sehr gut fänden, wenn diese Art Frühstück täglich in der Schule durchgeführt werden würde. 14% der Eltern melden gewisse Bedenken an: Es wird befürchtet, dass die Bewegung an der frischen Luft in der Pause dadurch zu kurz kommt, dass das Pausenfrühstück insgesamt zu viel Zeit in Anspruch nimmt und dass die Organisation problematisch sein könnte. Häufig wurde der Vorschlag gemacht, nicht täglich, aber doch in regelmäßigen Abständen gemeinsam zu frühstücken. Einige Eltern hatten Bedenken geäußert, dass dadurch ihr Einfluss auf das Ernährungsverhalten ihres Kindes geringer wird.

2.5 Aktuelle Forschungsergebnisse

2.5.1 Untersuchungen im Bereich Ernährungsverhalten

Wie die Definition des Begriffes Ernährungsverhalten (siehe *Begriffsbestimmung von Ernährungsverhalten*, Kap. 2.2.1) bereits zeigt, handelt es sich hierbei um einen weit gefassten Bereich. Entsprechend zahlreich und vielfältig sind die dazu vorliegenden Forschungsergebnisse. Einen allgemeinen Überblick über den Stand und die Entwicklung der Ernährungsverhaltensforschung erlaubt die Zusammenstellung der Aktivitäten im Forschungsbereich Ernährungsverhalten von 1999, erhoben vom Institut für Ernährungsökonomie und –soziologie (Ernährungsverhaltensforschung in Deutschland, Claupein et al., erhältlich im Internet unter www.ernaehrungsverhaltensforschung.de). Die Erhebung fasst 624 Aktivitäten von insgesamt 273 Institutionen zusammen. Die Mehrzahl der Forschungsarbeiten bezieht sich auf soziokulturelle und psychische Fragestellungen.

Die Vielfalt der Aktivitäten zur Beschreibung des Ernährungsverhaltens erfordert die Einordnung der einzelnen Untersuchungen in verschiedene Forschungsbereiche. Insgesamt handelt es sich um vier Hauptbereiche, die bereits 1977 von der Bundesforschungsanstalt für Ernährung formuliert wurden: Ökonomie, sozialkulturelle und psychologische Determinanten, medizinische und physiologische Determinanten und Verbraucherarbeit (Claupein et al., 2000).

Relevant im Hinblick auf die Frage nach der Effektivität gesundheitsfördernder Maßnahmen der Ernährungserziehung der Grundschule sind in erster Linie die Untersuchungen, die das Ernährungsverhalten von Kindern und Jugendlichen erforschen. Auch hier lassen sich verschiedene Bereiche ausmachen:

- Evaluationsstudien, die sich meist auf außerschulische Interventionsprogramme beziehen und weniger auf die Überprüfung gesundheitsfördernder Maßnahmen in der Schule
- Ernährungsformen, z.B. speziell zur Pausenverpflegung von SchülerInnen
- Verzehrsmengen unter dem Aspekt der Versorgung der Kinder mit Nährstoffen
- Soziokulturelle und psychische Determinanten des Ernährungsverhaltens
- Psychische Einflussfaktoren von Essstörungen
- Einstellungsforschung im Bezug auf gesundheitsbewusste Lebensführung
- Gesunderhaltung und Ernährungskrankheiten

Zur Erfassung des Ernährungsverhaltens für das Säuglings- bis Jugendalter liegen nach Diehl (Diehl, 1986) folgende Untersuchungsbereiche vor:

- Einfluss der Ernährung auf die physische und psychische Entwicklung
- Determinanten von abweichendem, gestörtem Ernährungsverhalten und Therapiemöglichkeiten
- Determinanten bei der Entwicklung des Ernährungsverhaltens
- Determinanten von Ernährungsmarotten für das Jugend- und Erwachsenenalter

Determinanten von „normalem", nicht abweichendem Ernährungsverhalten liegen dagegen nur für das Erwachsenenalter vor.

2.5.2 Evaluation von Interventionsprogrammen

Bei den Evaluationen von Interventionsprogrammen ist zu unterscheiden zwischen Evaluationen schulischer sowie außerschulischer Programme. Insgesamt sind Evaluationen von Ernährungserziehungsmaßnahmen wenig anzutreffen, und insbesondere die Überprüfung aktueller schulischer Maßnahmen, welche den Regelunterricht der Grundschulen im Hinblick auf dessen Wirksamkeit auf das Ernährungsverhalten im Blick haben, konnten für den deutschsprachigen Raum noch nicht umfassend dargestellt werden.

Einzelne Evaluationen zur schulischen Ernährungserziehung liegen vor zur Effektivität des Unterrichts sowie zu einzelnen Projekten im Hinblick auf Ernährungsverhaltensänderungen (z. B. von Herrmann & Ehrentreich, 1995, Kress & Manz, 1999, van Betteray, 2000) oder zur Bewertung von Medien zur Ernährungserziehung (z.B. von Zentgraf,

1987 oder Heseker, 2002). In Tabelle 2.5.2.1 werden einige Untersuchungen zusammengestellt sowie deren Ergebnisse beschrieben, um der Frage näher zu kommen, wie effektiv pädagogische Maßnahmen der Ernährungserziehung in der Schule wirken.

Tabelle 2.5.2.1:   Untersuchungen zur Effektivität von Interventionen im Bereich Ernährungserziehung

Jahr	Autor	Gegenstand der Forschung und Fragestellung	Methodik	Ergebnisse
1987/ 1990	Aust & Zentgraf, Bonn	Langzeit-Evaluation des gemeinsamen Pausenfrühstücks (Klassenfrühstück), Frage nach Akzeptanz der Maßnahme sowie der begleitenden Medien bei Eltern, Kindern u. LeherInnen	Befragung der Eltern, Kinder und LehrerInnen	Verbesserung von Wissen der Kinder und Ernährungsverhalten, hohe Akzeptanz der Eltern (92%), 10% der LehrerInnen führen Maßnahme weiter
1995	Herrmann & Ehrentreich, Esslingen	Evaluation der Aktion „Gesundes Pausenvesper", durchgeführt v. Fachfrauen für Kinderernährung, Frage nach Wirkungen der Maßnahme auf EV u. Einstellung der Kinder u. auf Einstellung v. LehrerInnen u. Eltern	Befragung der Eltern und LehrerInnen	73% stellen zumeist kurzfristige Veränderungen in der Einstellung bei Kindern fest, Änderungen im EV d. Kinder, 36 % der LehrerInnen führen Maßnahme weiter
1997	Jaensch, Poggensee, Westenhöfer & Hamm, Hamburg	Empirische Untersuchungen der Effektivität von Ernährungserziehung in der Kindertagesstätte, Frage nach Wirkungen der Maßnahme auf EV der Kinder	Beobachtung der Lebensmittelauswahl d. Kinder am Testbüfett	Kein Zusammenhang zwischen der Erziehungseinheit und den beobachteten Verhaltensänderungen
1999	Kress & Manz, Dresden	Programm „Ernährungserziehung bei Kindern", durchgeführt v. Fachfrauen für Kinderernährung, Frage nach Wirkungen der Maßnahme auf Wissen u. Einstellung der Kinder	Befragung der Eltern (Elternbericht über EV der Kinder)	Langfristige Verbesserungen des Wissens u. der Einstellung zur „gesunden" Ernährung, kurzfristige Veränderungen im EV bei 50% d. Kinder, länger wirkender positiver Einfluss auf EV bei ca. 1/4 der Kinder
2002	Merker et al., Dresden	Programm „Ernährungserziehung bei Kindern", durchgeführt v. Fachfrauen für Kinderernährung, Frage nach Wirkungen der Maßnahme auf Wissen u. Einstellung der Kinder	Befragung d. Kinder mittels Fotospeisekarte	Langfristig stabile Wirkung auf Wissen u. Einstellung zur Ernährung, kleine u. eher kurzfristige Wirkung auf EV d. Kinder

Anmerkung: EV= Ernährungsverhalten

Wie die Beschreibung der Untersuchungen zeigt, handelt es sich nicht um Evaluationen des Regelunterrichtes in der Grundschule, sondern um Evaluationen besonderer Ernährungserziehungsprogramme, welche in der Schule durchgeführt wurden. Die bisherigen Ergebnisse der Evaluationsforschung im Bereich Ernährung von Kindern machen deutlich, dass Veränderungen im Ernährungswissen am stärksten ausgeprägt sind und auch nachhaltige Wirkung zeigen können. Eine Änderung der Einstellungen ist schon schwieriger und insbesondere das Ernährungsverhalten ist durch Interventionsprogramme kaum umzustellen, allenfalls einzelne Verhaltensweisen werden kurzfristig aufgegeben (Sozialministerium & Ministerium für Ernährung und Ländlichen Raum, 2002). Eine langfristige positive Verhaltensänderung bei den Kindern ist nur dort festzustellen, wo die Kinder nicht direkt befragt wurden bzw. wo weniger objektive Messinstrumente eingesetzt wurden.

Zur schulischen Elternarbeit und deren Auswirkungen auf das Ernährungsverhalten bzw. auf die Einstellung der Kinder zur Ernährung liegen kaum Ergebnisse vor und das, obwohl die Bewertung der Elternarbeit hinsichtlich ihrer Effektivität überaus hoch ist (siehe *Ernährungserziehung in der Grundschule*, Kap. 2.4.4). Einen breiteren Rahmen erhielt die Elternarbeit in der Untersuchung von Herrmann & Ehrentreich (siehe Tabelle 2.5.2.1).

Die dort betriebene Elterninformation erfolgte über einen Elternabend zum Thema Ernährung, bei dem 20% der Eltern anwesend waren. Die Aktion wurde als überwiegend positiv und sehr informativ empfunden. Mit 20% war die Teilnahme der Eltern jedoch sehr gering, die eigentliche Zielgruppe ist kaum erreicht worden. Daher wurden noch andere Möglichkeiten der Elternarbeit angeboten: Einladung der Eltern zum Unterricht, Informationen zum Thema Ernährung bei einem regulären Elternabend, Informationsveranstaltungen am Samstag, Bastelvormittag mit Bezug zur Ernährung. Empfohlen wird die gemeinsame Beteiligung von Eltern und Kindern an bestimmten Angeboten. Ferner zeigte sich, dass sowohl bei Eltern als auch bei LehrerInnen Informationsdefizite bestehen. Beide Gruppen sind sich ihres Einflusses auf die Ernährung der Kinder nicht bewusst (Herrmann & Ehrentreich, 1995).

Zu der Erkenntnis, dass die Eltern in die Ernährungserziehung von Bildungsinstitutionen einzubeziehen sind, um Verhaltensänderungen bei den Kindern zu erreichen, kommt ebenfalls die Untersuchung von Jaensch, Poggensee, Westenhöfer & Hamm (siehe Tabelle 2.5.2.1). Die Autoren kritisieren ferner, dass die Effektivität von Programmen zur Ernährungserziehung häufig an der Wissensvermittlung orientiert ist und die Evaluation mittels Befragung der ErzieherInnen erfolgt und seltener durch die Befragung der Kinder. Nahezu vollständig fehlen Untersuchungen, die Verhaltensänderungen mit objektiven Methoden wie der Beobachtung beim Testbüfett erfassen (Jaensch et al., 1997).

In außerschulischen Interventionsprogrammen (insbesondere zur Gewichtsreduktion), spielt die Elternarbeit teilweise eine bedeutende Rolle. Das Freiburger Interventionsprogramm FITOC beispielsweise nutzt die Zusammenarbeit verschiedener Institutionen bzw. Fachleute (Ärzte, Erziehungsberatungsstellen, Ernährungsfachleute, Pädagogen, Psychologen, Fachkliniken, Vereine und Sportzentren) für die Ernährungsberatung der Eltern (Sozialministerium & Ministerium für Ernährung und Ländlichen Raum, 2002). Evaluationen solcher Programme beziehen sich jedoch auf das gesamte Programm, so dass auch in diesen Fällen keine Aussage über die Wirksamkeit der Elternarbeit allein getroffen werden kann.

2.5.3 Stand der Forschung/Forschungsbedarf

Ein erheblicher Forschungsbedarf zeigt sich sowohl bezogen auf die Erforschung des Ernährungsverhaltens der Kinder und Jugendlichen allgemein als auch, wie zuvor festgestellt, auf die Evaluationsforschung bzw. die Überprüfung von Interventionsprogrammen. Dieser Bedarf wird seit mehreren Jahren geäußert. Auf viele pädagogische Fragen zum Ernährungsverhalten gibt es keine zufrieden stellenden Antworten (Diedrichsen, 1995). Bis heute ist weltweit nicht bekannt, wie es gelingen kann, Kenntnisse über Präventionsernährung in der Ernährungspraxis möglichst breiter Kreise der Bevölkerung umzusetzen (Ministerium Ländlicher Raum Baden-Württemberg, 1996). Erprobte Konzepte für eine nachhaltige Ernährungserziehung in der Schule stehen kaum zur Verfügung (Pudel & Westenhöfer, 1998). Am häufigsten untersucht wurde bei Kindern und Jugendlichen das Ernährungsverhalten beim Frühstück und Pausenfrühstück. Trotzdem ist über die Frühstücksgewohnheiten und v.a. über ihre Determinanten noch relativ wenig bekannt (Diehl, 1986). Das Ernährungsverhalten von Kindern ist allgemein nicht im erforderlichen Umfang erforscht. Auch für Baden-Württemberg wird eine Auswertung der Datenbasis für das Land angeregt. Die Datengrundlage des Kinderernährungsberichts (Sozialministerium & Ministerium für Ernährung und Ländlichen Raum, 2002) für Baden-Württemberg bezieht sich nicht nur auf Erhebungen aus dem Bundesland, sondern auf Deutschland und das benachbarte Ausland.

Nicht ausreichend erforscht sind psychosoziale Determinanten der Nahrungswahl bei Kindern, so dass zuverlässige Aussagen über die Einflüsse sozial-psychologischer Faktoren auf das Ernährungsverhalten nicht möglich sind (Diedrichsen, 1995). Zusammenhänge zwischen Ernährungseinstellungen und -verhalten sind ebenfalls unzureichend bekannt.

In der Ernährungsverhaltensforschung sind Evaluationen, als die entsprechend ihrer Bedeutung für die Erreichung von Ernährungszielen einer Gesellschaft notwendigen Bereiche, unterrepräsentiert. Insbesondere Aspekte der Prävention und Determinanten des „normalen" Ernährungsverhaltens stagnieren (Claupein et al., 2001), bzw. liegen bisher nur für das Erwachsenenalter vor (Diehl, 1986). Gerade diese beiden Bereiche wären jedoch notwendig zur Klärung der Frage, wie eine effektive Ernährungserziehung realisiert werden kann bzw. ob es überhaupt möglich ist, eine solche im Regelunterricht der Grundschule zu leisten. Eine diesbezügliche Evaluationsstudie sollte das Ernährungsverhalten, vor und nach der jeweiligen Intervention, mit objektiven Messmethoden erheben.

Für die Evaluation schulischer Ernährungserziehung muss breiter Forschungsbedarf festgestellt werden. Wie bereits angemerkt, fehlen Bewertungsmaßstäbe für die im Regelunterricht der Grundschule eingesetzten gesundheitsfördernden Maßnahmen, und insbesondere über die Wirkung der Elternarbeit können bislang keine gesicherten Aussagen gemacht werden. Wie an verschiedenen Stellen deutlich wurde, kommt gerade der Elternarbeit im Rahmen der pädagogischen Maßnahmen eine besondere Bedeutung zu. Gleichzeitig liegt hier das größte Forschungsdefizit. Aus diesem Grunde richtet sich die Fragestellung dieser Untersuchung schwerpunktmäßig auf die Effektivität der Elternarbeit. Grundlage hierfür sind die Beziehungen zwischen Eltern und Kindern im Bereich der Ernährungseinstellung und des Ernährungsverhaltens. Zu wenig ist bisher bekannt über die Möglichkeiten, den Einfluss der Eltern auf ihre Kinder positiv zu beeinflussen. Während einzelne gesundheitsfördernde Maßnahmen wie Unterricht in Ernährungserziehung und das gemeinsame Pausenfrühstück in Ansätzen erforscht wurden, ist über das Zusammenwirken und die Kombination der einzelnen Maßnahmen bzw. deren Wirkung auf die Kinder im Vergleich so gut wie nichts bekannt. Daher wird in der folgenden Untersuchung der Unterricht, die Elternarbeit und das gemeinsame Pausenfrühstück als Intervention durchgeführt, um Aussagen über die Wirkung aller Maßnahmen gemeinsam und im Einzelnen zu erhalten.

3 Zielsetzung, Fragestellung und Hypothesen

3.1 Formulierung der Programmtheorie zur vorliegenden Untersuchung

Im Folgenden sollen die für die Evaluation gesundheitsfördernder Maßnahmen bezüglich des Ernährungsverhaltens von Grundschulkindern maßgeblichen Überlegungen aus den vorangegangenen Kapiteln zusammengefasst und zu einer Theorie konzipiert werden. Unter einer Theorie im Sinne der theoriegeleiteten Programmevaluation ist „eine Menge von Annahmen, Prinzipien und Aussagen" zu verstehen, „mit denen sich spezifische soziale Handlungsweisen (Aktivitäten, Einstellungen) und deren Veränderungen erklären lassen" (Christiansen, 2000, S. 33).

Im Mittelpunkt dieser Theorie steht das Ernährungsverhalten der Kinder und die Möglichkeiten der Veränderung desselben durch gesundheitsfördernde pädagogische Maßnahmen. Die Formulierung einer solchen Theorie soll über die relativ allgemein und abstrakt gehaltene Annahme, „daß Informationsvermittlung und Einstellungswandel wiederum zu Verhaltensänderung führen" (Christiansen, 2000, S. 33), hinausgehen.

Problematisch an der Festlegung einer solchen Theorie ist die Tatsache, dass keine vorhandene Theorie sich unmittelbar auf die dem Untersuchungsgegenstand zugrunde liegenden Rahmenbedingungen eines „Gesundheitsförderungsprogramms zur Veränderung in Richtung angemessenes Ernährungsverhalten im Grundschulbereich" anwenden lässt. Insbesondere eine Theoriebildung, spezifisch ausgerichtet auf das Ernährungsverhalten und sein Zustandekommen bzw. seine Veränderungsmöglichkeit im Kindesalter, ist aufgrund der wenigen, wissenschaftlich gesicherten Ergebnisse schwierig zu formulieren. Erschwerend kommt hinzu, dass das Ernährungsverhalten von einer Vielzahl von determinierenden Faktoren abhängig ist, die nur zum Bruchteil innerhalb dieser Untersuchung kontrolliert werden können.

Da es sich um eine Evaluationsstudie zur Effektivität gesundheitsfördernder pädagogischer Maßnahmen der Grundschule in Baden-Württemberg handelt, stellt sich zuerst die Frage, welche Maßnahmen innerhalb der Ernährungserziehung in dieser Schulart durchgeführt werden. Da ist zum einen der laut Lehrplan vorgeschriebene Unterricht, der in erster Linie der Wissensvermittlung dient. Darüber hinaus entstehen Gelegenheiten zu gemeinsamen Mahlzeiten bis hin zur täglichen Durchführung eines gemeinsamen Pausenfrühstücks. Dabei spielen die Vorbildfunktion des Lehrers/der Lehrerin sowie das Verhalten der MitschülerInnen als Modell eine besondere Rolle. Der Lehrer/die Lehrerin gibt im Rahmen dieser Maßnahmen also nicht nur Wissen weiter, sondern auch Einstellungen und wirkt mit ihrem/seinem eigenen Ernährungsverhalten auf die SchülerInnen ein.

Neben dem Einfluss, welcher von der Schule aus auf die Kinder wirkt, ist der Einfluss der Familie bzw. der Eltern und besonders der der Mütter von zentraler Bedeutung für die Entwicklung des Ernährungsverhaltens der Kinder. Im Rahmen der Primärsozialisation wirkt dieser Einfluss schon auf den Säugling ein und formt mit dem Heranwachsen des Kindes sowohl dessen Ernährungswissen als auch dessen Ernährungseinstellung und damit das Ernährungsverhalten. Die Ernährungserziehung innerhalb der Familie erfolgt in erster Linie funktional über die Einnahme gemeinsamer Mahlzeiten, wobei die Eltern Vorbildfunktion haben. Sie erfolgt des Weiteren über die Vermittlung von Kenntnissen, Fähig- und Fertigkeiten im Bereich Ernährung, indem das Kind beispielsweise in die Handlungen des Einkaufs und der Nahrungszubereitung eingebunden wird. Damit sich nun aber eine nachhaltige Wirkung in Richtung angemessenes Ernährungsverhalten des Kindes entfalten kann, müssen beide Institutionen, Schule und Familie bzw. Eltern, das gleiche Ziel verfolgen. Das erfordert eine intensive Kooperation zwischen Eltern und LehrerInnen und den Austausch von Informationen. Geklärt werden muss, was unter „angemessenem Ernährungsverhalten" im Einzelnen zu verstehen ist. Hilfreich ist das Erstellen gemeinsamer Erziehungsziele. Eine Übersicht über das Zusammenwirken von schulischem und elterlichem Einfluss zeigt die Abbildung 3.1.1.

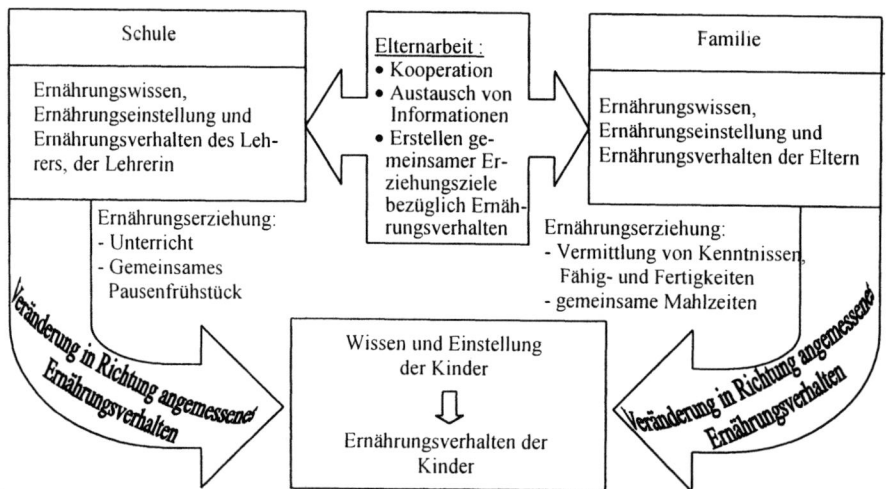

Abbildung 3.1.1:   Wirkung schulischer und familiärer Ernährungserziehung auf das Ernährungsverhalten der Kinder

Wie effektiv die schulischen Maßnahmen „Elternarbeit" und „Gemeinsames Pausenfrühstück" auf die Einstellung und das Ernährungsverhalten der Kinder wirken, soll der nun folgende empirische Teil klären.

3.2   Zielsetzung und Fragestellung

Oberstes Ziel der Untersuchung ist es, einen Beitrag zu leisten zur Erhöhung der Effektivität gesundheitsfördernder Maßnahmen der Schule im Hinblick auf eine positive (im Sinne von gesundheitsfördernd), langfristige Veränderung von Wissen, Einstellungen und Verhalten im Bereich Ernährung. Hintergrund ist, dem im Bildungsplan geforderten Ziel gerecht zu werden, das den Erhalt der Gesundheit der Kinder fordert (Ministerium für Kultus und Sport Baden-Württemberg, 1994). Diese Zielsetzung hat gesellschaftliche Relevanz aufgrund der enormen Kosten, die im Gesundheitswesen durch verschiedene Fehlernährungsformen anfallen.

Der bisher praktizierten Form der Ernährungserziehung, v.a. dem Unterricht in Ernährungserziehung, der meist stark auf eine kognitive Vermittlung von Bildungsinhalten ausgerichtet ist, fehlt es an Effektivität hinsichtlich Verhaltensänderungen. Aufgrund bisheriger Forschungsergebnisse (siehe *Aktuelle Forschungsergebnisse,* Kap. 2.5) ist bekannt, dass Veränderungen im Ernährungsverhalten durch pädagogische Maßnahmen nur sehr schwer zu erzielen sind. Wo sie erreicht werden, sind sie meist nur von kurzer Dauer. Als erfolgreich im Sinne der Gesundheitsförderung kann die Ernährungserziehung aber nur dann bewertet werden, wenn das Ernährungsverhalten tatsächlich in Richtung angemessenes Ernährungsverhalten korrigiert wird.

Im Mittelpunkt des Interesses der vorliegenden Untersuchung steht daher die Frage nach der Effektivität von pädagogischen Maßnahmen der Grundschule bezüglich einer Veränderung des Ernährungsverhaltens.

Kann die Schule, unter Anwendung gesundheitsfördernder Maßnahmen, eine erwünschte, langfristige Verhaltensänderung bei Kindern hervorrufen ?

Zu gesundheitsfördernden Maßnahmen, welche die Wirkung des Unterrichts in erwünschter Weise ergänzen, gelten die Elternarbeit und die regelmäßige Durchführung des gemeinsamen Pausenfrühstücks. Der Einfluss, den diese Maßnahmen über den Unterricht hinaus auf die Kinder bzw. deren Einstellung zur Ernährung und deren Ernährungsverhalten ausüben, soll in dieser Untersuchung ermittelt werden.

Die Bedeutung der Elternarbeit wird besonders genau betrachtet, u.a., weil diese von den LehrerInnen der Grundschule hoch eingeschätzt wird (siehe *Ernährungserziehung in der Grundschule,* Kap. 2.4.4). Auch in verschiedenen außerschulischen Interventionsprogrammen, insbesondere für übergewichtige Kinder, wird der Elternarbeit große Aufmerksamkeit geschenkt[1]. Wissenschaftlich fundierte Ergebnisse über die Wirkung der Elternarbeit in der Grundschule im Bereich Ernährung liegen jedoch nicht vor.

Im Hinblick auf die Elternarbeit besteht die Zielsetzung nicht nur darin, die Wirkung der Intervention zu betrachten, sondern auch Bedingungen bezüglich der „internen Vorgänge des eigentlichen Interventionsprozesses" (Christiansen, 2000, S. 32) zu erhalten. Daher ist nicht nur die Ernährungseinstellung und das Ernährungsverhalten der Kinder von Interesse, sondern auch das der Eltern selbst sowie die Zusammenhänge von Ernährungseinstellungen und Ernährungsverhalten zwischen Eltern und Kindern. Dieses Inte-

---

[1] Zu diesen Interventionsprogrammen gehören z.B. „BIG GIRLS", „PowerKids" oder „FITOC" (siehe Sozialministerium Baden-Württemberg und Ministerium für Ernährung und Ländlichen Raum, 2002).

resse ergibt sich aus der Annahme, dass sich über die Elternarbeit erwünschte Veränderungen bei den Kindern insbesondere dann einstellen, wenn sich auch bei den Eltern eine Veränderung zeigt. Diese kann auf den Ebenen der Einstellungen oder des Verhaltens eintreten. Ebenso sind im Bereich der pädagogischen Maßnahmen der Ernährungserziehung, die von Eltern gegenüber ihren Kindern angewendet werden, Veränderungen zu erwarten.

Die Wirksamkeit der beschriebenen schulischen Maßnahmen soll anhand folgender Fragestellungen überprüft werden:

- Wird mittels der Ergänzung des Unterrichts gemäß Lehrplan durch Elternarbeit und bzw. oder gemeinsamem Pausenfrühstück eine langfristige Veränderung in Richtung angemessenes Ernährungsverhalten und in der Einstellung der Kinder zur Ernährung erreicht?
- Können durch Elternarbeit die Einstellung der Eltern zur Ernährung, das Ernährungsverhalten der Eltern und die Ernährungserziehung der Eltern in erwünschter Weise verändert werden?
- Lassen sich die durch verschiedene Untersuchungen gezeigten Ergebnisse (siehe *Einfluss der Familie,* Kap. 2.2.2.3) über die Zusammenhänge des Ernährungsverhaltens zwischen Eltern und Kindern auch für diese Stichprobe bestätigen?
- Wenn ja, welche Zusammenhänge sind besonders ausgeprägt? Wo treten keine Zusammenhänge auf?
- Lassen sich die Zusammenhänge durch die Intervention „Elternarbeit" verändern?
- Tritt die Veränderung der Zusammenhänge durch die Intervention „Elternarbeit" unabhängig vom Erziehungsstil der Eltern ein?

Bewusst wird nach der Effektivität gesundheitsfördernder Maßnahmen im Grundschulalter gefragt, da in dieser Altersstufe noch eher die Möglichkeit besteht, Einfluss auf Verhalten und Einstellung der Kinder auszuüben. Insbesondere wurde Wert darauf gelegt, dass die untersuchten Maßnahmen tatsächlich im Regelunterricht der Grundschule umsetzbar sind. Die Frage nach der Umsetzbarkeit und Anwendbarkeit der selbst konzipierten Interventionen stellt somit einen weiteren bedeutenden Untersuchungsgegenstand dar.

Die Grundlage dieser Evaluationsstudie bilden in erster Linie Theorien und Ergebnisse zum Ernährungsverhalten an sich und insbesondere zu den Möglichkeiten einer Veränderung desselben (siehe *Ernährungsverhalten,* Kap. 2.2). Für die Festlegung der Interventionsmaßnahmen und für die Auswahl der in der Evaluationsstudie zu untersuchenden Forschungsfragen diente die in Kapitel 3.1 beschriebene Programmtheorie.

3.3   Hypothesen

Zur Überprüfung der mit dieser Untersuchung verbundenen Fragestellungen wurden verschiedene Variablen erhoben:

Die *unabhängigen Variablen* beziehen sich z.B. auf das Geschlecht, das Alter und auf die Nationalität der Kinder sowie auf die Anzahl ihrer Geschwister. Weitere unabhängige Variablen wurden bei den Eltern und LehrerInnen erhoben (siehe „Elternfragebogen" und „Fragebogen für LehrerInnen", Anhang A4 – A11). Diese dienen u.a. der Evaluation des Unterrichts zur Ernährungserziehung, der Elternarbeit zum Thema Ernährung und der Durchführung des gemeinsamen Pausenfrühstücks im Hinblick auf Durchführbarkeit und Effektivität.

Die *abhängigen Variablen* erheben die Einstellung zur Ernährung und das Ernährungsverhalten bei Kindern und Eltern sowie die Ernährungserziehung der Eltern[1].

Im Folgenden werden die Hypothesen formuliert, die zur Falsifizierung bzw. Verifizierung der beschriebenen Fragestellungen heranzuziehen sind.

Hypothese 1 bezieht sich auf *Veränderungen bei den Kindern* durch die Interventionen „Elternarbeit" und „Gemeinsames Pausenfrühstück".

Hypothese 3 stellt Annahmen auf bezüglich der *Veränderungen bei den Eltern* durch die Intervention „Elternarbeit". Eine Verbindung dieser beiden Hypothesen ergibt sich durch *Hypothese 2*, welche die *Korrelationen zwischen Eltern und Kindern* im Blickpunkt hat. Wenn alle drei Hypothesen bestätigt werden, so kann angenommen werden, dass die Veränderungen bei den Kindern sowohl direkt über die beiden Interventionen als auch indirekt durch die Veränderung bei den Eltern über die Elternarbeit und über die Zusammenhänge zwischen Eltern und Kindern hervorgerufen wurden. Wenn bei den Eltern Veränderungen auftreten und zugleich Zusammenhänge zwischen Eltern und Kindern nachgewiesen werden können, dann ist daraus zu schließen, dass Veränderungen bei den Kindern auch aufgrund der Elternarbeit eingetreten sind. Als weitere Ursache für eine Veränderung des Ernährungsverhaltens bei den Kindern kann eine Umstellung der Ernährungserziehung von Seiten der Eltern möglich sein, die ebenfalls durch die Elternarbeit intendiert wurde.

Hypothese 1

Hypothese 1 a *(Gerichtete Veränderungshypothese)*

Wenn der Unterricht zur Ernährungserziehung durch die gesundheitsfördernde Maßnahme „*Elternarbeit*" ergänzt wird, stellen sich bei den *Kindern* bedeutsame positive[2], langfristige Veränderungen ein in den Bereichen Ernährungseinstellung und Ernährungsverhalten.

Hypothese 1 b *(Gerichtete Veränderungshypothese)*

Wenn der Unterricht zur Ernährungserziehung durch die gesundheitsfördernde Maßnahme „*Gemeinsames Pausenfrühstück*" ergänzt wird, stellen sich bei den *Kindern* bedeutsame positive Veränderungen ein in den Bereichen Ernährungseinstellung und Ernährungsverhalten.

---

[1] Bei der Vielzahl der stimulierenden Faktoren und der Komplexität des menschlichen Verhaltens ist verständlich, dass bei der Analyse des Ernährungsverhaltens nur ein bestimmter, ausgewählter Anteil an Variablen berücksichtigt werden konnte. Bei der Überprüfung des Ernährungsverhaltens und der Einstellung zur Ernährung handelt es sich jeweils nur um einen Ausschnitt aus diesen Bereichen.

[2] Unter dem Begriff „positiv" für die Hypothesen 1a-c und 3a-c ist jeweils eine Veränderung in die erwünschte Richtung, d.h. in Richtung angemessenes Verhalten und gesundheitsfördernde Einstellung, zu verstehen. Der Begriff „positiv" in den Hypothesen 2a-c bezieht sich dagegen auf die Richtung des Zusammenhangs der Korrelation.

Hypothese 1 c *(Gerichtete Veränderungshypothese)*
Wenn der Unterricht zur Ernährungserziehung durch die Kombination der beiden gesundheitsfördernden Maßnahmen *„Elternarbeit" und „Gemeinsames Pausenfrühstück"* ergänzt wird, stellen sich bei den *Kindern* bedeutsame positive Veränderungen ein in den Bereichen Ernährungseinstellung und Ernährungsverhalten.

Hypothese 2

Hypothese 2a *(Gerichtete Zusammenhangshypothese)*
Zwischen der *Einstellung der Eltern* zur Ernährung und der *Einstellung der Kinder* zur Ernährung besteht ein positiver Zusammenhang.

Hypothese 2b *(Gerichtete Zusammenhangshypothese)*
Zwischen dem *Ernährungsverhalten der Eltern* und dem *Ernährungsverhalten der Kinder* besteht ein positiver Zusammenhang.

Hypothese 2c *(Gerichtete Zusammenhangshypothese)*
Zwischen der *Einstellung der Eltern* zur gesunden Ernährung und dem *Ernährungsverhalten der Kinder* besteht ein positiver Zusammenhang.

Hypothese 2d *(Veränderungshypothese)*
Die unter Hypothese 2a-c beschriebenen Zusammenhänge sind durch das Interventionsprogramm „Elternarbeit" zu *verändern.*

Hypothese 2e *(Veränderungshypothese)*
Eine Veränderung der unter Hypothese 2a-c beschriebenen Zusammenhänge tritt *unabhängig vom Erziehungsstil der Eltern* ein.

Hypothese 3 *(Gerichtete Veränderungshypothesen)*

Hypothese 3a:
Durch Elternarbeit lässt sich die *Einstellung der Eltern* zur Ernährung positiv verändern.

Hypothese 3b:
Durch Elternarbeit lässt sich das *Ernährungsverhalten der Eltern* positiv verändern.

Hypothese 3c:
Durch Elternarbeit lässt sich die *Ernährungserziehung der Eltern* positiv verändern.

4 Methoden der Untersuchung

4.1 Untersuchungsdesign

Im Mittelpunkt des Interesses der vorliegenden Untersuchung stehen das Ernährungsverhalten und die Einstellung zur Ernährung sowie deren Veränderungsmöglichkeiten.
Das Ernährungsverhalten der Kinder zu Hause und in der Schule wurde mittels *Befragung*, das in der Schule zusätzlich über *Beobachtung* erhoben (Felduntersuchung). Bei
den Probanden handelt es sich um *Grundschulkinder*[1] der dritten Jahrgangsstufe. Die
Teilnahme an der Untersuchung geschah freiwillig und wurde über das schriftliche Einverständnis der Eltern bestätigt. Voraussetzung für das Gelingen der Studie war, Lehrkräfte zu gewinnen, die bereit waren, über den gesamten Zeitraum von über einem Jahr
an der Untersuchung teilzunehmen. Da die Durchführung der Interventionen nur mit Zustimmung und Unterstützung der LehrerInnen möglich war, konnte eine zufällige Zuordnung in Interventions- und Kontrollgruppen (Randomisierung) nicht vorgenommen
werden. Das Forschungsdesign ist somit von *quasiexperimentellem Charakter*, der durch
eine geringere interne Validität gekennzeichnet ist als eine experimentelle Untersuchung
(Bortz & Döring, 1995).

Zu Beginn der Untersuchung wurde die Datenerhebung zum Erfassen des Ernährungsverhaltens und der Einstellung der Kinder zur Ernährung („Fragebogen für Kinder"/Prä-Test, siehe Anhang A1) vorgenommen. Des Weiteren wurden die LehrerInnen
befragt (siehe „Fragebogen für LehrerInnen", Anhang A7).

Im Zeitraum von über einem Jahr wurden nacheinander die Interventionen „Unterricht", „Elternarbeit" und „Gemeinsames Pausenfrühstück" durchgeführt. Zur Überprüfung der Wirkung dieser pädagogischen Maßnahmen wurde ein zur Feststellung von
Verhaltensänderungen gängiges *Prä-Post-Design* angewandt. Sowohl vor als auch nach
jeder Intervention wurden Daten erhoben zur Messung des Ernährungsverhaltens und der
Ernährungseinstellung (Post-Tests). Die Kinder erhielten zu vier verschiedenen Messzeitpunkten das gleiche Instrument („Fragebogen für Kinder", siehe Anhang A1) (Panel-
untersuchung). Ermöglicht wurde somit der Vergleich der Ausgangswerte vor jeder Intervention mit den Messwerten nach jeder der Interventionen. Es handelt sich um ein
zweifaktorielles Design (Intervention x Zeit); der Faktor Zeit ist für jede Intervention

---

[1] Im Allgemeinen wird in der vorliegenden Untersuchung im Hinblick auf die Stichprobe von „Kindern"
gesprochen, nicht von SchülerInnen. Da die Elternarbeit und damit auch die Beziehungen zwischen Eltern und
Kindern von zentraler Bedeutung sind, wurde der Begriff „Kinder" bevorzugt gewählt, obwohl es sich um eine
Studie handelt, die in Schulen durchgeführt wurde.

einzeln betrachtet zweifach, insgesamt jedoch vierfach gestuft (4 Messzeitpunkte: t0 = vor Unterricht, t1 = nach Unterricht und vor Elternarbeit, t2 = nach Elternarbeit und vor Pausenfrühstück, t3 = nach Pausenfrühstück, siehe Tabelle 4.1.1). Für die Gruppen, welche an den Interventionen „Unterricht" und „Elternarbeit" teilgenommen haben, kann auch die Langfristigkeit der Effekte festgestellt werden (Follow-up-Messung).

Tabelle 4.1.1:   Zeitleiste zur Durchführung der einzelnen Interventionen und zu den Datenerhebungen

Messzeit-punkte	Monat / Jahr	Interventionen / Erhebungen
t0	Nov. 2000	Befragung: LehrerInnen und Kinder
	Dez. 2000	1. Intervention: „Unterricht Ernährungserziehung"
t1	Jan. - Feb. 2001	Befragung: Eltern, LehrerInnen und Kinder Beobachtung: 1. Testbüfett
	März - Juni 2001	2. Intervention: „Elternarbeit"
t2	Juni - Juli 2001	Befragung: Eltern, LehrerInnen und Kinder Beobachtung: 2. Testbüfett
	Okt. – Nov. 2001	3. Intervention: „Gemeinsames Pausenfrühstück"
t3	Nov. - Dez. 2001	Befragung: Eltern, LehrerInnen und Kinder Beobachtung: 3. Testbüfett

Je nach Intervention wurden die verschiedenen Klassen bestimmten Interventionsgruppen zugeteilt bzw. auch als Kontrollgruppen herangezogen. Der Vergleich mit einer Kontrollgruppe ist zur Beurteilung von Interventionen notwendig, um andere Einflussvariablen, wie z.B. Entwicklung der Kinder, schulinterne Einflüsse, mit Fehlerquellen behaftete Messinstrumente etc. zu kontrollieren und interventionsspezifische Effekte (wie z.B. Interaktionseffekte von Zeit und Intervention, siehe *Statistische Auswertung*, Kapitel 4.6) zu ermitteln.

Die Zuweisung in Interventions- und Kontrollgruppen erfolgte *a priori*. Ausschlagge-bend für die Einteilung waren zumeist die für jede Schule bzw. Klasse zugrunde liegen-den Rahmenbedingungen. Insgesamt ergeben sich acht verschiedene Gruppen, davon sieben verschiedene Interventionsgruppen und eine „reine" Kontrollgruppe ohne jegliche Intervention. Im Folgenden werden die Gruppen differenziert beschrieben.

Gruppe 1: Kontrollgruppe ohne Interventionen (KGU)
Diese Gruppe erfuhr keinerlei Interventionen und kann herangezogen werden zur Überprüfung des Unterrichts. In dieser Gruppe wurde nur ein Teil der Instrumente zur Datenerhebung eingesetzt.

Alle anderen Gruppen erhielten die Intervention „Unterricht" und werden daher als Interventionsgruppen bezeichnet.

Gruppe 2: Interventionsgruppe nur Unterricht (IGU)
Diese Gruppe hatte außer dem Unterricht keine weiteren Interventionen.

Gruppe 3: Interventionsgruppe mit Elternarbeit / Eltern mit Teilnahme (IGEmT)
In dieser Gruppe fand außer dem Unterricht noch Elternarbeit statt. Es befinden sich nur solche Kinder in dieser Gruppe, deren Eltern an mindestens einem der Ange-bote zur Elternarbeit teilgenommen hatten. Es findet in dieser Gruppe keine Differen-zierung statt hinsichtlich der Anzahl der von den Eltern besuchten Aktionen.

Gruppe 4: Interventionsgruppe mit Elternarbeit / Eltern ohne Teilnahme (IGEoT)
In dieser Gruppe befinden sich die Eltern, die keiner der Einladungen gefolgt sind, also Elternarbeit im engeren Sinne nicht stattfand. Dennoch ist diese Gruppe nicht gleichzusetzen mit der Interventionsgruppe „nur Unterricht", da durch die Einladung der Eltern eine andere Ansprache erfolgte als für die Eltern, denen keine Elternarbeit angeboten wurde. Des Weiteren waren beim Eltern-Kind-Nachmittag Kinder anwe-send, deren Eltern nicht mitkommen konnten, so dass auch dadurch ein Einfluss auf die Ernährungseinstellung und das Ernährungsverhalten ausgeübt werden konnte.

Ein Teil der Interventionsgruppe „Eltern ohne Teilnahme" befindet sich in der Gruppe 5 (Interventionsgruppe mit Pausenfrühstück) sowie in Gruppe 7 (Interventi-onsgruppe mit täglichem Pausenfrühstück). In diesem Fall musste entschieden wer-den, welches Kriterium bei der Zuordnung zur Gruppe herangezogen werden soll, da es sich sowohl um Kinder handelt, die das Pausenfrühstück hatten, deren Eltern zugleich aber nicht bei der Elternarbeit anwesend waren. Es sollte kein Kind mehr-mals in verschiedenen Gruppen vertreten sein.

Gruppe 5: Interventionsgruppe mit „Gemeinsamem Pausenfrühstück" (IGPF)
In dieser Gruppe fand wie in allen anderen Gruppen der Unterricht statt und darüber hinaus die regelmäßige Durchführung des gemeinsamen Pausenfrühstücks. Dabei handelt es sich um Klassen, in denen diese Form des gemeinsamen Essens bisher nur sporadisch erfolgte, so dass die Aufforderung zur regelmäßigen Durchführung in einem bestimmten Zeitraum als Intervention bezeichnet werden kann. Es findet keine Differenzierung statt hinsichtlich der Anzahl der von den LehrerInnen ermöglichten gemeinsamen Pausenfrühstücke.

Gruppe 6: Interventionsgruppe mit allen Interventionen (IGalle)
In dieser Gruppe wurden sowohl der Unterricht als auch die Elternarbeit sowie das gemeinsame Pausenfrühstück erprobt. Bezogen auf die Elternarbeit gilt, dass nur diese Eltern zur Gruppe gehören, die an mindestens einem Angebot teilgenommen hatten; beim Pausenfrühstück gelten die gleichen Bedingungen wie bei der Interventionsgruppe „mit Pausenfrühstück".

Gruppe 7: Interventionsgruppe mit täglichem Pausenfrühstück (IGPFt)
In dieser Gruppe fand außer dem Unterricht keine Intervention statt. Dennoch ist diese Gruppe nicht mit der Interventionsgruppe IGU gleichzusetzen, da die Klassen dieser Gruppe bereits vor Beginn der Studie bis zum Ende derselben täglich das gemeinsame Pausenfrühstück praktizierten.

Gruppe 8: Interventionsgruppe mit täglichem Pausenfrühstück und Elternarbeit / Eltern mit Teilnahme (IGPFtuEa)
In dieser Gruppe fanden die Interventionen „Unterricht" und „Elternarbeit" statt. Es befinden sich nur solche Kinder in der Gruppe, deren Eltern an mindestens einem Angebot der Elternarbeit teilgenommen hatten. Im Unterschied zur Interventionsgruppe „mit Elternarbeit / Eltern mit Teilnahme" (IGEmT) haben diese Kinder jedoch während des gesamten Untersuchungszeitraumes zusätzlich täglich gemeinsam gefrühstückt.

Eine Übersicht der einzelnen Gruppen sowie die absolute und prozentuale Verteilung der beteiligten Kinder auf diese Gruppen zeigt die Tabelle 4.1.2.
Tabelle 4.1.3 zeigt die einzelnen Erhebungen und Interventionen nochmals im Überblick. Anhand dieser Darstellung lässt sich für jede einzelne Gruppe zeigen, welche Interventionen und Erhebungen stattgefunden haben.

Tabelle 4.1.2:   Häufigkeit und prozentuale Verteilung der Kinder auf die verschiedenen Interventionsgruppen und auf die Kontrollgruppe

Abkürzung der Gruppe	Beschreibung der Gruppe	Häufigkeit	Prozent
KGU	Kontrollgruppe *(ohne jegliche Intervention)*	144	19
IGU	IG Unterricht *(nur mit der Intervention „Unterricht")*	124	16
IGEmT	IG Eltern mit Teilnahme *(mit den Interventionen „Unterricht" und „Elternarbeit", Eltern haben an mind. einem Angebot teilgenommen)*	94	13
IGEoT	IG Eltern ohne Teilnahme *(mit den Interventionen „Unterricht" und „Elternarbeit", Eltern haben an keinem Angebot teilgenommen)*	44	6
IGPF	IG Pausenfrühstück *(mit den Interventionen „Unterricht" und „Gemeinsamem Pausenfrühstück")*	108	14
IGalle	IG alle Interventionen *(mit den Interventionen „Unterricht", „Elternarbeit", Eltern haben an mind. einem Angebot teilgenommen, und „Gemeinsamem Pausenfrühstück")*	123	16
IGPFt	IG Pausenfrühstück täglich *(mit der Intervention „Unterricht" und einem täglichen gemeinsamem Pausenfrühstück über den gesamten Untersuchungszeitraum)*	67	9
IGPFtuEa	IG Pausenfrühstück täglich u. Elternarbeit *(mit der Intervention „Unterricht" und „Elternarbeit", Eltern haben an mind. einem Angebot teilgenommen, und einem täglichen gemeinsamem Pausenfrühstück über den gesamten Untersuchungszeitraum)*	54	7
	Gesamt	758	100

Tabelle 4.1.3:   Untersuchungsdesign mit Angabe der Interventionen, Messzeitpunkten und Mehr-Gruppen-Messwiederholungsplan

t0 (Prä-Test) (ohne Testbüfett)	Intervention 1 („Unterricht")	t1 (Posttest)	Intervention 2 („Elternarbeit")	t2 (Posttest)	Intervention 3 („Gemeinsames Pausenfrühstück")	t3 (Posttest)
(KGU)[1]	-	(KGU)[1]	-	(KGU)[1]	-	(KGU)[1]
IGU	IGU	IGU	-	IGU	-	IGU
IGEmT	IGEmT	IGEmT	IGEmT	IGEmT	-	IGEmT
IGEoT	IGEoT	IGEoT	-[2]	IGEoT	-	IGEoT
IGalle	IGalle	IGalle	IGalle	IGalle	IGalle	IGalle
IGPF	IGPF	IGPF	-	IGPF	IGPF	IGPF
IGPFt	IGPFt	IGPFt	-	IGPFt	-[3]	IGPFt
IGPFtuEa	IGPFtuEa	IGPFtuEa	IGPFtuEa	IGPFtuEa	-[3]	IGPFtuEa

Anmerkung: 1 In der Kontrollgruppe KGU wurde nur ein Teil der Messinstrumente eingesetzt.

2 Die Eltern der Gruppe IGEoT nahmen trotz Einladung nicht an der Elternarbeit teil.

3 Die Gruppen IGPFt und IGPFtuEa erhielten das gemeinsame Pausenfrühstück nicht als Intervention, sondern frühstückten von Beginn an täglich gemeinsam.

4.2 Durchführung der Untersuchung

4.2.1 Auswahl und Zusammenstellung der Probanden

Durch Vorstellen des Projektes an verschiedenen Grund- und Hauptschulen im Raum Stuttgart und Schwäbisch Gmünd konnten insgesamt 34 Grundschulklassen an 13 Schulen mit 758 Kindern aus dritten Klassen gewonnen werden. Die Schulleitungen mussten angesprochen, informiert und um ihr Einverständnis zur Durchführung des Forschungsprojektes gebeten werden. Die Schulen, insbesondere die Interventionsklassen, sollten in vergleichbaren Stadtteilen liegen, um allzu große Unterschiede hinsichtlich soziodemografischer Merkmale zu vermeiden. Zehn Schulen in Stuttgart und drei Schulen in Schwäbisch Gmünd wurden ausgewählt. Die betreffenden LehrerInnen mussten alle einen Lehrauftrag für eine dritte Klasse im Fach Heimat- und Sachunterricht haben und sich bereit erklären, über die Dauer eines Jahres an den unterschiedlichen Aufgaben und Aktionen im Rahmen des Forschungsprojektes teilzunehmen. Dazu wurden sie in persönlichen Gesprächen umfassend informiert. Zusätzlich wurde für jede Gruppe ein Aktionsplan entwickelt, der den LehrerInnen an die Hand gegeben werden konnte. Die Zustimmung der angesprochenen LehrerInnen war ausgesprochen hoch: bis auf zwei Ausnahmen erklärten sich alle zur Teilnahme am Projekt bereit.

Schließlich waren noch die Eltern über das Projekt zu informieren. Auch hier zeigte sich eine große Bereitschaft, am Projekt mitzuwirken. In den meisten Klassen durften die Kinder geschlossen teilnehmen; nur in wenigen Klassen gaben manche Eltern keine Einverständniserklärung.

Da es sich bei den ausgewählten Probanden um in Klassen organisatorisch zusammengefasste SchülerInnen handelt, musste das Auswahlverfahren in Form einer *Cluster-Stichprobe* erfolgen. „Das zentrale Problem der Klumpenstichprobe ist, dass die Merkmalsausprägungen innerhalb des Clusters ähnlicher (homogener) sein können als die einer einfachen Zufallsstichprobe" (Abel, Möller & Treumann, 1998, S. 49). Dieser so genannte Klumpeneffekt verstößt gegen die Forderung nach Repräsentativität. Er ist aus organisatorischen Gründen bei der Untersuchung in Schulen jedoch kaum zu umgehen. Eine Abmilderung des Effektes konnte dadurch erreicht werden, dass nicht nur eine Klasse, sondern insgesamt 34 aus 13 verschiedenen Grundschulen beteiligt waren.

Für die Datenerhebung waren vier Messzeitpunkte vorgesehen (siehe Tabelle 4.1.2). Zur Messung der *Ernährungseinstellung* und des *Ernährungsverhaltens* erfolgte zunächst eine schriftliche Befragung sowohl der Kinder als auch der Eltern. Da das Ernährungsverhalten in dieser Untersuchung eine zentrale Rolle spielt, wurde dieses bei den Kindern zusätzlich im Rahmen eines Testbüfetts beobachtet. In der Untersuchung wurden folglich Aussagen über das Ernährungsverhalten der Kinder über den *Selbstbericht der Kinder*, über das *Urteil der Eltern* und über die *Beobachtung beim Testbüfett* gewonnen.

Die Untersuchungsleiter im Rahmen der schriftlichen Befragung („Fragebogen für Kinder"/ Selbstbericht) waren die Lehrkräfte. Sie konnten Verständnisfragen zu einzelnen Items vorab in der Klasse klären. Die Kinder waren im Allgemeinen fähig, die Fragebögen selbständig zu beantworten. Probleme bereitete den Kindern teilweise das Ausfüllen der Skalen aus dem „Inventar zum Essverhalten und Gewichtsproblemen für Kinder" (Diehl, 1999a, siehe Kap. 4.3.2.4).

Während des ganzen Untersuchungsablaufes war den Kindern eine *Code-Nummer* zugeordnet, die nach bestimmter Vorgabe von den LehrerInnen für jedes Kind zu Beginn der Studie zusammengestellt wurde. Auch die an der Befragung und an der Elternarbeit beteiligten Eltern erhielten diese ihren Kindern zugeteilte Code-Nummer. Nur auf diese Weise konnte die bedeutsame Zuordnung der jeweiligen Eltern zu den befragten bzw. beobachteten Kindern erfolgen und dennoch das Kriterium der Anonymität sichergestellt werden. Der *Rücklauf der Fragebögen* erfolgte in erster Linie über die LehrerInnen: Sie sammelten die Fragebögen der Kinder und nach Möglichkeit auch die der Eltern wieder ein, um eine hohe Rücklaufquote zu gewährleisten.

Bei unvollständig ausgefüllten („Missing Data") oder nicht sinngemäß bearbeiteten Fragebögen wurde nach den in den Testanweisungen gegebenen Hinweisen verfahren[1]. Im Hinblick auf die Skalen des „Inventars zum Essverhalten und Gewichtsproblemen" bei Eltern und Kindern wurde der vom Auswertungsprogramm[2] angegebene Wert übernommen. Fehlten die Angaben bei mehr als einem Item bzw. bei längeren Skalen bei mehr als zwei Items, so blieben die entsprechenden Skalen unberücksichtigt.

4.3   Erhebungsinstrumente

4.3.1   Erhebung soziodemografischer Daten

Sowohl im „Fragebogen für Kinder" als auch im „Elternfragebogen" und im „Fragebogen für LehrerInnen"[3] wurden soziodemografische Daten erhoben. Bei den Kindern wurde nach folgenden Variablen gefragt:

- Geschlecht (m/w)
- Alter in Jahren und Anzahl der Monate bis zum nächsten Geburtstag
- erste und möglicherweise auch zweite Nationalität
- Anzahl von älteren und jüngeren Geschwistern

Bei den Eltern wurden folgende Variablen erhoben:

- Geschlecht (Mutter/Vater)
- Alter
- Nationalität
- Beruf der Eltern und zeitlicher Umfang der Berufstätigkeit der Mutter
- Wohnlage
- Größe des Haushalts

Einige Daten wie Geschlecht und Alter des Kindes sowie Anzahl der Geschwister wurden sowohl im „Elternfragebogen" als auch im „Fragebogen für Kinder" erhoben. So

---

[1] vgl. Krohne & Pulsack, 1995

[2] Zur Auswertung der Daten aus dem „Inventar zum Essverhalten und Gewichtsproblemen" bei Eltern und Kindern wurde jeweils das PC-Programm IEGAUS (Diehl, 1999) eingesetzt.

[3] Hierbei handelt es sich jeweils um selbst konstruierte Fragebögen (siehe Anhang A).

konnten z.T. fehlende Werte bei der Erhebung der Daten bei Kindern ergänzt werden. Weitere Variablen wurden mit Hilfe der LehrerInnen erfragt:

- Schulart (GS oder GHS)
- Kategorisierung der Schule als „Soziale Brennpunktschule"
- Anzahl der Grundschulklassen innerhalb einer Jahrgangsstufe
- durchschnittliche Klassengröße

Bei den aufgezählten Variablen handelt es sich um mögliche Einflussfaktoren auf die Wirkung der Interventionen. Diese können im Hinblick auf eine etwaige Kontrolle sowohl des Ernährungsverhaltens und der Ernährungseinstellung bei den Eltern als auch bei den Kindern dienen.

4.3.2   Datenerhebung bei Kindern

4.3.2.1   Erhebung körperbezogener Variablen

Zur Beschreibung der körperlichen Merkmale waren die für das Ernährungsverhalten relevanten Daten Körpergröße und Körpergewicht anzugeben. Die Lehrkräfte wurden gebeten, bei der Messung dieser Variablen besondere Kontrolle zu gewährleisten. So wurden insbesondere bei der ersten Erhebung Wiege- und Messstationen im Klassenzimmer eingerichtet.

Ein Vergleich mit den Daten der Eltern zu Körpergewicht und –größe ihrer Kinder war in den Fällen möglich, wo die Eltern die Fragebögen mit den entsprechenden Angaben zurückschickten. Zur Beurteilung des Ernährungsstatus' wurde der BMI[1] gewählt.

4.3.2.2   Erhebung des Ernährungsverhaltens beim Frühstück und Pausenfrühstück

Bei den Fragen sowohl zum Ernährungsverhalten als auch zu den Einflüssen auf das Ernährungsverhalten (siehe 4.3.2.3) handelt es sich um einzelne Items, welche für diese Untersuchung zusammengestellt und größtenteils auch selbst formuliert wurden[2].

Zur Beschreibung des Ernährungsverhaltens wurde eine Beschränkung auf die beiden Mahlzeiten Frühstück (erstes Frühstück, meist zu Hause eingenommen) und Pausenfrühstück[3] (zweites Frühstück in der Schule) vorgenommen. Für die Lernsituation und das Wohlbefinden der Kinder am Schulvormittag haben diese beiden Mahlzeiten besondere Bedeutung (siehe *Ernährung und Leistungsfähigkeit*, Kap. 2.2.3.4).

Exemplarisch soll die Auswahl an Lebensmitteln sowie weiterer Verhaltensweisen bei der Einnahme von Frühstück und Pausenfrühstück für das Ernährungsverhalten insgesamt bewertet werden. Auf die Erhebung des Ernährungsverhaltens des gesamten Tages wurde im Rahmen dieser Untersuchung verzichtet. Eine solche Befragung wäre zu

---

[1] BMI = Body Mass Index = Körpergewicht [kg]/Quadrat der Körperlänge [m^2]

[2] Zur Erhebung von Informationen über das normale, tägliche Ernährungsverhalten sowie zum Einfluss von Eltern, Lehrkräften und Freunden lag kein deutschsprachiges erprobtes und /oder standardisiertes Instrument vor (siehe *Stand der Forschung/Forschungsbedarf*, Kap. 2.5.3).

[3] Der Begriff „Pausenfrühstück" wird in der vorliegenden Arbeit als Bezeichnung für die Mahlzeit (1. Zwischenmahlzeit) verwendet.

umfangreich gewesen, hätte die Kompetenzen der Grundschulkinder überstiegen und viel Zeit gekostet.

Im „Fragebogen für Kinder" (Selbstbericht, siehe Anhang A1) wurde erhoben, ob die Kinder zum Frühstück und Pausenfrühstück etwas gegessen bzw. getrunken haben und, wenn ja, was gegessen und getrunken wurde. Damit besteht die Möglichkeit, Auswahl und Zusammensetzung der Lebensmittel bezüglich dieser beiden Mahlzeiten differenziert zu bewerten und im Hinblick auf Vollwertigkeit zu überprüfen.

Zum Ernährungsverhalten beim Frühstück gehören weiter die Items zur Regelmäßigkeit des Frühstückens und, aufgrund der Bedeutung der Lebensmittelgruppen Obst und Gemüse für die Gesundheit (siehe *Bedarfsgerechte Ernährung von Kindern*, Kap. 2.3.4), der Verzehr dieser Lebensmittel schon beim Frühstück.

Zur Erhebung der verzehrten Lebensmittel beim Frühstück und Pausenfrühstück war den Kindern eine Auflistung von Lebensmitteln vorgegeben (siehe Anhang A1 und A3). Durch Ankreuzen war der Verzehr kenntlich zu machen; zusätzlich gab es die Möglichkeit, diese Liste mit eigenen Angaben zu ergänzen. Mit berücksichtigt wurden für das Pausenfrühstück die Kategorien „nichts" und „Geld" sowie die Information darüber, ob in der Schule etwas zum Essen und Trinken gekauft werden sollte. Wurde letzteres bestätigt, so sollten die Kinder aufschreiben, was sie sich kaufen oder gekauft haben. Damit soll u.a. festgestellt werden, welches Angebot des Pausenverkaufs von den Kindern angenommen wird.

Weitere Items zum Pausenfrühstück beziehen sich auf die Häufigkeit, mit welcher die Kinder ein Pausenvesper[1] in die Schule mitnehmen.

Die Fragen nach dem Essen und Trinken am Morgen sowie nach dem Kauf von Lebensmitteln in der Schule sind mittels einfachster Itemformen (Items mit vorgegebener Alternativantwort *ja/nein*) formuliert. Die Auswahl an Lebensmittelvorgaben sowie die Items *nichts*, *Geld* und *etwas anderes* sind ebenfalls durch Ankreuzen mit *Ja* oder *Nein* zu kennzeichnen, wobei *Ja* mit 1 und *Nein* mit 0 kodiert wird[2]. Die anderen Items haben verschiedene vorgegebene Antwortalternativen, teilweise mit drei- oder vierstufigen Rating-Skalen (siehe *Fragebogen für Kinder*, Anhang A1). Für die Auswertung der Rating-Skalen werden die Antworten gemäß ihrer aufsteigenden Häufigkeit mit Punkten von 0 bis 3 bzw. von 0 bis 4 kodiert.

Eine Übersicht der Items bezüglich des Ernährungsverhaltens mit einer Unterteilung in die Kategorien „angemessenes" (Lohaus, 1993, S. 145) und „eher unangemessenes" Ernährungsverhalten befindet sich in Anhang B1.

4.3.2.3 Erhebung der Einflüsse auf das Ernährungsverhalten

Zur Erfassung von Einflüssen auf das Ernährungsverhalten gehören im Selbstbericht („Fragebogen für Kinder") die Fragen zur Anwesenheit anderer Personen, die mit dem Kind frühstücken, zur Bedeutung der Freunde im Hinblick auf das Pausenvesper und zur Bedeutung anderer Personen im Hinblick auf die Auswahl und Zusammenstellung des

---

[1] Der Begriff „Pausenvesper" wird zur besseren Abgrenzung zum Begriff „Pausenfrühstück" für die Lebensmittel bzw. Speisen verwendet, die im Rahmen des Pausenfrühstücks mitgebracht bzw. verzehrt werden.

[2] Diese Form der Kodierung gilt i.d.R. für alle weiteren Items und wird nicht mehr explizit aufgeführt.

Pausenvespers für die Schule. Der Einfluss auf das Ernährungsverhalten der Kinder wird weiter erhoben mit den Fragen, ob zwischen dem Kind und seinen Eltern Gespräche über „gesunde" Ernährung stattfinden und ob Kinder darauf achten, was der Lehrer/die Lehrerin in der Schule isst.

Für die Rating-Skalen und deren Kodierung gelten die gleichen Hinweise wie unter Punkt 4.3.2.2. Bei den Items mit verschiedenen Antwortvorgaben kam es insbesondere durch Mehrfachantworten zu vielfältigen Antwortmustern (siehe „Fragebogen für Kinder", Anhang A1). Tabelle B2 (siehe Anhang) gibt eine Übersicht der Items bezüglich der Einflüsse auf das Ernährungsverhalten mit einer Unterteilung in die Kategorien *erwünschter* und *eher unerwünschter Einfluss auf das Ernährungsverhalten*. Insbesondere bei den Einflüssen auf das Ernährungsverhalten ist eine solche Einteilung jedoch problematisch, da die erwünschte bzw. weniger erwünschte Wirkung jeweils von der Qualität des Einflusses abhängig und nur mit Einschränkung für bestimmte Personengruppen zu pauschalisieren ist.

4.3.2.4   Inventar zum Essverhalten und Gewichtsproblemen für Kinder

Für die Messung von Einstellungen und Verhaltensweisen im Bereich Ernährung bei Erwachsenen und Jugendlichen können verschiedene Instrumente herangezogen werden. Bei der Auswahl war in erster Linie die Sprache ausschlaggebend, wodurch englischsprachige Fragebögen ausschieden. Häufig eingesetzte Fragebögen in deutscher Version sind der „Eating Attitudes Test EAT-26" (Garner et al., 1982, zitiert nach Diehl & Staufenbiel, 1999), der „Eating Disorder Inventory EDI" (Garner et al., 1983, zitiert nach Diehl & Staufenbiel, 1999), der „Fragebogen zum Essverhalten FEV" (Pudel & Westenhöfer, 1989, zitiert nach Diehl & Staufenbiel, 1999) sowie der Fragebogen zum Ernährungsverhalten FEV (Grunert, 1989, zitiert nach Diehl & Staufenbiel, 1999). Des Weiteren gibt es noch das „Anorexia-nervosa-Inventar zur Selbstbeurteilung ANIS" (Fichter & Keeser, 1980, zitiert nach Diehl & Staufenbiel, 1999) sowie das „Ess-Störungs-Inventar ESI" (Diehl & Staufenbiel, 1994, zitiert nach Diehl, 1999b). Ungeeignet für die vorliegende Untersuchung waren das „EDI" bzw. auch die neuere „EDI-2-Version" aufgrund der Tatsache, dass der größere Teil der Skalen Persönlichkeitsmerkmale misst. Das „Anorexia-nervosa-Inventar zur Selbstbeurteilung", das „Ess-Störungs-Inventar" und der „EAT" sind Instrumente, welche „speziell für die Untersuchungen im Bereich der Ess-Störungen konstruiert wurden" (Diehl, 1999b).

Allgemeiner gefasstes Ernährungsverhalten wird erhoben mit dem „Fragebogen zum Ernährungsverhalten FEV" und dem „Fragebogen zum Essverhalten FEV". Allerdings sind die Items und die Antwortformate dieser Instrumente eher für das Sprachverständnis Erwachsener bzw. älterer Jugendlicher konzipiert, nicht jedoch für den Einsatz bei Kindern. Für Kinder geeignete Fragebögen stehen nur in englischsprachiger Version zur Auswahl. Das von Diehl (1999a) entwickelte Inventar zum Essverhalten und Gewichtsproblemen für Kinder (IEG-Kind) ist das erste Instrument in diesem Bereich, welches bereits bei Kindern ab der 4. Klasse eingesetzt werden kann.

Wichtig für Auswahl und Zusammenstellung der Skalen war nicht nur die Erhebung des Ernährungsverhaltens und der Einstellung zur Ernährung bei Kindern, sondern auch die Absicht, die Skalenwerte der Kinder mit denen ihrer Eltern zu vergleichen. Das „Inventar zum Essverhalten und Gewichtsproblemen für Erwachsene" (Diehl & Staufenbiel, 1999) beinhaltet eine Reihe dem „IEG-Kind" vergleichbarer Skalen: „Einstellung zum Essen", „Wirkung des Essens", „Essen und Gewicht als Problem", „Einstellung zur gesunden Ernährung".

Der Fragebogen erfasst „bedeutsame Aspekte ernährungsbezogener Einstellungen und Verhaltensweisen" (Diehl, 1999a). Er besteht aus insgesamt zehn Skalen mit 60 Items, welche jedoch nicht alle zum Einsatz kamen. Gekürzt wurde in erster Linie, um eine Überforderung der Kinder zu vermeiden. Da die Fragebögen zu vier Messzeitpunkten liefen und andere Instrumente ebenfalls eingesetzt wurden, musste eine deutliche Reduzierung vorgenommen werden.

Ausgewählt wurden die Skalen „Bedeutung und Wirkung des Essens", „Essen und Gewicht als Problem", „Zügelung des Essens", „Einstellung zu gesunder Ernährung" und die Skala „Elterliche Esszwänge". Diese Skalen geben sowohl Auskunft über bestimmte Verhaltensweisen im Bereich Ernährung als auch über die Einstellung zur Ernährung, insbesondere der „gesunden Ernährung". Die Skala „Elterliche Esszwänge" dagegen misst das Verhalten der Eltern gegenüber ihren Kindern, und zwar aus deren Sicht[1].

Das Antwortformat besteht aus jeweils zwei Ablehnungs- und zwei Zustimmungsgraden. Anstatt der von Diehl gewählten Symbole von –2 bis +2 wurde eine kindgerechtere Form verwendet (O = trifft überhaupt nicht zu, ☹ = trifft wenig zu, ☺= trifft etwas zu und ☺ = trifft voll zu). Für die Bildung der Skalenwerte wurden die Antwortkategorien numerisch gleich abständig kodiert (0 = trifft überhaupt nicht zu, 1= trifft wenig zu, 2 = trifft etwas zu und 3 = trifft voll zu). Der Skalenwert entsteht nach Aufsummierung der einzelnen Itemwerte und anschließender Division durch die Anzahl der Items, multipliziert mal 10 und variiert in einem Bereich von 0 bis 30. Die interne Konsistenz der Skalen (Cronbach´s α) liegt bei 0,61 (Skala „Einstellung zu gesunder Ernährung") und 0,70 (Skala „Elterliche Esszwänge") als niedrigste Werte, ansonsten bei 0,80 und darüber.

4.3.2.5 Erziehungsstil-Inventar

Das Erziehungsstil-Inventar (ESI) wurde in seiner zweiten Auflage vorgelegt (Krohne & Pulsack, 1995). Es handelt sich um ein als Einzel- oder Gruppentest durchzuführendes Instrument für Jungen und Mädchen im Alter von 8 bis 16 Jahren. Es dient der Messung der elterlichen Erziehung aus der Sicht des Kindes. Dazu gibt es sechs *Erziehungsstildimensionen* (Unterstützung, Einschränkung, Lob, Tadel, Strafintensität und Inkonsistenz), die jeweils getrennt die mütterliche und väterliche Erziehung erfassen. Unter Erziehungsstil ist eine gedankliche Konstruktion zu verstehen, „in der Erziehungspraktiken, die unter einer bestimmten Betrachtungsweise Ähnliches ausdrücken [...], zusammengefasst werden" (Krohne & Pulsack, 1995, S. 7). Es handelt sich um stabile Tendenzen von Eltern, in erziehungsthematischen Situationen mit spezifischen kindbezogenen Verhaltensweisen zu reagieren. Aufgrund der sozialen Erfahrungen, die das Kind im Rahmen

---

[1] Nähere Erläuterungen zur Bedeutung der Skalen befinden sich im Manual, Diehl, 1999a.

der Erziehung durch seine Eltern macht, manifestieren sich interindividuelle Unterschiede.

In der vorliegenden Untersuchung werden die vom Kind erlebten Erziehungsstildimensionen herangezogen, um die Wirksamkeit der gesundheitsfördernden Maßnahme „Elternarbeit" in Abhängigkeit von der elterlichen Erziehung zu überprüfen. Dazu wurden aus den sechs vorhandenen Erziehungsstildimensionen die beiden Subskalen „Unterstützung" und „Einschränkung" (mit je 12 Items) gewählt und in einem Durchgang erhoben. (Zu jedem Item gehört die Antwortskala *nie oder sehr selten* bis *immer oder fast immer*, zu der Zahlenwerte von 1 bis 4 vergeben werden.)

Unterstützung wird definiert als die variable Neigung von Eltern, „ihrem Kind beim Aufbau von Problemlösestrategien zu helfen, sowie ihm materielle, motivationale und emotionale Voraussetzungen für erfolgreiches Bewältigen von Problemsituationen zu schaffen" (Krohne & Pulsack, 1995, S. 8). Unter *Einschränkung* wird die variable Neigung von Eltern verstanden, „die Orientierung des Kindes an vorgegebenen Normen und Autoritätsneigungen, die Übernahme von Wissensinhalten und fertigen Lösungen sowie die Aufrechterhaltung der Abhängigkeit von den Eltern zu begünstigen" (Krohne & Pulsack, 1995, S. 8). Die Variabilität der elterlichen Neigung bezieht sich auf die Häufigkeit, die Intensität und die Konsistenz, mit der stiltypische Verhaltensweisen gezeigt werden.

Da bei der Ernährungserziehung v.a. der Einfluss der Mutter eine Rolle spielt (siehe *Einfluss der Familie*, Kapitel 2.2.2.3), wurde, auch aus ökonomischen Gründen, nur die Erfassung der *mütterlichen Erziehung* mittels der Skalen Unterstützung und Einschränkung vorgenommen[1]. Die *interne Konsistenz* dieser Subskalen liegt jeweils knapp bei 0,80.

4.3.2.6   Testbüfett

Um das Ernährungsverhalten eines Individuums in seiner Gesamtheit objektiv erheben zu können, müsste eine ganztägige Beobachtung desselben erfolgen und diese, aufgrund starker Schwankungsmöglichkeiten im Verhalten, über einen längeren Zeitraum durchgeführt werden. Da eine solche Messung zeit- und kostenintensiv ist, zieht man andere Methoden vor: Fragebogenmethode, Ernährungsgeschichte etc. (Oltersdorf 1995).

In der vorliegenden Untersuchung wurde zur Erfassung des Ernährungsverhaltens neben der Form der schriftlichen Befragung das *Ernährungsprotokoll* gewählt. Dazu wurde eine Mahlzeit, nämlich das Pausenfrühstück (in der Regel bei den Kindern das zweite Frühstück), exemplarisch herausgegriffen und in Form eines *Testbüfetts* erhoben. Der Vorteil dieser Verhaltensbeobachtung liegt in der höheren Objektivität gegenüber anderen Instrumenten. Zu beachten gilt jedoch, dass bei der Beobachtung „Forscher" und „Erforschte" in direkten Kontakt treten. Die Methode beeinflusst durch die Beobachtung „die normalen Ernährungshandlungs-Abläufe" (Oltersdorf, 1995, S. 170). Eventuell kommt es dadurch zu einer Verzerrung der Messung (Abel, Möller & Treumann, 1998).

---

[1] Wie die Korrelationen zwischen der Mutter- und Vaterversion zeigen (Unterstützung: r=.65 bei Mädchen, r=.68 bei Jungen; Einschränkung: r=.55 bei Mädchen, r=.46 bei Jungen), wird die Erziehung von Vater und Mutter vom Kind ähnlich erlebt.

Allerdings sind Kinder im Vergleich zu Erwachsenen spontaner in ihren Handlungen. Im vorliegenden Fall war die Testsituation weniger bewusst, da ein gemeinsames Pausenfrühstück in den Klassen schon mehrfach durchgeführt wurde.

Das standardisierte Testbüfett wurde jeweils vor und nach einer Intervention durchgeführt. Es gibt Auskunft über mögliche Verhaltensänderungen, indem den Kindern Lebensmittel angeboten werden, die entweder „zu bevorzugen" sind oder aber „eher selten verzehrt" werden sollten. An einem Unterrichtsvormittag erhielten die Kinder klassenweise die Möglichkeit, sich an einem Büfett ihr Pausenvesper auszuwählen und gemeinsam im Klassenverband zu verzehren. Jede Klasse hatte etwa 15 Minuten Zeit (± ca. 5 Minuten) zum Essen. Die Essenszeiten lagen zwischen 08.15 Uhr bis maximal 12 Uhr, bedingt dadurch, dass bis zu drei Klassen an einem Vormittag getestet wurden.

Den Kindern wurde die Auswahl der Lebensmittel freigestellt. Jegliche Form der Einflussnahme wurde bewusst vermieden. Das bedeutete auch für die LehrerInnen, das Auswahlverfahren der Kinder unkommentiert zu lassen, was eine Veränderung der sonst praktizierten Beziehung zwischen LehrerIn und SchülerInnen darstellte.

Die Auswahl der Lebensmittel wurde anhand eines *Beobachtungsbogens* (siehe *Mein Pausenfrühstück*, Anhang A2) von den Kindern selbst festgehalten. Jeder Verzehr einer Portion eines Lebensmittels war durch Ankreuzen auf dem Beobachtungsbogen zu kennzeichnen. In einigen Fällen wurde mehr als die auf vier beschränkte Anzahl an Lebensmitteln verzehrt. Die Kinder ergänzten handschriftlich das vorgegebene Antwortformat. Um die Fehlerquelle beim Ausfüllen gering zu halten, wurde dieses vor jedem Testbüfett ausführlich besprochen. Kinder, welche eine mangelnde Lesefähigkeit erkennen ließen, erhielten Unterstützung von Seiten der Lehrerin/des Lehrers, von den anwesenden studentischen Hilfskräften und von MitschülerInnen. Aufgrund der Anwesenheit mehrerer an der Durchführung beteiligter Personen war auch immer eine Kontrolle der von den Kindern vorgenommenen Eintragungen gewährleistet. Keines der Kinder verweigerte die Teilnahme, weder am Essen noch am Ausfüllen des Bogens. (Einzelne muslimische Kinder aßen bei zwei Messzeitpunkten aufgrund der Fastenzeit nicht mit.) Kinder, welche am Tag der Durchführung nicht am Unterricht teilnehmen konnten, hatten keine Möglichkeit, das Testbüfett an einem anderen Tag nachzuholen.

Die Mengen waren so bemessen, dass keines der Lebensmittel innerhalb der zur Verfügung stehenden Essenszeit ausging und die freie Wahlmöglichkeit aufrechterhalten blieb. Da die einzelnen Portionsgrößen (siehe Tab. 4.3.2.6.1) gering bemessen und die Kinder dazu aufgefordert waren, sich bei jedem Gang ans Büfett jeweils nur wenige Portionen zu nehmen und nur solche, die sie auch essen würden, blieben nur vereinzelt Reste auf den Tellern der Kinder zurück. Die meisten der angebotenen Lebensmittel waren den Kindern bekannt (z.T. auch aus dem zuvor durchgeführten Unterricht in Ernährungserziehung). Bei Unsicherheit bezüglich des Geschmacks konnte vor dem Verzehr eine Kostprobe vorgenommen werden.

Zur schnelleren Orientierung beim Ausfüllen wurden die beim Büfett angebotenen Lebensmittel auf dem Beobachtungsbogen in vier Gruppen unterteilt: 1. Obst/Gemüse, 2. kohlenhydrathaltige Lebensmittel, 3. Milchprodukte, 4. Getränke. Das Kriterium „Zusammenstellung einer vollwertigen Mahlzeit" war erfüllt, wenn aus jeder Gruppe mindestens ein Lebensmittel verzehrt wurde. Aus der Nährstoffgruppe Fett wurden keine

Lebensmittel direkt angeboten, da Fett in verschiedenen Lebensmitteln des Testbüfetts bereits enthalten war (z.B. Butterbrezel, Nutellabrötchen, Kuchen, Müsliriegel, Vollmilch, Kakao, Joghurt). Zur differenzierten Beurteilung des Ernährungsverhaltens ist eine weitere Einteilung der beim Testbüfett angebotenen Lebensmittel notwendig (siehe Anhang, Tabelle B3). Diese Einteilung der Lebensmittel erfolgte bezüglich ihres Gesundheitswertes, wobei die Empfehlungen der DGE zur vollwertigen Ernährung als Grundlage dienten (siehe Kap. 2.3.3). Genauere Angaben zum Energie- und Hauptnährstoffgehalt der beim Testbüfett angebotenen Lebensmittel bzw. Lebensmittelgruppen sind der Tabelle B4 zu entnehmen.

Für die Bewertung der Auswahl wurden die 21 Lebensmittel zu folgenden Gruppen zusammengefasst: zuckerhaltige Getränke (Früchtetee gezuckert, Colagetränk, Vitamingetränk und Limonade) gegenüber ungezuckerten (Früchtetee, Apfelschorle, Mineralwasser), Lebensmittel mit niedriger Nährstoffdichte (Butterbrezel, Nutellabrötchen, Kuchen) gegenüber solchen mit hoher Nährstoffdichte (Käsevollkornbrot, Kräuterquarkbrötchen und Müsliriegel) und ungezuckerte Milchprodukte (Milch, Joghurt natur) gegenüber gezuckerten Milchprodukten (Kakao, Fruchtjoghurt) sowie die Gruppe Obst und Gemüse. Zwischen „zu bevorzugenden" bzw. „eher selten zu verzehrenden" Lebensmitteln konnten die Kinder somit eine Auswahl treffen in den drei Gruppen „kohlenhydrathaltige Lebensmittel", „Milchprodukte" und „Getränke". Lebensmittel mit hoher Nährstoffdichte, geringem Fettgehalt und geringen Zuckermengen gelten als die zu bevorzugenden, während Lebensmittel mit niedriger Nährstoffdichte, hohem Zucker- und Fettgehalt selten verzehrt werden sollten. Die Effektivität der Interventionen bezüglich des Ernährungsverhaltens wird somit nicht anhand einzelner Parameter der Ernährung gemessen wie z. B. an der Veränderung der Cholesterinzufuhr, sondern anhand von Veränderungen des Ernährungsverhaltens, bezogen auf die Auswahl von Lebensmitteln im Rahmen einer bestimmten Mahlzeit.

Tabelle 4.3.2.6.1:   Übersicht der beim Testbüfett angebotenen Lebensmittel

Lebensmittel	Portionsgröße	Hinweis
Apfel	¼ Stück	-
Kiwi	½ Stück	-
Banane	½ Stück	-
Gemüsespieß	1 Stück	Zahnstocher mit 1/2 Radieschen, je einer Scheibe Gurke und Möhre und einem Stück Kohlrabi
Käsebrot	½ Scheibe	dünn mit Gouda belegtes Vollkornbrot (ohne Butter od. Margarine)
Kräuterquarkbrötchen	¼ Brötchen	Malzmehrkornbrötchen mit frisch zubereitetem Kräuterquark
Müsliriegel	1 Riegel (ca. 40 g)	nach eigenem Rezept hergestellt (kein Fertigprodukt)
Butterbrezel	½ Stück	Laugengebäck
Nutellabrötchen	½ Brötchen	Nuss-Nougat-Creme auf Tafelbrötchen
Kuchen	1 Stück	Rührteigtörtchen, nach eigenem Rezept hergestellt (kein Fertigprodukt)
Milch	100 ml	Vollmilch, 3,5% Fettgehalt
Kakao	100 ml	1,5% Fettgehalt
Joghurt natur	Becher (150 g)	3,5% Fettgehalt
Fruchtjoghurt	Becher (150 g)	1,5% Fettgehalt, 4 versch. Sorten
Früchtetee ungezuckert	100 ml	-
Früchtetee gezuckert	100 ml	-
Apfelsaftschorle	100 ml	-
Mineralwasser	100 ml	-
Colagetränk	100 ml	-
Limonade	100 ml	-
Vitamingetränk	100 ml	-

4.3.3 Datenerhebung bei Eltern

Nicht nur bei den Kindern, auch bei deren Eltern wurde das Ernährungsverhalten erhoben, allerdings in wesentlich geringerem Umfang. Des Weiteren wurden die Einstellungen der Eltern zur Ernährung und Angaben über die von ihnen praktizierte Ernährungserziehung erhoben.

Als Instrumente wurden einige der Skalen aus dem „Inventar zum Essverhalten und Gewichtsproblemen" (Diehl & Staufenbiel, 1999) ausgewählt, da diese die höchste Übereinstimmung mit den bei den Kindern eingesetzten Skalen aufweisen. Darüber hinaus wurden Informationen über das Ernährungsverhalten der Kinder aus Sicht der Eltern in knapper Form erhoben. Ein weiterer Anteil der Items aus den Elternfragebögen bezieht sich auf die Durchführung der Interventionen. Dafür liegen keine standardisierten Instrumente vor, weshalb eine Reihe einzelner Items selbst formuliert wurde (siehe „Elternfragebögen", Anhang A4 –A6). Diese sowie die Skalen des „Inventars zum Essverhalten und Gewichtsproblemen" werden in den folgenden Abschnitten beschrieben.

4.3.3.1 Erhebung des Ernährungsverhaltens und der Ernährungserziehung

Jeder der insgesamt drei Durchläufe der „Elternfragebögen" (siehe Anhang A4 – A6) enthält sowohl Items zum *Ernährungsverhalten des Kindes* als auch zum *Ernährungsverhalten der Eltern* selbst. Bezogen auf das Kind gehören dazu die Fragen nach bestimmten Problemen, welche die Eltern beim Ernährungsverhalten ihres Kindes feststellen könnten (*Isst schlecht/Verstopfung/Isst zuviel*, siehe Anhang A4 unter „*Andere Probleme"*). Für die Beantwortung war ein dreistufiges Antwortformat vorgegeben (0=*nicht zutreffend, 1= zutreffend, 2= genau oder häufig zutreffend*). Ferner sollten die Eltern angeben, ob ihr Kind nach einer bestimmten Diät oder Kostform, entweder auf Veranlassung des Arztes oder auf Wunsch der Eltern, lebt. Wurde dies bestätigt, so sollte dazu vermerkt werden, um welche Art von Diät bzw. besonderer Kost es sich handelt.

Mit Hilfe jeweils fünfstufiger Ratingskalen sollten die Eltern einmal ihren eigenen Einfluss sowie den schulischer Maßnahmen auf das Ernährungsverhalten ihres Kindes einschätzen (von *sehr hoch* bis *sehr niedrig*). In gleicher Weise sollte auch Stellung dazu genommen werden, wie wichtig Gespräche zwischen den Eltern und ihren Kindern über „gesunde" Ernährung seien (von *sehr wichtig* bis *nutzlos)*. Für die Auswertung wurden die Antworten gemäß ihrer aufsteigenden Bedeutung mit Punkten von 0 bis 5 kodiert. Auch nach dem Gespräch zwischen Eltern und LehrerIn über Ernährung wurde gefragt, und zwar beim ersten Durchgang mit dem einfachen Antwortformat *ja/nein*, beim zweiten und dritten Durchgang mit dem erweiterten Antwortformat von *ja, mehrmals* über *ja, einmal* bis zur Verneinung (Kodierung nach aufsteigender Häufigkeit von 0 bis 2).

In den Bereich der *Ernährungserziehung* fällt die Frage nach dem Verhalten der Eltern in Bezug auf Lebensmittel, welche als „nicht gesund" eingestuft werden, jedoch von Kindern meist gerne gegessen werden. Drei Alternativantworten standen zur Auswahl (siehe *Elternfragebogen*, Anhang A4/A5). Für die Auswertung wurde die Häufigkeit der drei Antwortvorgaben betrachtet und in einem zweiten Schritt eine Einteilung in *Verbot* und mehr oder weniger eingeschränkte *Erlaubnis* solcher Lebensmittel vorgenommen, wobei *Verbot* mit 0 und *Erlaubnis* mit 1 kodiert wurde.

Auf die Bedeutung der Vorbildfunktion der Eltern soll die Frage nach der Häufigkeit gemeinsamer Mahlzeiten mit dem Kind eingehen. Die Kodierung erfolgte gemäß aufsteigender Häufigkeit mit Punkten von 0 = *keine* bis 3 = *mehr als drei*. Zwei Fragen beziehen sich direkt auf das Ernährungsverhalten der Eltern, und zwar auf die Häufigkeit des Frühstückens und auf die des Gemüseverzehrs. Eingesetzt wurden vier bis fünfstufige Ratingskalen; die Kodierung erfolgte wiederum gemäß aufsteigender Häufigkeit von 0 bis 4 bzw. 5.

4.3.3.2 Erhebung zur Durchführung der Interventionen

Die Erhebung der Daten bei den Eltern bezog sich nicht nur auf Einstellungen, Verhalten und Erziehung im Bereich Ernährung im Hinblick auf mögliche Veränderungen, sondern auch auf die Durchführung der Interventionen „Unterricht", „Elternarbeit" und „Gemeinsames Pausenfrühstück". Hierbei handelt es sich ebenfalls um selbst konstruierte Fragebögen (siehe Anhang A4-A6).

Der erste „Elternfragebogen" (siehe Anhang A4) wurde nach dem Unterricht zur Ernährungserziehung und vor der Elternarbeit (t1) ausgegeben. Die Eltern wurden gefragt, welche Wirkung der von der Schule erteilte Unterricht ihrer Einschätzung nach auf ihre Kinder ausüben konnte. Die Antwortvorgaben bezogen sich auf Ernährungswissen, Ernährungsverhalten und Interesse für das Thema Ernährung, wobei Mehrfachnennungen möglich waren.

Weitere Fragen dienten der Vorbereitung der Intervention „Elternarbeit" und der Beurteilung des gemeinsamen Pausenfrühstücks als pädagogische Maßnahme. Die Eltern sollten Stellung dazu nehmen, ob sie Interesse am Themenbereich „gesunde Ernährung/Ernährungserziehung" haben und wenn ja, über welche Medien und Institutionen sie ihre Informationen erhalten möchten. Differenzierter wurde erfragt, zu welchen Aspekten der Ernährung Informationen gewünscht werden und in welcher Form die Informationen vermittelt werden sollten (*schriftlich, mündlich als Vortrag oder im Gespräch*). Die gewählten Antwortvorgaben konnten jeweils durch eigene Angaben ergänzt werden.

Weitere Fragen wurden gestellt zur Zufriedenheit der Eltern mit den schulischen Bemühungen im Bereich Ernährungserziehung und zur Aufgabenverteilung derselben zwischen Elternhaus und Schule. Die Antworten hierzu waren vorgegeben.

Im zweiten „Elternfragebogen" (siehe Anhang A5) nach der Elternarbeit (t2) wurden die Eltern darüber befragt, ob sie durch die Intervention genug über „gesunde Ernährung" und Ernährungserziehung erfahren konnten bzw. welche Informationen noch von Interesse wären und welche Form der Informationsvermittlung am besten ankam. Die vorgegebenen Antworten konnten durch weitere Anmerkungen noch ergänzt werden. Angegeben werden sollte ferner, ob die Elterninformationsveranstaltungen neue Erkenntnisse vermitteln konnten (dreistufige Ratingskala, Kodierung von 0= *nein* bis 2=*ja, einiges*).

Von Bedeutung für die Beurteilung der Wirkung der Intervention sind die beiden Fragen, ob die Eltern aufgrund der Informationen, die sie im Rahmen der Elternarbeit erhalten konnten, Ernährungsgewohnheiten umgestellt haben, und zwar einmal beim Kind und zum anderen bei sich selbst. Vorgegeben war eine vierstufige Ratingskala von *nein, gar nicht* bis hin zu *ja, sogar einige* (Kodierung nach aufsteigender Bedeutung von

4 bis 1). Weitere Fragen beziehen sich auf die Art und Weise der Ernährungserziehung nach der Intervention. Die Eltern sollten feststellen, ob sich ihr Einfluss auf das Ernährungsverhalten des Kindes verändert hat und ob sie Veränderungen in der Ernährungserziehung vorgenommen haben bzw. ob sie *noch einiges verbessern* wollen. Die beiden letzten Fragen waren jeweils nur mit *ja/nein* zu beantworten, die Frage nach der Veränderung des Einflusses mit *eher erhöht, eher verringert* oder *nicht verändert*.

Eine Reihe von Items, welche beim ersten Durchlauf Ernährungsverhalten und Ernährungserziehung erhoben hat, wurde nach der Elternarbeit erneut gestellt, um interventionsbedingte Veränderungen feststellen zu können. Ebenso gibt es Fragen, welche im zweiten und dritten Durchgang des Fragebogens gleich gestellt wurden (vor und nach der Intervention „Gemeinsames Pausenfrühstück").

Im dritten und letzten „Elternfragebogen" (siehe Anhang A6) ging es um eine generelle und abschließende Einschätzung der Interventionen. So sollten die Eltern die Wirkung der Interventionen auf das Ernährungsverhalten ihres Kindes einschätzen (fünfstufige Ratingskala von *sehr niedrig* = 1 bis *sehr hoch* = 5) und angeben, in welchen Bereichen (Wissen, Einstellung, Verhalten) sich etwas verändert hat. Ferner sollten die Eltern einschätzen, wie lange Veränderungen beim Kind erhalten blieben. Die Antwortvorgaben lauteten *nur sehr kurzfristig, über mehrere Monate* und *bis heute*. Gefragt wurde schließlich, ob, und wenn ja, in welchem Ausmaß Eltern mit ihrem Kind über das Thema „gesunde Ernährung" gesprochen haben.

Speziell für die Eltern derjenigen Kinder, die an der Intervention „Gemeinsames Pausenfrühstück" teilgenommen hatten, war die Frage nach der Wirkung dieser letzten Intervention auf das Ernährungsverhalten. Dabei konnten die Eltern angeben, ob die Maßnahme das Ernährungsverhalten ihres Kindes negativ beeinflusst (*falsches Ernährungsverhalten wird übernommen*), ob sie *ohne Einfluss* ist oder ob sie erwünschtes Ernährungsverhalten fördert (*richtiges Ernährungsverhalten wird verstärkt*).

4.3.3.3 Inventar zum Essverhalten und Gewichtsproblemen

Für die Aufgabenstellung, ein „normales", im Sinne von „nicht gestörtes" Ernährungsverhalten bei Erwachsenen zu erheben, kommen als deutschsprachige Versionen lediglich die Instrumente von Pudel & Westenhöfer, „Fragebogen zum Essverhalten", 1989, oder von Grunert, „Fragebogen zum Ernährungsverhalten", 1989, bzw. das „Inventar zum Essverhalten und Gewichtsproblemen" (IEG) von Diehl & Staufenbiel, 1999, in Frage. Für die vorliegende Untersuchung wurde das Instrument von Diehl & Staufenbiel gewählt, „das die Mehrheit der von der Ernährungspsychologie als bedeutsam erachteten Aspekte des Essverhaltens und der Gewichtsprobleme erfasst" (Diehl & Staufenbiel, 1999, S. 6). Es umfasst 14 Skalen mit insgesamt 145 Items. Aus ökonomischen und inhaltlichen Gründen wurden nur einige Skalen zur Bearbeitung ausgewählt: „Einstellung zum Essen", „Wirkung des Essens", „Essen und Gewicht als Problem", "Einstellung zur gesunden Ernährung" und „Essen zwischen den Mahlzeiten". Das Antwortformat, die Kodierung und die Berechnung des Skalenwertes entsprechen jeweils den Angaben des „Inventars zum Essverhalten und Gewichtsproblemen für Kinder" (siehe Kap. 4.3.2.4).

Die interne Konsistenz der Skalen (Cronbach´s α) liegt bei den verwendeten Skalen zwischen .80 und .90, was einer mittelmäßigen Reliabilität entspricht (Bortz & Döring, 1995). Bei der Skala „Essen und Gewicht als Problem" liegt eine hohe Reliabilität von über .92.

4.3.4   Datenerhebung bei LehrerInnen

Die Befragung der LehrerInnen erfolgte insgesamt viermal (vor Beginn der ersten Intervention sowie nach dem Unterricht, nach der Elternarbeit und nach dem gemeinsamen Pausenfrühstück). Sie diente vor allem der Evaluation der durchgeführten Interventionen. Da standardisierte Tests zu diesem Zweck nicht zur Verfügung standen, wurden die benötigten Items selbst formuliert (siehe Anhang A7-A11).

4.3.4.1   Erhebung zur Vorbereitung der Interventionen

Zur Vorbereitung der verschiedenen Interventionen erhielten die LehrerInnen bereits vor Beginn der Intervention „Unterricht" den ersten „Fragebogen für LehrerInnen" (siehe Anhang A7).

Im Hinblick auf die Planung und Beurteilung der Intervention „Unterricht" sollten die LehrerInnen angeben, in welchen Jahrgangsstufen üblicherweise der Unterricht in Ernährungserziehung durchgeführt wird.

Mit Blick auf die geplante Intervention „Elternarbeit" wurde gefragt, ob Eltern in der Regel zur Ernährungserziehung *informiert, näher angesprochen* oder auf *sonstige Art mit einbezogen* werden oder ob sie *in keiner Weise einbezogen* werden. Wenn ein Kontakt mit den Eltern erfolgte, sollte angegeben werden, in welcher Weise dies geschah.

Differenzierter gestaltet wurde die Befragung hinsichtlich des gemeinsamen Pausenfrühstücks. Dies war notwendig zur Erfassung von Vorerfahrungen der Kinder mit dieser schulischen Maßnahme im Hinblick auf die Planung und Umsetzung der Testbüfetts und des Weiteren für die Organisation und Gruppeneinteilung für die Intervention „Gemeinsames Pausenfrühstück". Gefragt wurde, ob ein solches bereits an der Schule durchgeführt wurde und, wenn ja, mit welcher Häufigkeit, in welchen Klassenstufen und mit welchem Zeitaufwand. Von Interesse war ferner, woher die Zeit für dieses Pausenfrühstück genommen wird, wer die Lebensmittel bzw. das Pausenvesper mitbringt und ob bei dieser Mahlzeit Wert auf „gesunde" Ernährung gelegt wird.

4.3.4.2   Erhebung zur Durchführung der Interventionen

Um die Qualität und die Bedeutung der einzelnen Interventionen im Hinblick auf die Umsetzung im Regelunterricht der Grundschule beurteilen zu können, war die Rückmeldung der LehrerInnen besonders wichtig.

Zu Beginn und zum Abschluss der Untersuchung sollten die LehrerInnen einschätzen, über welche der vier schulischen Maßnahmen (*Unterricht Ernährungserziehung, Projekte, regelmäßiges gemeinsames Pausenfrühstück, Einfluss auf die Eltern/Elternarbeit*) ihrer Meinung nach am besten Verhaltensänderungen bei den Kindern zu erreichen sind. Bei dieser Frage sollte eine Rangfolge von 1. bis 4. gebildet werden, wobei 1. die wichtigste und 4. die am wenigsten Erfolg versprechende Maßnahme sein sollte.

Nach der Durchführung des Unterrichtes zur Ernährungserziehung sollten die Lehrer-Innen mittels dem „Fragebogen zur Erprobung des Unterrichts für Lehrerinnen und Lehrer" (siehe Anhang A8) eine Beurteilung über die Intervention abgeben. Gefragt wurde nach der Zufriedenheit mit dem Unterrichtskonzept. Von Bedeutung war die Anzahl der Unterrichtsstunden, die mit dem ausgegebenen Material gehalten wurde, sowohl im Fach Heimat- und Sachunterricht als auch fächerübergreifend. Im Hinblick auf den fächerübergreifenden Unterricht sollten auch die beteiligten Fächer genannt werden. Des Weiteren sollte angegeben werden, ob Inhalte der vorliegenden Unterrichtsmaterialien gekürzt bzw. gar nicht behandelt wurden. Wenn dies der Fall war, sollten die entsprechenden Inhalte notiert werden, um zu sehen, ob bestimmte Inhalte in gehäufter Form zu kurz kamen bzw. nicht verwendet wurden.

Die LehrerInnen sollten den Zeitraum des Unterrichts zur Ernährungserziehung angeben mit Datum des Beginns und des Abschlusses sowie den gesamten unterrichtlichen Zeitaufwand in Minuten sowie dessen Verteilung auf Stunden und Tage. Auf diese Weise sollte deutlich werden, nicht nur wie viel Unterrichtszeit gebraucht wurde, sondern auch, wie diese verteilt war. Demgegenüber stand die Frage, wie viel Zeit sonst für diese Einheit zur Verfügung stand. Des Weiteren sollten eventuelle Rückmeldungen von Kindern und Eltern wiedergegeben werden.

Mit Hilfe einer vierstufigen Ratingskala von *nicht wichtig* bis *sehr wichtig* sollten die LehrerInnen angeben, welche Bedeutung sie dem Unterricht im Hinblick auf eine mögliche Verhaltensänderung beimessen, und zwar bezogen auf die Kinder, auf die Eltern sowie auf die Schule und schließlich auf sich selbst. Gefragt wurde auch nach der Bedeutung des gemeinsamen Pausenfrühstücks im Hinblick auf eine Verbesserung der Schulatmosphäre (vierstufige Ratingskala von *nicht bedeutsam* bis *sehr bedeutsam)*.

Zur Beurteilung des Unterrichtsmaterials und des Pausenfrühstücks, das im Rahmen des Unterrichts als einmalige Aktion stattfand, konnten die LehrerInnen Noten vergeben von *1 = sehr gut* bis *4 = ausreichend bis mangelhaft*. Dazu waren jeweils fünf Kriterien aufgeführt. Ferner konnten die LehrerInnen angeben, ob ihnen Inhalte bei dieser Unterrichtseinheit gefehlt haben und was sich im Bereich der Einstellungen und Verhaltensweisen bei den SchülerInnen verbessert bzw. verändert hat.

Nach der Elternarbeit erhielten die LehrerInnen, deren Klassen an der Intervention teilgenommen hatten, den „Fragebogen zur Durchführung der Elternarbeit" (siehe Anhang A9). Darin sollten sie den Umfang der Elternarbeit im Hinblick auf die angestrebte Zielsetzung, Einstellungs- und Verhaltensänderungen zu bewirken, anhand von Antwortvorgaben einschätzen. Ferner sollten die LehrerInnen die Bedeutung der Elternarbeit für die Eltern selbst einschätzen. Diese Angabe sollte in Prozentzahlen erfolgen, wobei für jeden der vier Ausprägungsgrade (von *nicht wichtig* bis *sehr wichtig*) eine Zahl eingesetzt werden konnte, so dass die vier Werte addiert die Summe von 100% ergaben. Darüber hinaus waren Rückmeldungen von Eltern und Kindern wiederzugeben sowie mögliche Verhaltensänderungen bei einzelnen Kindern zu beschreiben. Auch Verbesserungen im Bereich der Einstellungen bei Eltern und Kindern sollten, sofern diese bemerkt wurden, dargestellt werden. Die weiteren Fragen beziehen sich auf die Konzeption der Elternarbeit. Gefragt wurde, ob die LehrerInnen einzelne Elemente der Elternarbeit bei erneuter Durchführung der Ernährungserziehung übernehmen würden und ob nach

Meinung der Lehrkräfte Inhalte oder Elemente bei der Elternarbeit gefehlt haben. Ferner war von Interesse, ob die LehrerInnen zum Thema „Richtiges Ernährungsverhalten" die Eltern schon früher einmal einbezogen hatten, d.h. ob Erfahrungen in diesem Bereich vor Durchführung der Intervention vorlagen. Wenn dies der Fall war, sollte näher beschrieben werden, was gemacht wurde bzw. falls keine Elternarbeit bisher geleistet wurde, sollte eine Begründung dafür genannt werden.

Nach der letzten Intervention „Gemeinsames Pausenfrühstück" waren wiederum nur die LehrerInnen zur Beurteilung aufgefordert, welche an dieser schulischen Maßnahme beteiligt waren. In dem „Fragebogen zur Durchführung des gemeinsamen Pausenfrühstücks" (siehe Anhang A10) sollte beschrieben werden, welche Rückmeldungen zur Intervention von Kindern und Eltern geäußert wurden. Wichtig für die Beurteilung der Effektivität dieser Maßnahme war die Angabe, mit welcher Häufigkeit dieses gemeinsame Frühstück durchgeführt wurde (fünfstufige Ratingskala von *täglich* über *mehr als 20x* bzw. *mehr als 10x* bis hin zu *10x* und *weniger als 10x*). Auch die durchschnittliche Zeit, die für das Pausenfrühstück zur Verfügung gestellt wurde, war einzutragen (Angabe in Minuten) sowie, anhand von Antwortvorgaben, woher diese Zeit stammte. Die nächste Frage bezog sich darauf, ob diese Maßnahme getrennt vom Unterricht durchgeführt oder ob sie mit unterrichtlichen Inhalten verbunden wurde. Falls dies möglich war, sollte eine nähere Beschreibung erfolgen. In gleicher Form wie bei der Intervention „Unterricht" sollten die LehrerInnen mit Hilfe einer vierstufigen Ratingskala von *nicht wichtig* bis *sehr wichtig* angeben, welche Bedeutung sie dem gemeinsamen Pausenfrühstück (allgemein, nicht nur als Intervention) beimessen, und zwar bezogen auf die Kinder, auf die Eltern sowie auf die Schule und wieder auf sich selbst. Gefragt wurde ferner nach der Bedeutung des gemeinsamen Pausenfrühstücks im Hinblick auf eine Verbesserung der Schulatmosphäre (vierstufige Ratingskala von *nicht bedeutsam* bis *sehr bedeutsam*). Als letzter Punkt bestand die Möglichkeit, Rückmeldung zur Durchführung der Intervention zu geben. Die Kodierung der Ratingskalen erfolgte i.d.R. nach aufsteigender Bedeutung oder Häufigkeit mit Zahlenwerten von 0 bis zu 5.

4.3.4.3   Erhebung zur Beziehung zwischen LehrerIn und Klasse

Zur Information über den Kontakt zwischen LehrerIn und Klasse sollten die LehrerInnen im Anschluss an die Untersuchung Auskunft darüber geben, wie viele Jahre sie die Klasse, in der sie den Unterricht in Heimat- und Sachunterricht erteilen, schon unterrichten und ob sie dies in Funktion als Klassen- oder als FachlehrerIn tun (siehe „Fragebogen zum Abschluss des Projektes", Anhang A11). Mit dieser und der nächsten Frage über die Anzahl von Unterrichtsstunden, die sie insgesamt in der/den entsprechenden Klasse/n geben, sollte deutlich werden, wie eng der Kontakt zwischen LehrerIn und Klasse ist. Das Ausmaß dieser Beziehung könnte Einfluss haben auf die Effektivität der Interventionen. Von ähnlicher Bedeutung ist die Frage nach anderen, neben dieser Studie in den Schulen bzw. Klassen durchgeführten Aktivitäten, Projekten, Informationen etc. im Bereich der Gesundheitsförderung allgemein oder der Ernährungserziehung im Besonderen. Solche gilt es ebenfalls zu berücksichtigen, wenn über die Wirkung der innerhalb dieser Untersuchung erprobten schulischen Maßnahmen Auskunft gegeben werden soll.

4.4   Beschreibung der Stichprobe / Soziodemografische Daten

4.4.1   Schulen und LehrerInnen
An dem Forschungsprojekt waren zehn Schulen aus Stuttgart und drei Schulen aus Schwäbisch Gmünd mit folgender Anzahl von Kindern (SchülerInnen) beteiligt:

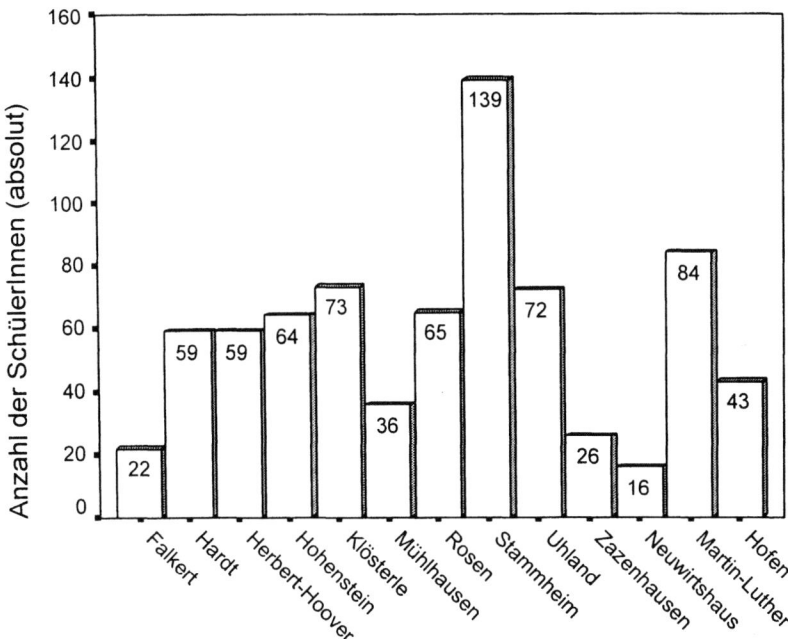

Abbildung 4.4.1.1:   Anzahl der beteiligten SchülerInnen pro Schule (n= 758)

Aus Stuttgart nahmen insgesamt 554 und aus Schwäbisch Gmünd 204 Kinder teil. Die Schulen sind entweder Grundschulen, aus denen 53% der Kinder kamen, oder Grund- und Hauptschulen, die mit 47% der Kinder beteiligt waren. Die Anzahl der dritten Klassen im Schuljahr 2000/2001 pro Schule bewegte sich zwischen einer Klasse in Zazenhausen und Neuwirtshaus bis zu fünf dritten Klassen in der GHS Stammheim und an der Klösterleschule. Dementsprechend ergibt sich eine Anzahl der pro Schule beteiligten Kinder zwischen 15 und 139. Allerdings waren nicht an allen Schulen immer alle Klassen in das Projekt integriert. Der Ausländeranteil der einzelnen Schulen beläuft sich von 9% (niedrigster Anteil) bis zu 55% (höchster Anteil). Sechs Schulen weisen einen Anteil nichtdeutscher Kinder von über 40% auf, sechs Schulen liegen bei einem Anteil von 25% und weniger, eine Schule liegt mit 34% zwischen diesen Bereichen.

Tabelle 4.4.1.1:   Anzahl an Klassen, Kindern und Anteil nichtdeutscher Kinder in den Schulen

Schulen	Anzahl dritter Klassen	Anzahl von Kindern in der dritten Klasse gesamt	Nichtdeutsche Kinder der Grundschule gesamt (%)
Falkert (GHS)	2	44	51
Hardt (GS)	3	57	34
Herbert-Hoover (GHS)	3	64	43
Hohenstein (GHS)	3	62	51
Klösterle (GS)	5	74	48
Mühlhausen (GS)	2	37	25
Rosen (GS)	4	96	55
Stammheim (GHS)	5	139	25
Uhland (GHS)	3	75	6
Zazenhausen (GS)	1	26	9
Neuwirtshaus (GS)	1	15	18
Martin-Luther (GHS)	4	98	49
Hofen (GS)	3	63	18

Quellen:
- Landeshauptstadt Stuttgart/Schulverwaltungsamt, Amtliche Schulstatistik, Schuljahr 2000/2001. Stand: 11.Oktober 2000
- Referat für Kultur, Bildung und Sport in Verbindung mit dem Presse- und Informationsamt (Hrsg.), Landeshauptstadt Stuttgart, Schulbericht 2000
- Schulamt Schwäbisch Gmünd

Die Stuttgarter Schulen sind folgenden Stadtbezirken zugeordnet: Stuttgart-West, Bad Cannstatt, Zuffenhausen, Mühlhausen und Stammheim. Dabei gehören die Stadtbezirke Bad Cannstatt und Stuttgart-West mit jeweils über 50.000 Einwohnern zu den größten Bezirken, Stammheim mit unter 15.000 Einwohnern ist der kleinste Bezirk. Der Ausländeranteil beträgt zwischen 16% in Stammheim und 30% in Bad Cannstatt. Von den Schulen in Schwäbisch Gmünd befindet sich eine im Innenstadtgebiet, die anderen beiden sind in den Stadtteilen Hardt und Bettringen.

Tabelle 4.4.1.2:   Schulen und zugehörige Stadtbezirke mit Angabe der Einwohner (absolute Zahlen) und
des Ausländeranteils in Prozent

Schule	Stadtteil / Stadtbezirk	Einwohnerzahl des Stadtbezirkes	Ausländeranteil des Stadtbezirkes (%)
Falkert	S-West	51187	23
Hardt	SG - Hardt	3031	35
Herbert-Hoover	S-Freiberg / Mühlhausen	26375	18
Hofen	S-Hofen / Mühlhausen	26375	18
Hohenstein	S-Zuffenhausen	34486	27
Klösterle	SG-Stadt	3843	43
Martin-Luther	S-Bad Cannstatt	67378	30
Mühlhausen	S-Mühlhausen	26375	18
Neuwirtshaus	S-Neuwirtshaus / Zuffenhausen	34486	27
Rosen	S-Zuffenhausen	34486	27
Stammheim	S-Stammheim	12233	16
Uhland	SG-Bettringen	9593	7
Zazenhausen	S-Zazenhausen / Zuffenhausen	34486	27

Quellen:
- Landeshauptstadt Stuttgart, Statistisches Amt, Stand 2000
- Einwohneramt Schwäbisch Gmünd

Insgesamt waren 31 Lehrerinnen und 4 Lehrer aus den Schulen in Stuttgart und
Schwäbisch Gmünd am Projekt beteiligt. Davon hatten 33 die Aufgabe des Klassenleh-
rers/ der Klassenlehrerin; eine Lehrerin war Fachlehrerin in zwei Klassen, welche beide
teilnahmen und eine Klasse wurde von einer Referendarin unterrichtet. Eine Lehrerin unterrichtete zwei Klassen in der Funktion einer Klassenlehrerin. Drei Klassen wurden von
Personen aus der Schulleitung (Konrektoren, Schulleiterin) unterrichtet. In drei Klassen
wechselte während der Dauer des Projektes der Klassenlehrer bzw. die Klassenlehrerin.

101

4.4.2   Kinder (SchülerInnen)

Geschlecht und Altersstruktur: 404 (53%) der insgesamt 758 Kinder sind männlichen und 354 (47%) der Kinder sind weiblichen Geschlechts.

Zu Beginn der Untersuchung im November 2000 waren zwei Kinder noch sieben Jahre alt, 313 bereits acht, der größte Teil mit 372 neun Jahre. Zehn Jahre und älter waren insgesamt 67 Kinder (54 Zehnjährige, 12 Elfjährige und ein 12-jähriges Kind). Die Verteilung der Kinder der Stichprobe auf die verschiedenen Altersstufen zeigt Abbildung 4.4.2.1.

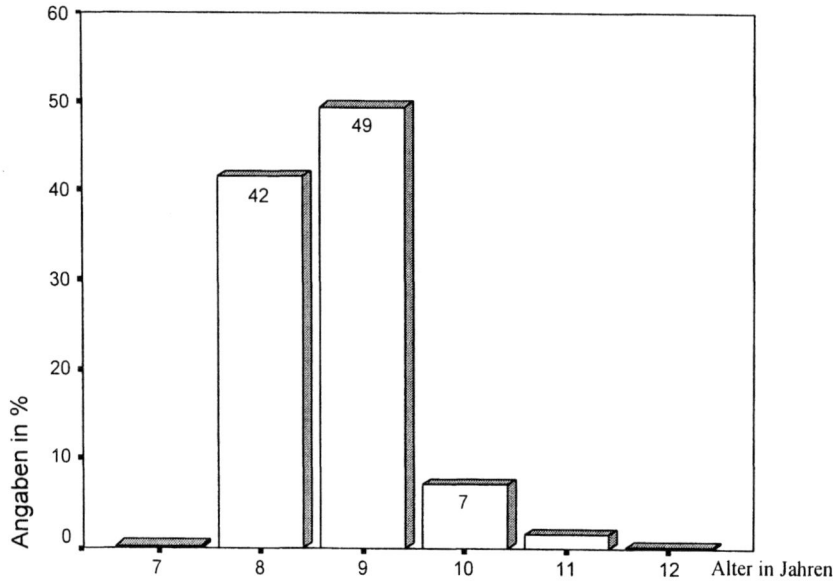

Abbildung 4.4.2.1:   Verteilung der Kinder auf die verschiedenen Altersstufen (Stand Nov. 2000 / n = 754)

Nationalität: Die Kinder wurden befragt nach ihrer Nationalität. Angeben sollten sie die erste Staatsangehörigkeit, und, falls vorhanden, auch eine zweite. Für die Zuordnung zu den verschiedenen Nationalitäten ergibt sich folgendes Bild: 71% der Kinder sind deutsch[1], jeweils 12% sind türkisch bzw. kommen aus anderen EU-Ländern. Unter "sonstige" (4%) sind alle weiteren nicht europäischen Nationalitäten zusammengefasst (siehe Abb. 4.4.2.2).

---

[1] „Deutsch" als Staatsbürgerschaft ist in diesem Fall dann gegeben, wenn keine zweite Nationalität vorliegt.

Bei der „zweiten Nationalität" machten 47 Kinder eine Angabe. Davon 19 (2,5%) deutsch, 12 (1,6%) türkisch, 12 (1,6%) andere Nationalitäten der EU-Länder und 4 (0,5%) sonstige Nationalitäten. Der Anteil der Kinder, die nicht deutsch sind, liegt damit bei knapp 30%.

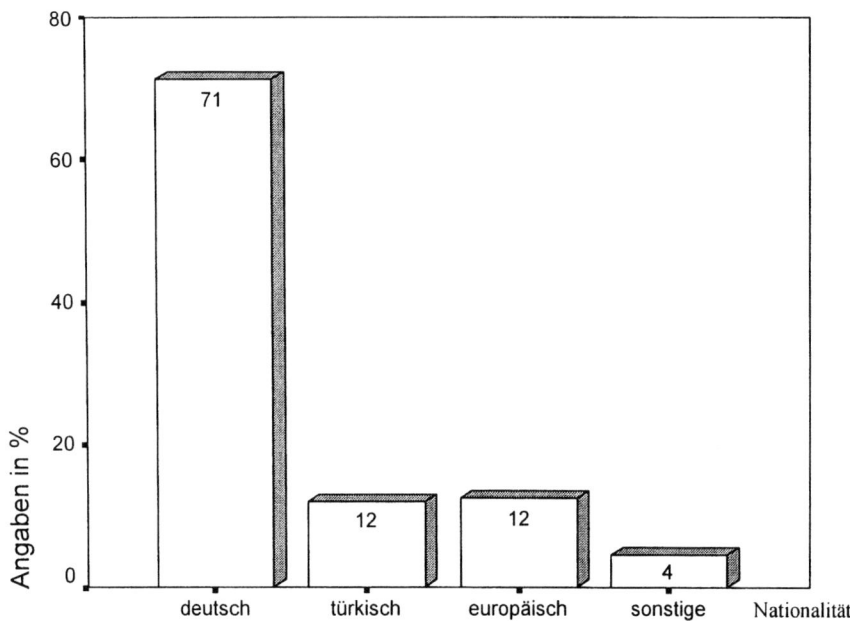

Abbildung 4.4.2.2:   Verteilung der Kinder auf die verschiedenen Nationalitäten (n = 645)

Die Ergebnisse der Amtlichen Schulstatistik für Stuttgart (Referat für Kultur, Bildung und Sport, 2001) liegen mit 36% Anteil nichtdeutscher Kinder im Durchschnitt an den Grundschulen etwas höher.

Familienstruktur: Die Kinder dieser Stichprobe stammen zum größten Teil (85%) aus Familien, in denen beide Elternteile vorhanden sind (nach Angabe der Eltern, n = 480). 15% leben mit einem Elternteil zusammen, 3% davon mit dem Vater und 13% mit der Mutter. Die Mutter ist demnach in 97% der Haushalte präsent, während dies bei den Vätern bei 87% der Fall ist.

In 4% der Familien leben neben den Eltern und ihren Kindern weitere Personen: Lebensgefährten, Verwandte oder Pflege- bzw. Tageskinder.

Der Anteil der Einzelkinder beläuft sich auf 14% (nach Angabe der Kinder, n = 530), 46% haben ein Geschwister und 40% mehr als ein Geschwister. Etwa die Hälfte der Kinder mit Geschwistern hat ältere Geschwister, der Anteil mit jüngeren Geschwistern ist etwa gleich.

103

Körpergewicht: Die Verteilung der Gewichtsgruppen für die in dieser Studie unter-
suchte Stichprobe von Kindern (n=758) im Alter von 7 bis 12 Jahren sieht nach den Leitlinien der Arbeitsgemeinschaft „Adipositas im Kindes- und Jugendalter" (AGA) (Kromeyer-Hauschild et al., 2001) wie folgt aus: Drei Viertel der Kinder (n= 665) weisen ein
Normalgewicht auf. 11% liegen mit ihrem Body-Mass- Index über dem 90. Perzentil-
wert, sind also übergewichtig, und 5% sind mit einem Gewicht über dem 97. Perzentil-
wert adipös und damit therapiebedürftig. 6% der Kinder der Stichprobe sind untergewichtig, 3% weisen ein klinisch relevantes Untergewicht auf.

4.4.3   Eltern
Im Rahmen des Projektes wurden die Eltern von 615 Kindern angesprochen; 370 Eltern waren eingeladen, an den Elternaktionen teilzunehmen.

Berufstätigkeit: Die genannten Berufsbezeichnungen bei den Vätern lassen nur eine
ungenaue Zuordnung zu. Demnach sind etwa 55% als Arbeiter einzustufen, die restli-
chen 40% sind Angestellte, Beamte oder selbständig. Bei 4% der Rückläufe (n=442)
wurde bei Beruf des Vaters keine Angabe gemacht, 1% gab als Beruf arbeitslos an.

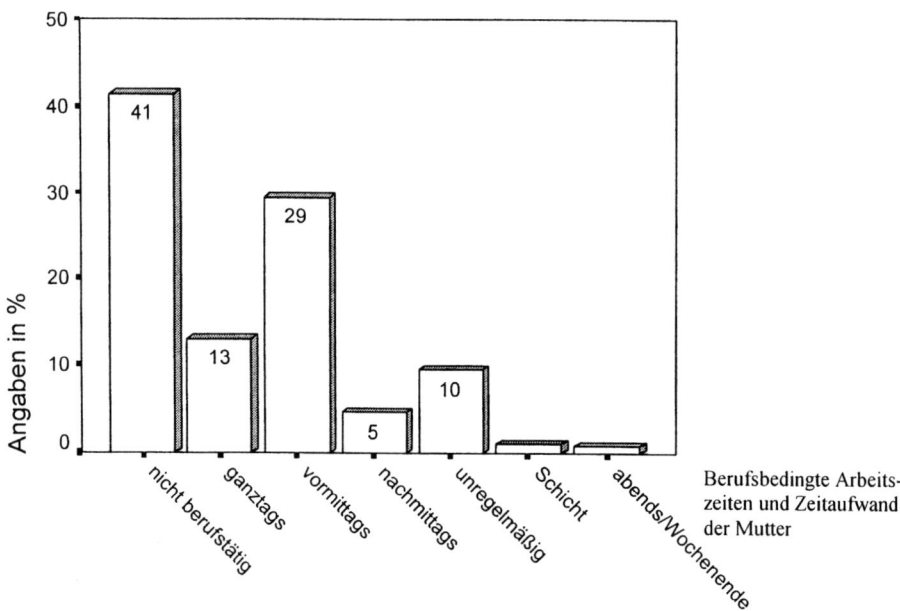

Abbildung 4.4.3.1:   Angaben über die Berufstätigkeit der Mutter (n= 452)

Auf die Frage nach dem Beruf der Mutter wurde in 34% der Fälle (n= 469) als Beruf
Hausfrau angegeben. Bei den Müttern wurde ferner nach dem Maß der Berufstätigkeit
gefragt. Danach sind 41% der Mütter (n= 452) nicht berufstätig, 13% arbeiten ganztags,

29% vormittags, 5% nachmittags, 10% sind zu unterschiedlichen Tageszeiten beschäftigt und 2% arbeiten im Schichtdienst bzw. auch am Wochenende (siehe Abb. 4.4.3.1).

Nationalität: Die Verteilung der Eltern auf die verschiedenen Nationalitäten, nach Müttern und Vätern getrennt, sieht wie folgt aus (siehe Abb. 4.4.3.2 und 4.4.3.3).

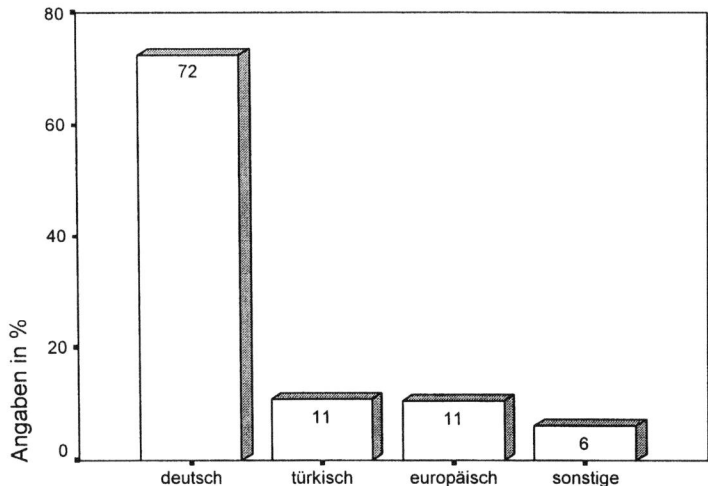

Abbildung 4.4.3.2:   Nationalität des Vaters (n = 431)

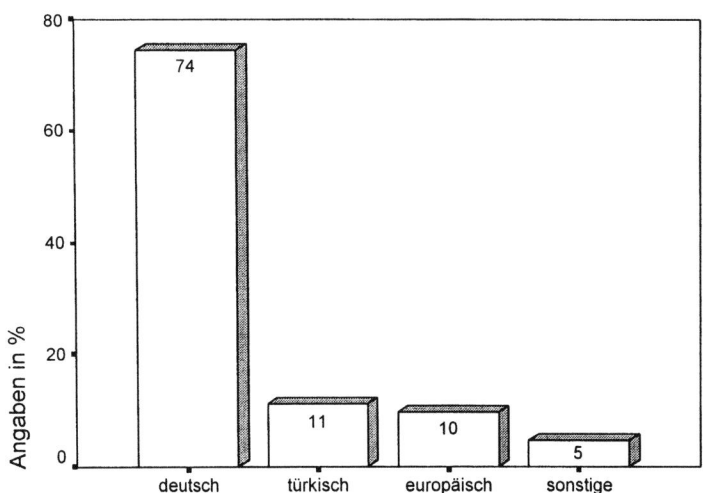

Abbildung 4.4.3.3:   Nationalität der Mutter (n = 454)

105

21% der Kinder wachsen in Familien auf, in denen beide Elternteile ausländischer Herkunft sind. Weitere 9% leben in binationalen Familien, wobei jeweils einer der Elternteile deutsch als Staatsangehörigkeit angab. Des Weiteren werden 2% der Kinder von ausländischen Alleinerziehenden versorgt. Ein Drittel der Kinder stammt demnach aus Familien, die ganz oder teilweise ausländischer Herkunft sind.

4.4.4 Gruppenspezifische Daten

Betrachtet man die Zusammensetzung der einzelnen Interventionsgruppen, so zeigen sich im Hinblick auf einige Kriterien signifikante Unterschiede. Eine bedeutsame unterschiedliche Verteilung zwischen den Gruppen liegt für die *Nationalität des Kindes* und für die *Nationalität der Eltern* vor (siehe Tabelle 4.4.4.1).

Tabelle 4.4.4.1: Verteilung von Nationalitäten der Eltern auf die verschiedenen Gruppen in absoluten Zahlen und in Prozent[1]

Gruppe	ausländisch		deutsch	
	Anzahl n	Anteil (%)	Anzahl n	Anteil (%)
IG Unterricht (IGU)	23	28	60	72
IG Eltern m. Teilnahme (IGEmT)	5	7	65	93
IG Eltern o.Teilnahme (IGEoT)	8	40	12	60
IG Pausenfrühstück (IGPF)	29	36	52	64
IG alle Interventionen (IGalle)	13	13	88	87
IG Pausenfrühstück täglich (IGPFt)	12	23	41	77
IG Pausenfrühstück täglich u. Elternarbeit (IGPFtuEa)	7	14	42	86
Gesamt	97	21	360	79

Bei den Eltern wurde unterschieden zwischen „ausländisch" und „deutsch". Der geringste Anteil ausländischer Eltern (7%) befindet sich in der Gruppe mit Elternarbeit (IGEmT), bei der die Eltern auch an den Aktionen der Elternarbeit teilgenommen haben. Der höchste Anteil an ausländischen Eltern ist in der Gruppe zu finden, in welcher die Eltern nicht zu den Angeboten der Elternarbeit gekommen sind (Gruppe IGEoT = 40%). Vergleicht man die im Hinblick auf die Beurteilung der Intervention ausschlaggebenden Gruppen mit Elternarbeit insgesamt (IGEmT, IGalle und IGPFtuEa) und der Kontrollgruppe (bestehend aus den Gruppen IGU, IGEoT, IGPF und IGPFt), so zeigt

---

[1] Da nur von den Eltern Nationalitäten aufgeführt sind, welche den Fragebogen diesbezüglich ausgefüllt haben, entsprechen die absoluten Zahlen nicht den an anderer Stelle angegebenen Gruppengrößen.

sich ein signifikanter Unterschied bezüglich der Nationalität der Mutter, des Vaters und damit auch des Kindes. In den Interventionsgruppen mit Elternarbeit ist der Anteil deutscher Mütter, jeweils im Vergleich zur Kontrollgruppe, hoch signifikant höher[1]. (Diese Werte gelten nicht für die gesamte Zusammensetzung deutscher und ausländischer Eltern innerhalb der Gruppen, sondern nur für den Teil von Eltern, die den Fragebogen ausgefüllt abgegeben haben.)

Ein weiterer Unterschied zwischen den Gruppen mit und ohne Elternarbeit besteht bezogen auf die *Berufstätigkeit der Mutter*. Während in den Gruppen ohne Elternarbeit der Anteil der Mütter, welche angeben, Hausfrau zu sein, bei 40% liegt, ist der Anteil in den Interventionsgruppen mit Elternarbeit niedriger (28%). Dadurch ergeben sich statistisch bedeutsame Unterschiede zwischen diesen beiden Gruppen[2].

Die beiden Unterschiede, Nationalität der Eltern bzw. des Kindes und Berufstätigkeit der Mutter stehen in Verbindung. Während von den deutschen Müttern 25% als Hausfrau tätig sind, liegt der Anteil bei den türkischen Müttern bei 78%, bei den europäischen Müttern bei 44% und bei den Müttern sonstiger Nationalitäten bei 63%. Da der Anteil ausländischer Mütter in den Interventionsgruppen mit Elternarbeit niedriger ist, ist auch der Anteil berufstätiger Mütter in dieser Gruppe höher.

4.5 Durchführung der Interventionen

4.5.1 Durchführung der Intervention „Unterricht"

Von den 34 am Projekt beteiligten Klassen sollten 27 (615 Kinder) den Unterricht im Zeitraum zwischen Mitte November und Ende Dezember durchführen. Die übrigen sieben Klassen erhielten als Kontrollgruppe den Unterricht in Ernährungserziehung, der in Klasse 3 obligatorisch im Lehrplan vorgesehen ist (Ministerium für Kultus und Sport Baden-Württemberg, 1994), im späteren Verlauf des Schuljahres. Dabei war es diesen LehrerInnen freigestellt, ob und in welcher Weise sie die für das Forschungsprojekt konzipierten Unterrichtsmaterialien einsetzen würden.

Ziel dieser Intervention war, bei den Interventionsklassen eine möglichst gleiche Ausgangslage bezüglich Ernährungswissen, -einstellung und -verhalten zu erreichen. Diese Situation wäre nicht in gleichem Maße anzutreffen gewesen, wenn die Klassen zu unterschiedlichen Zeitpunkten über das Schuljahr verteilt, d.h. unter Umständen auch parallel zu den anderen Interventionen, einen jeweils von Art und Umfang anders konzipierten Unterricht erhalten hätten.

Die Konzeption des Unterrichts ist so gestaltet, dass die einzelnen Stunden im Regelunterricht umzusetzen sind. Die Zielsetzung sowie die Inhalte orientieren sich an den Vorgaben des Lehrplans der Grundschule in Baden-Württemberg von 1994 für Klasse 3, Fach: Heimat- und Sachunterricht. Im Arbeitsbereich 2: *Leben und Gesundheit* geht es

---

[1] Mütter: IG (n=220), MW/SD=1.35/.81, KG (n=234), MW/SD=1.65/.98, t(452)=-3.53, p=.000
Väter: IG (n=211), MW/SD=1.25/.66, KG (n=220), MW/SD=1.64/.96, t(429)=-4.88, p=.000
1= deutsch, 2= nicht deutsch

[2] IG (n=226), MW/SD=1.72/.45, KG (n=243), MW/SD=1.60/.49, t(467)= 2.56, p=.011
1= Hausfrau, 2= nicht Hausfrau

um das Thema *Sich richtig ernähren – ein Problem für viele Menschen*. Vorgesehen sind neun Richtstunden für die beiden Bereiche *Richtige Ernährung ist eine wichtige Voraussetzung für Wachstum, Entwicklung, Gesundheit und Wohlbefinden von Kindern* und *Wie sich Menschen in anderen Ländern ernähren*. Der für dieses Projekt zusammengestellte Unterricht bezieht sich ausschließlich auf den zuerst genannten Bereich und beansprucht ein Zeitbudget von mindestens sechs Unterrichtsstunden plus zusätzlicher Zeit für die einmalige Aktion *Unser gesundes Pausenvesper*.

Für sechs Stunden wurden eine Verlaufsplanung sowie die dazu benötigten Arbeitsblätter erstellt. Die Umsetzung des Unterrichts erfolgte durch die Lehrkräfte. Tabelle 4.5.1.1 gibt eine Übersicht über Reihenfolge und Inhalte der Stundenthemen.

Tabelle 4.5.1.1:   Reihenfolge und Inhalte der Stundenthemen

Nr.	Thema	Inhalte
1.	Unser Körper braucht Nährstoffe	Nahrung zur Aufrechterhaltung der Körperfunktionen Einteilung der Lebensmittel in Gruppen Hauptnährstoffe der einzelnen Gruppen und ihre Funktion
2.	Fit durch ein gesundes Pausenvesper	Sensibilisierung für die eigene Ernährung Was esse ich in der Pause und warum ? Zusammenstellung eines gesunden Pausenvespers Bedeutung des Pausenvespers im Tageslauf
3.	Volles Korn - volle Kraft !	Aufbau des Getreidekorns versch. Brot- und Brötchensorten kosten Bedeutung der Nährstoffe
4.	Die Milch macht's!	Erfahrungen mit Milch als Getränk Bestandteile von Milch und Milchprodukten
5.	Fit mit Gemüse	Einige Gemüsesorten benennen und kosten Bedeutung der Gruppe für die Ernährung
6.	Evi wünscht sich ein gesundes Pausenvesper	Wiederholung: Merkmale eines gesunden Pausenvespers Argumente für ein gesundes Pausenvesper gegenüber Eltern
zusätz-liche Aktion	Unser gesundes Pausenvesper	S. stellen unter Anleitung der Fachfrauen für Kinderernährung ein gesundes Pausenvesper her

Im Rahmen von Lehrerfortbildungsveranstaltungen, die von Seiten der Schulämter genehmigt waren, wurden die Unterrichtsmaterialien in Stuttgart und Schwäbisch Gmünd den Lehrkräften vorgestellt.

Darüber hinaus erfolgte die Kontaktaufnahme mit einigen Fachfrauen für Kinderernährung Baden-Württembergs zur Vorstellung des Projektes sowie des geplanten Unterrichts. Die Einbindung der Fachfrauen in die Unterrichtskonzeption diente dem Zweck der Zubereitung eines Frühstücksbüfetts mit den Kindern der Interventionsklassen. Diese Aktion sollte die übrigen Stundenthemen ergänzen und den Kindern ermöglichen, theoretische Lerninhalte handlungsorientiert umzusetzen. Die Terminabsprache und Organisation des Einsatzes der Fachfrauen an den beteiligten Schulen wurden in diesem Fall einheitlich geregelt, so dass im Zeitraum von Mitte November bis Mitte Dezember die Büfets parallel zum Unterricht durchgeführt werden konnten.

4.5.2   Durchführung der Intervention „Elternarbeit"

Mit der Elternarbeit waren 15 Klassen bzw. die Eltern von 370 Kindern angesprochen. Gemeint sind hiermit die gezielten Angebote im Rahmen der Intervention, die im Wesentlichen aus Elterninformationsabenden und „Eltern-Kind-Nachmittagen" bestanden.

Vorbereitung der Intervention: Bedingt durch die große Anzahl der Eltern, die anzusprechen war, musste schon frühzeitig überlegt werden, von welchen Seiten Unterstützung erbeten werden konnte. Die ersten Kontakte mit den verschiedenen Institutionen erfolgten bereits einige Monate vor Beginn der Elternarbeit. Folgende Kooperationspartner haben sich dann im Laufe der Intervention beteiligt:

- Ministerium für Ernährung und Ländlichen Raum / Fachfrauen für Kinderernährung
- Gesundheitsamt Stuttgart
- AG Jugendzahnpflege in Schwäbisch Gmünd und Stuttgart
- Krankenkassen: Gmünder Ersatzkasse (GEK), AOK, Techniker Krankenkasse, Barmer Ersatzkasse und Deutsche Angestellten - Krankenkasse
- Kinderärzte in Stuttgart und Schwäbisch Gmünd
- Milchwirtschaftlicher Verein
- Schulmilchinitiative Tetra Pak
- Firma Ensinger

Intensive Vorbereitung war notwendig, um die einzelnen Institutionen bzw. Fachkräfte über das Forschungsprojekt allgemein sowie über die geplanten Angebote im Besonderen zu informieren und um sie für die Mitarbeit zu gewinnen. Zusätzlich war die Absprache und Koordination mit den Schulen bzw. LehrerInnen erforderlich.

Die Eltern waren über das Forschungsprojekt bereits durch das Anschreiben im Zuge der Einholung der Einverständniserklärungen für ihre Kinder informiert und hatten schon die ersten Fragebögen zum Ausfüllen erhalten. Im Verlauf der verschiedenen Elternaktionen erhielten sie nun zusätzlich Elternbriefe mit den Einladungen zu den einzelnen Veranstaltungen.

Durchführung der Intervention: Folgende Aktionen wurden im Zeitraum von Anfang März 2001 bis Ende Juni 2001 angeboten:

- Informationsabende für Eltern (ein Abend pro Klasse) innerhalb der regulären
  Klassenpflegschaftstreffen
- Informationsveranstaltungen für Eltern speziell zum Thema Ernährung, jeweils
  für mehrere Klassen gemeinsam (nur für Stuttgarter Schulen)
- "Eltern-Kind-Nachmittage", jeweils für die dritten Klassen einer Schule, (insge-
  samt drei Nachmittage in Stuttgart und drei Nachmittage in Schwäbisch Gmünd)

Im Rahmen der Informationsabende erhielten die Eltern jeder Klasse für sich getrennt
umfangreiche Informationen sowohl zum Forschungsprojekt selbst als auch zum Thema
„Bedarfsgerechte Ernährung bei Kindern". Außerdem bestand die Möglichkeit, Fragen
an alle beteiligten Fachkräfte zu richten. Einen Überblick über den Ablauf der Informationsabende zeigt die Tabelle 4.5.2.1 (für Schwäbisch Gmünd) und Tabelle 4.5.2.2 (für
Stuttgart).

Tabelle 4.5.2.1:   Ablauf der Elterninformationsabende in Schwäbisch Gmünd

Zeitlicher Rahmen	Thema	Referentinnen/Referenten
1. Abend: ca. 90 – 120 Minuten	„Bedarfsgerechte Ernährung und Ernährungserziehung bei Kindern"	Fachfrau für Kinderernährung
	„Übergewicht bei Kindern bzw. Jugendlichen"	Kinderarzt

Tabelle 4.5.2.2:   Ablauf der Elterninformationsabende in Stuttgart

Zeitlicher Rahmen	Thema	Referentinnen/Referenten
1. Abend: ca. 30 Minuten	„Bedarfsgerechte Ernährung bei Schulkindern"	Ernährungsfachfrauen vom Gesundheitsamt Stuttgart
2. Abend: ca. 90 - 120 Minuten	„Bedarfsgerechte Ernährung bei Schulkindern"	Ernährungsfachfrau des Gesundheitsamtes in Stuttgart
	„Gesundheitliche Folgen der Ernährung" / "Übergewicht bei Kindern"	Kinderarzt/ Kinderärztin des Gesundheitsamtes in Stuttgart
	„Zusammenhang von Ernährung und Leistungsfähigkeit" und „Fragen der Ernährungserziehung"	Leiterin des Forschungsprojektes

Die ersten Abende fanden Anfang März bis Ende März 2001 statt, die zweiten Abende in Stuttgart Ende Juni. Dazwischen erfolgte die Realisierung der "Eltern-Kind-
Nachmittage". Insgesamt waren es drei Nachmittage in Stuttgart und drei Nachmittage in
Schwäbisch Gmünd, die etwa in gleicher Form jeweils für die dritten Klassen einer, bzw.
in einem Fall für zwei Schulen, veranstaltet wurden.

Folgende Institutionen waren mit verschiedenen Angeboten vertreten:
In Stuttgart und Schwäbisch Gmünd:
- Arbeitsgemeinschaft Jugendzahnpflege *(Zuckerausstellung und Technik des Zähneputzens, Zucker-Quiz)*
- Initiative „Pro Schulmilch" *(Schulmilch und Quiz)*
- Milchwirtschaftlicher Verein Baden-Württemberg *(Milch und Milchprodukte, Butter herstellen)*
- Pädagogische Hochschule Schwäbisch Gmünd *(Getränkespiel)*

Nur in Schwäbisch Gmünd anwesend:
- Fachfrau für Kinderernährung *(Parcours der Sinne in Quizform)*
- Krankenkasse (GEK) *(Bewegungsspiel)*

Nur in Stuttgart anwesend:
- Ernährungsfachfrauen des Gesundheitsamtes Stuttgart *(verschiedene Ratespiele und Herstellen von Pausenbroten)*

An jedem dieser Nachmittage stand des Weiteren umfangreiches Informationsmaterial für die Eltern zur Verfügung. Es gab Getränke und verschiedene Lebensmittel zum Verzehren, die durch ein Quiz erworben werden mussten oder selbst vor Ort von Kindern und Eltern hergestellt wurden. Weitere Preise und das Informationsmaterial kamen durch die Unterstützung verschiedener Krankenkassen zusammen. Der zeitliche Rahmen für diese Aktionen belief sich pro Nachmittag auf ca. 90 Minuten. Die Organisation war derart geregelt, dass in diesem Zeitraum alle Angebote von Eltern und Kinder in Anspruch genommen werden konnten und darüber hinaus genug Zeit verblieb, um miteinander ins Gespräch zu kommen. Ein zentraler Gesichtspunkt bei allen Angeboten der Elternarbeit war die Realisierung von persönlichen Kontakten zwischen den Eltern und den verschiedenen Fachkräften. Es wurde deshalb auch ganz besonderer Wert darauf gelegt, möglichst solche Experten zu gewinnen, die durch ihre Arbeit im Rahmen der Ernährungserziehung in den Schulen vor Ort bereits seit längerer Zeit tätig und so den Eltern und auch den Kindern zumindest teilweise schon bekannt waren. Wo die Organisation dies ermöglichte, übernahmen die Fachkräfte Aufgaben bei allen Angeboten der Elternarbeit, so dass durch mehrmaligen Kontakt Vertrauen aufgebaut werden konnte. Positiv in diesem Sinne wirkte die Anwesenheit und die Unterstützung der Klassen- bzw. FachlehrerInnen.

4.5.3 Durchführung der Intervention „Gemeinsames Pausenfrühstück"

Für diese dritte und letzte Intervention waren insgesamt 15 Klassen mit 352 Kindern vorgesehen. Die Auswahl dieser Klassen erfolgte unter mehreren Aspekten: Zu berücksichtigen war, dass in dem Projekt Klassen integriert waren, die das gemeinsame Pausenfrühstück schon seit Beginn der Untersuchung regelmäßig durchführten. Diese Klassen können zwar zur Beurteilung der Maßnahme des gemeinsamen Pausenfrühstücks herangezogen werden, nicht jedoch zur Beurteilung der Effektivität der innerhalb dieser Untersuchung durchgeführten Intervention „Gemeinsames Pausenfrühstück". Auch sollten die Gruppen, welche die beiden Interventionen „Elternarbeit" und „Gemeinsames Pausenfrühstück" erhielten, in etwa die gleiche Anzahl Kinder aufweisen. Sodann musste die Bereitschaft der LehrerInnen vorhanden sein, die Interventionen durchzuführen. Ferner wurde darauf geachtet, dass an einer Schule nicht Klassen mit und ohne die Durchführung des Pausenfrühstücks bestanden.

Die Durchführung selbst erfolgte im Zeitraum von Beginn des Schuljahres 2001/02 bis zu Beginn der Weihnachtsferien im Dezember 2001. Die LehrerInnen waren angewiesen, mindestens zehn Mal in diesem Zeitabschnitt gemeinsam mit den Kindern zu frühstücken.

Die Empfehlung für die Dauer des Frühstücks lag bei zehn bis fünfzehn Minuten. Ein fester Zeitrahmen innerhalb des Schulvormittags konnte und sollte auf Grund der unterschiedlichen Pausen- und Unterrichtszeiten nicht gegeben werden. Allerdings wurde darauf hingewiesen, dass nach Möglichkeit immer um dieselbe Zeit gefrühstückt wird, um die Kinder an einen gewissen Rhythmus zu gewöhnen.

Zur Organisation und Zielsetzung der gesundheitsfördernden Maßnahme „Gemeinsames Pausenfrühstück" erhielten alle LehrerInnen ein eigens für diese Intervention erstelltes Informationsheft. Es enthält praktische Tipps zur Durchführung (Tisch decken, Hände waschen etc.) und zeigt Möglichkeiten, welche Anlässe zum Frühstücken genutzt werden können und wie das Frühstück mit verschiedenen Unterrichtsthemen in Verbindung gebracht werden kann.

Darüber hinaus waren die an dieser Intervention beteiligten LehrerInnen eingeladen, an je einem Nachmittag in Stuttgart und Schwäbisch Gmünd an einer gemeinsamen Veranstaltung zu diesem Thema teilzunehmen. Hierbei wurden die Inhalte des Informationsheftes nochmals ausführlich besprochen. Anwesend waren dabei auch die Lehrkräfte, die das Pausenfrühstück mit ihrer Klassen schon seit längerer Zeit regelmäßig praktizierten.

4.6   Statistische Auswertung

Für die gesamte statistische Auswertung der Daten wurde das Statistikprogramm SPSS (für Windows, Version 10.9) eingesetzt. Zur Signifikanzbestimmung der Messeffekte wurden folgende Berechnungsmethoden angewandt:

- Dreifaktorielle Varianzanalyse ohne Messwiederholung über bestimmte Gruppierungen von Kontroll- und Interventionsgruppen zur Überprüfung der Ausgangswertunterschiede

Für die statistische Auswertung des hier vorliegenden *Mehr-Gruppen-Messwiederholungsplanes* wird eine spezielle Variante der Varianzanalyse eingesetzt, und zwar die Varianzanalyse mit Messwiederholung (Bortz & Döring, 1995):

- Vierfaktorielle Varianzanalyse mit Messwiederholung auf einem der Faktoren über alle Gruppen zur Berechnung der Haupteffekte
- Vierfaktorielle Varianzanalyse mit Messwiederholung auf einem der Faktoren über bestimmte Gruppierungen von Kontroll- und Interventionsgruppen zur Berechnung von Interventionseffekten zwischen einzelnen Gruppen

Bei dieser *mehrfaktoriellen Varianzanalyse* ergibt sich der Messwiederholungsfaktor aus den Messzeitpunkten vor (prä) und nach der jeweiligen Intervention (post). Neben dem Faktor Zeit entsteht ein weiterer aufgrund der den Versuchsbedingungen zugrunde liegenden Gruppenbildung. Eine *Interaktion zwischen den beiden Faktoren Zeit und Gruppe bzw. Intervention* (Zeit x Gruppe-Interaktionseffekt oder Zeit x Intervention-Interaktionseffekt) macht deutlich, dass unterschiedliche Veränderungen zwischen Interventions- und Kontrollgruppen aufgetreten sind. Gemäß der formulierten Hypothesen (siehe Kapitel 3.3) wird angenommen, dass die Gruppen mit Intervention bestimmte Effekte zeigen, die in den jeweiligen Kontrollgruppen nicht auftauchen. Diese Veränderungshypothesen gelten als bestätigt, wenn die Interaktion zwischen dem Faktor Messwiederholung (Zeit) und der Intervention signifikant ist (Signifikanztest nach Wilks-Lambda). Damit ist belegt, dass die Interventionsgruppe im Verlaufe der Zeit sich anders verändert hat als die Kontrollgruppe (Bortz & Döring, 1995). „Solche Effekte stellen sich in der quantitativen Analyse als Veränderungen in den entsprechenden Kriterien über die Zeit dar" (Viehhauser, 2000, S. 210). Die Varianzanalyse testet die *Signifikanz von Mittelwertsunterschieden* über die zu vergleichenden Gruppen. Für nähere Informationen über die Höhe der unterschiedlichen Mittelwerte der einzelnen Gruppen und das Ausmaß der Unterschiede wurden im Anschluss an die Varianzanalyse weitere Berechnungen (Anschlusstests) durchgeführt. Nach Aufteilung der Datei in die entsprechenden Gruppen wurden paarweise Vergleiche der abhängigen Variablen mittels *t-Test für gepaarte Stichproben* berechnet. Gruppenspezifisch werden die Mittelwerte und Standartabweichungen, bezogen auf die Messzeitpunkte sowie das Signifikanzniveau, angegeben. Im Falle der Elternintervention wurden ferner über t-Test bei gepaarten Stichproben die Mittelwerte für den dritten Messzeitpunkt (follow-up) berechnet bzw. signifikante Veränderungen von t2 (nach der Intervention „Elternarbeit") zu t3 (nach der Intervention „Gemeinsames Pausenfrühstück") ermittelt. Die Varianzanalyse und der t-Test verhalten sich gegenüber Verletzungen der Voraussetzungen der Normalverteilung und Varianzhomogenität relativ robust.

Eine Veränderung der Werte aller Probanden, unabhängig von den Interventionen, liegt bei den *Haupteffekten des Messzeitpunktes* (Zeit) vor. Diese Effekte sagen nichts über die Wirkung der Interventionen aus. Sie beschreiben aber das Ernährungsverhalten bzw. die Ernährungseinstellung der an dieser Untersuchung beteiligten Kinder bzw. auch der Eltern über die Zeit. *Haupteffekte des Geschlechts und des Alters* beschreiben geschlechts- bzw. altersspezifisch unterschiedliche Entwicklungen des Ernährungsverhaltens bzw. der Einstellungen zur Ernährung.

Die *Haupteffekte des Faktors Gruppe* treten angesichts der Gruppenanzahl innerhalb dieser Untersuchung in zahlreicher Form auf. In signifikanter Form weisen sie darauf hin, dass die Gruppen sich bezüglich des zu prüfenden Merkmals unterscheiden. Aufgrund der umfangreichen Ergebnisse wurde im Rahmen dieser Arbeit auf eine Darstellung der Gruppeneffekte verzichtet. Die sieben Interventionsgruppen unterscheiden sich, wie beschrieben (siehe *Untersuchungsdesign*, Kap. 4.1), in ihrer Kombination von verschiedenen gesundheitsfördernden Maßnahmen bzw. Interventionen. Bei der Zusammenstellung der Gruppen wurde darauf geachtet, dass Gruppen in ihrer Größe nicht zu unterschiedlich sind. Zur Überprüfung der verschiedenen Effekte der einzelnen Interventionen wurden unterschiedliche Gruppen bzw. Gruppenkombinationen miteinander verglichen.

Folgende Zusammenstellungen wurden zur Berechnung von Effekten gebildet:

Überprüfung der Intervention Elternarbeit: Effekte der Elternarbeit werden untersucht in den Gruppen, in denen die Eltern tatsächlich auch an mindestens einem Angebot teilgenommen haben. Dies ist der Fall in:

- Gruppe 3 (Interventionsgruppe mit Elternarbeit /Eltern mit Teilnahme, IGEmT)
- Gruppe 6 (Interventionsgruppe mit allen Interventionen, IGalle)
- Gruppe 8 (Interventionsgruppe mit täglichem Pausenfrühstück und Elternarbeit / Eltern mit Teilnahme, IGPFtuEa)

Als Vergleich für die Interventionsgruppen *mit* Elternarbeit können folgende Gruppen *ohne* Elternarbeit herangezogen werden:

- Gruppe 2 (Interventionsgruppe nur Unterricht, IGU)
- Gruppe 4 (Interventionsgruppe mit Elternarbeit / Eltern ohne Teilnahme, IGEoT)
- Gruppe 5 (Interventionsgruppe mit Pausenfrühstück, IGPF)
- Gruppe 7 (Interventionsgruppe mit täglichem Pausenfrühstück, IGPFt)

Gruppe 5 ist geeignet als Kontrollgruppe, da die Intervention Pausenfrühstück erst nach der Elternarbeit erfolgte. Gruppe 7 ist geeignet, da das tägliche Pausenfrühstück während der gesamten Untersuchung durchgeführt wurde. Zu überprüfen ist hierbei, ob vor der Intervention schon Gruppeneffekte bestanden.

Aufgrund des Designs besteht die Möglichkeit, jede Interventions- mit jeder Kontrollgruppe zu vergleichen. Auf diese ausführliche Darstellung wurde zugunsten einer überschaubaren Ergebnissituation verzichtet.

Überprüfung der Intervention „Gemeinsames Pausenfrühstück": Effekte des gemeinsamen Pausenfrühstücks werden bezüglich der Gruppen geprüft, in denen das Pausenfrühstück als Intervention durchgeführt wurde (nicht dort, wo es bereits täglich installiert war). Das ist der Fall in:

- Gruppe 5 (Interventionsgruppe mit Pausenfrühstück, IGPF)
- Gruppe 6 (Interventionsgruppe mit allen Interventionen, IGalle)

Zum Vergleich für die Interventionsgruppen *mit* gemeinsamem Pausenfrühstück können folgende Gruppen *ohne* gemeinsames Pausenfrühstück herangezogen werden:

- Gruppe 2 (Interventionsgruppe nur Unterricht, IGU)
- Gruppe 3 (Interventionsgruppe mit Elternarbeit /Eltern mit Teilnahme, IGEmT)
- Gruppe 4 (Interventionsgruppe mit Elternarbeit / Eltern ohne Teilnahme, IGEoT)

Die Gruppen mit täglichem Pausenfrühstück wurden nicht als Kontrollgruppe herangezogen, da der Unterschied zwischen Gruppen mit Intervention und Gruppen ohne Intervention nicht so gut abgrenzbar ist wie bei anderen Gruppierungen (in beiden Fällen wurde das gemeinsame Pausenfrühstück durchgeführt). Es besteht wieder die Möglichkeit, jede Interventions- mit jeder Kontrollgruppe zu vergleichen. Auch bei dieser Überprüfung wurde auf eine zu ausführliche Vergleichsmöglichkeit verzichtet.

Gruppe 1 (Kontrollgruppe ohne Interventionen) ist für die Kontrolle der Interventionen Elternarbeit und Pausenfrühstück nicht geeignet, da in diesen Klassen im Laufe des Schuljahres der Unterricht Ernährungserziehung in einem nicht bekannten Ausmaß stattfand.

Zur Überprüfung der Hypothese 2 (Zusammenhangshypothese) wurden *Korrelationen* berechnet. Zusammenhänge zwischen Eltern und Kindern wurden mit dem Verfahren der *bivariaten Korrelation* (Pearson) gerechnet.

Zur Erfassung *soziodemografischer Daten* wurden zunächst die Häufigkeit und die prozentuale Verteilung verschiedener Variablen über die Funktion „Deskriptive Statistik" berechnet. In einem zweiten Schritt wurde geprüft, ob einzelne Gruppen im Vergleich miteinander signifikante Unterschiede aufweisen (t-Test für ungepaarte Stichproben).

Für die vorgenommenen Signifikanztests gelten folgende Irrtumswahrscheinlichkeiten:

- Fehler-Wahrscheinlichkeit $\alpha < 5\%$ = signifikant (*), $p < .05$
- Fehler-Wahrscheinlichkeit $\alpha < 1\%$ = sehr signifikant (**), $p < .01$
- Fehler-Wahrscheinlichkeit $\alpha < 0,1\%$ = hoch signifikant (***), $p < .001$

Nur zum Teil werden auch tendenzielle Ergebnisse von $\alpha < 10\%$ (°), $p < .10$ angegeben, da im Forschungsbereich das 5%-Niveau üblich ist.

5 Darstellung der Ergebnisse

Im folgenden Ergebnisteil werden zuerst die Ergebnisse der beiden Interventionen „Elternarbeit" und „Gemeinsames Pausenfrühstück" hinsichtlich ihrer Wirkungen auf das Ernähungsverhalten bei Kindern beschrieben.

Die Effektivität der Intervention „Unterricht" wurde nicht in gleichem Umfang gemessen wie die der anderen beiden Interventionen (es erfolgte z.B. keine Erhebung des Ernährungsverhaltens mittels Testbüfett). Der Unterricht wurde in allen Interventionsgruppen in nahezu derselben Weise durchgeführt und diente in erster Linie dazu, die Voraussetzungen hinsichtlich Ernährungswissen, Ernährungseinstellung und Ernährungsverhalten möglichst anzugleichen. Eine Rückmeldung zur Durchführung des Unterrichtes erfolgte über die Eltern und über die LehrerInnen. Auf eine Darstellung der Ergebnisse der Intervention „Unterricht" hinsichtlich Veränderungen im Ernährungsverhalten der Kinder, wie sie für die beiden anderen Interventionen mittels Varianzanalyse berechnet wurden, wird im Rahmen dieser Arbeit verzichtet.

Für die Interventionen „Elternarbeit" und „Gemeinsames Pausenfrühstück" liegen dagegen vielfältige Ergebnisse vor. Sie resultieren aus der *Beobachtung beim Testbüfett* sowie aus der *Befragung* der Kinder, der Eltern und der LehrerInnen. Dabei muss unterschieden werden zwischen solchen Ergebnissen, die in Form eines Prä-Post-Designs mit Vergleich durch eine Kontrollgruppe gewonnen wurden und den Angaben zur Durchführung und Wirkung der Interventionen als solchen. (Letztere befinden sich am Schluss der Ergebnisdarstellung in Kapitel 5.6.)

Gemäß der zeitlichen Abfolge, in welcher die Interventionen durchgeführt wurden und im Hinblick auf die Bedeutung der Elternarbeit sowie auf die Reihenfolge der Hypothesen, folgt zuerst die Darstellung der Ergebnisse der Intervention „Elternarbeit"[1].

Das Ernährungsverhalten der Kinder wurde bezüglich beider Interventionen sowohl über die Beobachtung beim Testbüfett erhoben als auch über die Aussagen der Eltern („Elternfragebogen", siehe Anhang A4-A6; Ergebnisse hierzu befinden sich auch in Kapitel 5.6, *Beurteilung aller Interventionen im Vergleich durch Elternbericht*) und ferner durch den *Selbstbericht* der Kinder („Fragebogen für Kinder", siehe Anhang A1).

Die folgenden Ergebnisse für die Intervention „Elternarbeit" und für die Intervention „Gemeinsames Pausenfrühstück" wurden mittels dreifaktorieller *Varianzanalyse mit den Faktoren Gruppe bzw. Intervention, Geschlecht und Alter* (jeweils zwei Stufen) sowie mit dem Faktor Messwiederholung (zwei Stufen) errechnet. Bei den Ergebnissen handelt

---

[1] Im Regelunterricht der Grundschule dagegen wird die Elternarbeit im Bereich der Ernährungserziehung gegenüber den beiden Maßnahmen „Unterricht" und „Gemeinsames Pausenfrühstück" eher vernachlässigt (siehe Kap. 2.4.4).

es sich um Interaktionseffekte von Zeit und Intervention (siehe *Statistische Auswertung,* Kap. 4.6). Durch die Einbeziehung der Faktoren Geschlecht und Alter in die Varianzanalyse kam es zu geschlechtsspezifischen Effekten (Interaktion von Zeit, Intervention und Geschlecht) bzw. für die Intervention „Gemeinsames Pausenfrühstück" auch zu Effekten in Abhängigkeit von der Altersstufe. Diese Ergebnisse werden jeweils in eigenen Kapiteln dargestellt (Kap. 5.1.1.1, Kap. 5.1.2.1 und Kap. 5.1.2.2).

Neben den Interaktionseffekten von Zeit und Intervention traten zahlreiche weitere *Haupt- und Interaktionseffekte* des Messzeitpunktes, der Gruppe, des Geschlechts und des Alters auf. Da der Schwerpunkt der Arbeit auf der Beurteilung der Interventionen liegt (siehe *Hypothesen,* Kap. 3.3), erfolgt die Darstellung der Haupt- und Interaktionseffekte in Tabellenform (siehe Anhang D).

Im Anschluss an die Varianzanalyse wurden für alle Variablen, für die sich statistisch bedeutsame Interaktionseffekte ergeben haben, Anschlusstests berechnet (t-Test für unabhängige Stichproben).

Für die Intervention „Elternarbeit" werden ferner die mittels t-Test für unabhängige Stichproben berechneten Mittelwerte für die Follow-up-Untersuchung (Messzeitpunkte t2/t3) dargestellt.

5.1 Ergebnisse der Interventionen bei Kindern

5.1.1 Ergebnisse der Intervention „Elternarbeit"

Die Ergebnisse zur „Elternarbeit" beziehen sich auf Veränderungen im Ernährungsverhalten bei den Kindern, die aufgrund der Intervention deutlich werden. Erwartet wird, dass sich sowohl eine Veränderung der Einstellung zur Ernährung zeigt, als auch eine Veränderung in Richtung „angemessenes Ernährungsverhalten" (Lohaus, 1993, S. 145) eintritt.

Im Folgenden werden zuerst die Interaktionseffekte von Zeit und Intervention für die *Gruppen mit Elternarbeit* (IGEmT, IGalle und IGPFtuEa) als *Gesamtgruppe* (IG) beschrieben. Dies erfolgt jeweils im Vergleich zu den *Gruppen ohne Elternarbeit* (IGPF, IGPFt, IGEoT, IGU), die, ebenfalls als Gesamtgruppe betrachtet, als *Kontrollgruppe* dienen (KG).

In einem zweiten Schritt wurde die Gruppe mit Elternarbeit (IGPFtuEa) einzeln betrachtet, da in dieser Gruppe die meisten gesundheitsfördernden Maßnahmen durchgeführt wurden. Als Kontrollgruppe wurde die Gruppe IGU herangezogen, da diese außer dem Unterricht keine weiteren gesundheitsfördernden Maßnahmen zur Ernährung erhielt und somit theoretisch die Gruppe mit den am wenigsten erwünschten Merkmalen bezüglich Ernährungsverhalten und –einstellungen bilden müsste. Darüber hinaus sind im Hinblick auf Hypothese 1c (siehe Kap. 3.3) die Ergebnisse der Gruppe IGPFtuEa von Bedeutung.

Die Beobachtung des Ernährungsverhaltens beim *Testbüfett* zeigt mehrere erwünschte Veränderungen in der Interventionsgruppe mit Elternarbeit. So ist aus der Gruppe der gezuckerten Getränke insbesondere der Rückgang des Verzehrs von *Colagetränk* bedeutend. In der Interventionsgruppe mit Elternarbeit wählen die Kinder nach der Intervention hoch signifikant weniger Colagetränk, in der Kontrollgruppe ohne Elternarbeit ist dieser Rückgang nicht signifikant (siehe Abb. 5.1.1.1).

Der sich hierbei ergebende Interaktionseffekt von Zeit und Intervention ist sehr signifikant [$F(1,537)=9.27$, p=.002].

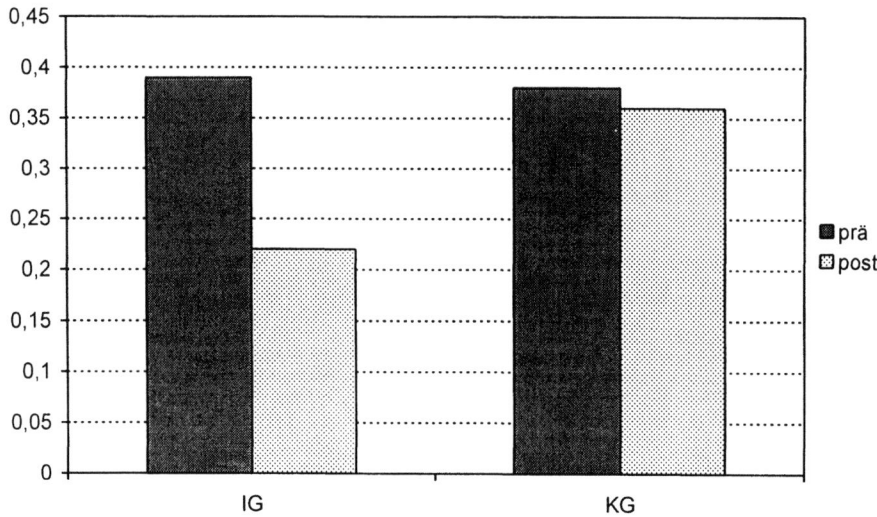

Abbildung 5.1.1.1: Mittelwerte für die Variable „Auswahl an Colagetränk" (Testbüfett) bei Interventions-(IG = IGEmT, IGalle, IGPFtuEa) und Kontrollgruppe (KG =IGPF, IGPFt, IGEoT, IGU) in Vor- und Nachtest, (0 = keine Auswahl, 1= Auswahl)
Anschlusstest (t-Test für unabhängige Stichproben):
- IG (n=246) MW/SD: t1=.39/.49, t2=.22/.41, t(243)=4.68,p=.000
- KG (n=299) MW/SD: t1=.38/.49, t2=.36/.48, n.s.
Gruppenabkürzungen siehe Tabelle 4.1.2

Die Follow-up-Untersuchung zeigt, dass auch beim Testbüfett nach 5 Monaten der Verzehr von Colagetränk innerhalb der Interventionsgruppe noch deutlich unter dem Verzehr der Kontrollgruppe liegt, obwohl dieser von Messzeitpunkt t2 zu t3 signifikant rückläufig ist. Der Verzehr von Colagetränk bleibt auch nach der Elternarbeit in der Interventionsgruppe nahezu konstant.

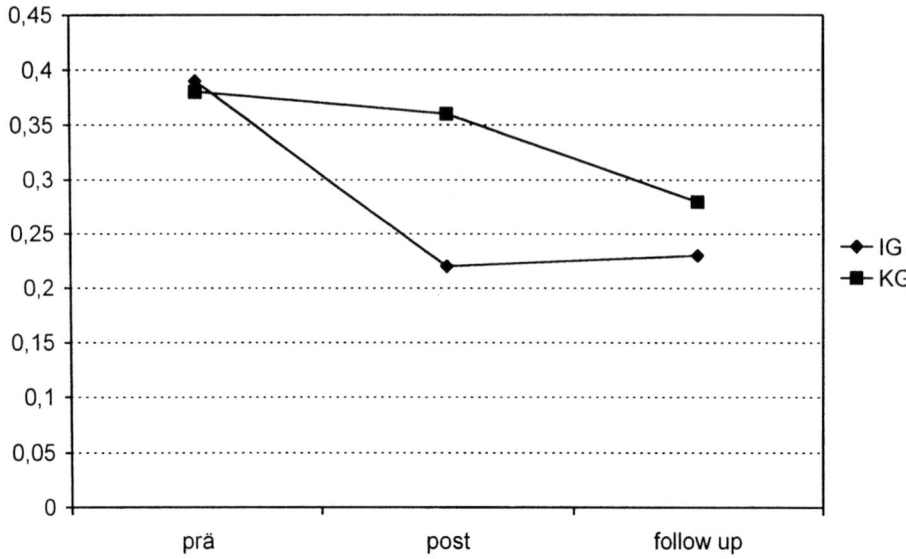

Abbildung 5.1.1.2: Mittelwertsverläufe für die Variable „Auswahl an Colagetränk" (Testbüfett) bei Inter-
ventions- (IG = IGEmT, IGalle, IGPFtuEa) und Kontrollgruppe (KG = IGPF, IGPFt,
IGEoT, IGU) über den Interventionszeitraum (prä=vor Elternarbeit, post=nach Elternar-
beit, follow up nach 5 Monaten), (0 = keine Auswahl, 1 = Auswahl)
t-Test für unabhängige Stichproben für die Follow-up-Untersuchung:
- IG (n=239), t2: MW/SD=.22/.41, t3: MW/SD=.23/.42, n.s.
- KG (n=282), t2: MW/SD=.36/.48, t3: MW/SD=.28/.45, t(281)=2.68, p=.008
Gruppenabkürzungen siehe Tabelle 4.1.2

In der Interventionsgruppe mit Elternarbeit geht auch der Verzehr von *gezuckerten
Getränken* insgesamt zurück *(Anschlusstest/ t-Test für unabhängige Stichproben: IG
(n=246), t1: MW/SD=.81/.39, t2: MW/SD=.74/.44, t(245)=2.06, p=.040).* In der Grup-
pe ohne Elternarbeit (KG) kommt es diesbezüglich zu keiner signifikanten Veränderung
(KG (n=299), t1: MW/SD=.77/.42, t2: MW/SD=.79/.41, n.s.). Durch die gegenläufige
Entwicklung zwischen Interventions- und Kontrollgruppe bildet sich ein Interaktionsef-
fekt von Zeit und Intervention aus, der allerdings nur marginal signifikant ausgeprägt ist
[F(1,517) = 3.77, p=.053].

Ursächlich für dieses Ergebnis ist die unterschiedliche Entwicklung des Verhaltens
der Jungen zwischen der Interventions- und der Kontrollgruppe (zur Darstellung dieser
Verhaltensänderung siehe *Geschlechtsspezifische Ergebnisse zur Effektivität der Intervention „Elternarbeit",* Kap. 5.1.1.1).

Einen weiteren Hinweis auf den erwünschten Rückgang der Auswahl an *gezuckerten
Getränken* allgemein stellt der Vergleich zwischen der Gruppe IGPFtuEa (Gruppe mit
Elternintervention und täglichem gemeinsamen Pausenfrühstück) und der Gruppe IGU
(Gruppe mit Unterricht ohne weitere gesundheitsfördernde Maßnahmen) dar. So geht der

Verzehr gezuckerter Getränke in der Interventionsgruppe IGPFtuEa sehr signifikant zurück, in der Kontrollgruppe IGU dagegen steigt der Verzehr an (siehe Anschlusstest). Der Interaktionseffekt von Zeit und Intervention ist sehr signifikant [$F(1,145) = 9.69$, p=.002][1].

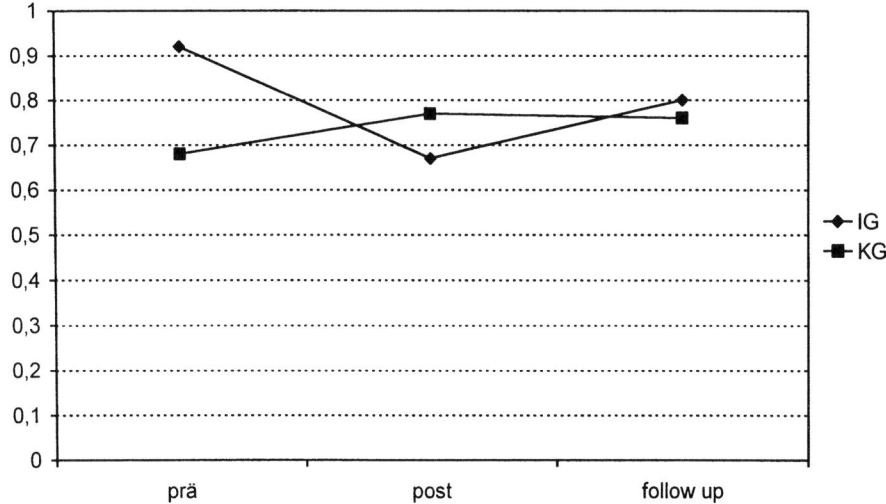

Abbildung 5.1.1.3: Mittelwertsverläufe für die Variable „Auswahl an gezuckerten Getränken" (Testbüfett) bei Interventions- (IG = IGPFtuEa) und Kontrollgruppe (KG = IGU) über den Interventionszeitraum (prä = vor Elternarbeit, post = nach Elternarbeit, follow up nach 5 Monaten), (0 = keine Auswahl, 1 = Auswahl)
Anschlusstest (t-Test für unabhängige Stichproben):
- IGPFtuEa (n=48), MW/SD: t1=.94/.24, t2=.67/.48, t(47)=-3.27, p=.002
- IGU (n=105), MW/SD: t1=.70/.46, t2=.77/.42, n.s.
t-Test für unabhängige Stichproben für die Follow-up-Untersuchung:
- IG (n=48), t2: MW/SD=.69/.47, t3: MW/SD=.79/.41, n.s.
- KG (n=106), t2: MW/SD=.76/.43, t3: MW/SD=.75/.43, n.s.
Gruppenabkürzungen siehe Tabelle 4.1.2

Nach der Intervention steigt der Verzehr in der Gruppe IGPFtuEa wieder an, wobei der Anstieg nicht signifikant ist. In der Gruppe IGU bleibt das Verhalten nahezu konstant (siehe Abb. 5.1.1.3).

Bei der Interventionsgruppe mit Elternarbeit kommt es nicht nur zu einem erwünschten Rückgang an Colagetränk und gezuckerten Getränken insgesamt; es kommt analog zu diesem Verhalten auch zu einer erwünschten Veränderung der Kinder bezüglich *ungezuckerter Getränke*. Zwar zeigt sich direkt nach der Elternarbeit weder in der Interventionsgruppe mit Elternarbeit noch in der Kontrollgruppe eine signifikante Veränderung in der Auswahl ungezuckerter Getränke. Die Follow-up-Untersuchung aber zeigt, dass nach fünf Monaten der Durchführung der Intervention der Verzehr an ungezuckerten

---

[1] Im Hinblick auf die Beurteilung dieses Effektes muss berücksichtigt werden, dass die Interventions- und die Kontrollgruppe sich bereits vor der Intervention hoch signifikant unterscheiden (Ausgangswertunterschied: $F(1,154)=10,91$, p=.001).

Getränken in der Interventionsgruppe nur geringfügig zurückgegangen ist (auf den Ausgangswert bezogen). In der Kontrollgruppe dagegen ist die Wahl an ungezuckerten Getränken von Messzeitpunkt t2 zu t3 signifikant rückläufig. Dieses unerwünschte Verhalten wird in der Interventionsgruppe nicht deutlich. Zwischen Messzeitpunkt t1 und t3 besteht ein sehr signifikanter Interaktionseffekt von Zeit und Intervention [F(1,507) = 6.75, p=.010].

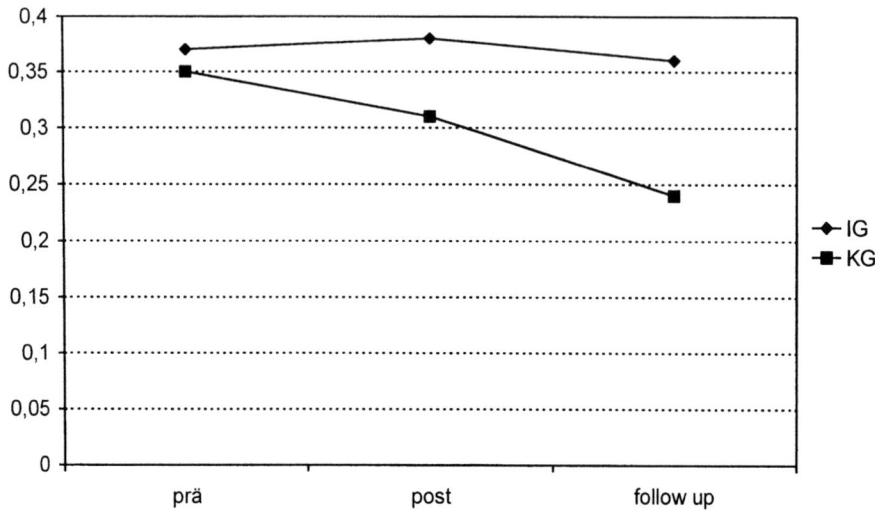

Abbildung 5.1.1.4:   Mittelwertsverläufe für die Variable „Auswahl an ungezuckerten Getränken" (Testbüfett) bei Interventions- (IG = IGEmT, IGalle, IGPFtuEa) und Kontrollgruppe (KG = IGPF, IGPFt, IGEoT, IGU) über den Interventionszeitraum (prä = vor Elternarbeit, post = nach Elternarbeit, follow up nach 5 Monaten), (0 = keine Auswahl, 1 = Auswahl)
Anschlusstest (t-Test für unabhängige Stichproben):
- IG (n=240) MW/SD: t1=.36/.48, t2=.39/.49, n.s.
- KG (n=299) MW/SD: t1=.34/.47, t2=.31/.47, n.s.
t-Test für unabhängige Stichproben für die Follow-up-Untersuchung:
- IG (n=239) MW/SD: t2=.39/.49, t3=.36/.48, n.s.
- KG (n=282) MW/SD: t2=.31/.47, t3=.24/.43, p=.023
Gruppenabkürzungen siehe Tabelle 4.1.2

Die gesundheitsfördernde Verhaltensweise, zum Essen ungezuckerte Getränke zu verzehren, bleibt in der Interventionsgruppe über die Zeit eher erhalten als dies in der Kontrollgruppe der Fall ist (Abb. 5.1.1.4).

Nicht nur bezogen auf die Getränkeauswahl treten Veränderungen in Richtung angemessenes Ernährungsverhalten ein. Es steigt auch die Auswahl aus der Lebensmittelgruppe *ungezuckerte Milch und Milchprodukte* in der Interventionsgruppe an; in der Kontrollgruppe nimmt sie dagegen ab. Dieses Verhalten ist allerdings geschlechtsspezifisch (siehe *Geschlechtsspezifische Ergebnisse*, Kap. 5.1.1.1).

Ein schwacher Effekt zeigt sich bezogen auf den Verzehr eines *Lebensmittels mit hoher Nährstoffdichte (Müsliriegel)*. Während der Verzehr von Müsliriegeln sich in der Interventionsgruppe nicht signifikant verändert, ist er in der Kontrollgruppe dagegen signifikant rückläufig *(Anschlusstest /t-Test für unabhängige Stichproben: IG (n=246) MW/SD: t1=.18/.38, t2=.19/.39, n. s., KG (n=299), MW/SD: t1=.16/.37, t2=.11/.32, t(298)=2.03,p=.043)*. Das Ergebnis weist allerdings nur tendenziell [$F_{(1,537)}$ = 2.96, p=.086] auf einen Interaktionseffekt von Zeit und Intervention hin.

Eine Veränderung, bezogen auf die gesamte Gruppe der Lebensmittel mit hoher Nährstoffdichte (Müsliriegel, Vollkornkäsebrot, Kräuterquarkbrötchen), hat sich nicht eingestellt. Betrachtet man gezielt nur die Gruppe, die neben der Elternarbeit zusätzlich täglich gemeinsam frühstückt (IGPFtuEa), so zeigt sich bei dieser eine weitere erwünschte Veränderung. Im Vergleich zwischen dieser Gruppe und der Gruppe, welche nur den Unterricht als Intervention erhielt (IGU), ist festzustellen, dass der Verzehr von *Nutellabrötchen* in der Interventionsgruppe sehr signifikant, in der Kontrollgruppe dagegen nur signifikant zurückgeht. Hier liegt ein statistisch bedeutsamer Interaktionseffekt von Zeit und Intervention vor: [$F_{(1,145)}$ = 5.88, p=.017] (siehe Abb. 5.1.1.5).

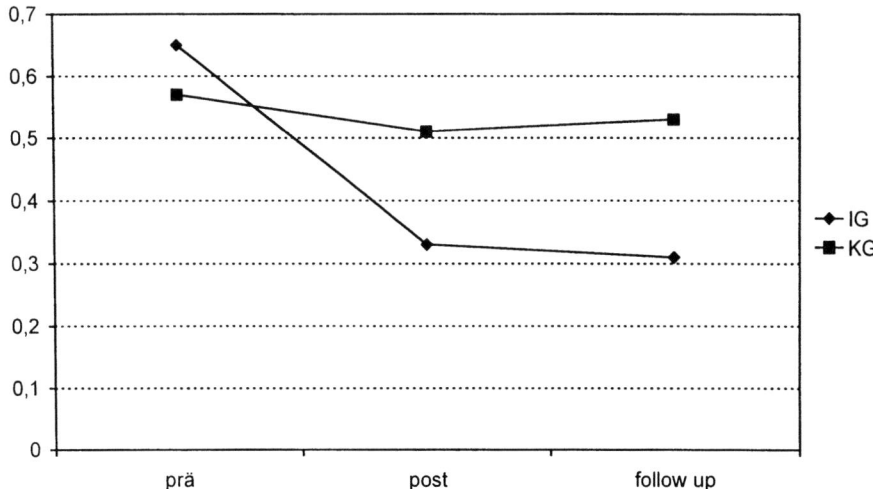

Abbildung 5.1.1.5: Mittelwertsverläufe für die Variable „Auswahl an Nutellabrötchen" (Testbüfett) bei Interventions- (IG = IGPFtuEa) und Kontrollgruppe (KG = IGU) über den Interventionszeitraum (prä = vor Elternarbeit, post = nach Elternarbeit, follow up nach 5 Monaten), (0 = keine Auswahl, 1 = Auswahl)
Anschlusstest (t-Test für unabhängige Stichproben):
  • IGPFtuEa (n=48) MW/SD: t1=.65/.48, t2=.35/.48, t(47)=3.71,p=.001
  • IGU (n=105) MW/SD: t1=.57/.50, t2=.49/.50, t(104) =1.99,p=.049
Anschlusstest (t-Test für unabhängige Stichproben) für die Follow-up-Untersuchung:
  • IG (n=48), t2: MW/SD=.33/.48, t3: MW/SD=.31/.47, n.s.
  • KG (n=106), t2: MW/SD=.51/.50, t3: MW/SD=.53/.50, n.s.
Gruppenabkürzungen siehe Tabelle 4.1.2

Im weiteren Verlauf kommt es zu einer gegenläufigen Entwicklung zwischen der Gruppe mit Elternarbeit und dem täglichen Pausenfrühstück (IGPFtuEa) mit der Gruppe ohne Intervention (IGU): Anstieg des Verzehrs von Nutellabrötchen in der Gruppe IGU; in der Gruppe IGPFtuEa dagegen weiterhin rückläufiger Verzehr. Beide Veränderungen sind nicht signifikant (siehe Anschlusstest für die Follow-up-Untersuchung).

5.1.1.1 Geschlechtsspezifische Ergebnisse der Intervention „Elternarbeit"

Wie bereits erwähnt treten beim Ernährungsverhalten am *Testbüfett* auch geschlechtsspezifische Effekte auf. Im Folgenden werden die Ergebnisse detailliert vorgestellt.

Eine geschlechtsspezifische Entwicklung tritt bezüglich des Verzehrs *gezuckerter Getränke* ein. Während der Verzehr gezuckerter Getränke bei den Jungen der Kontrollgruppe signifikant ansteigt, geht er bei den Jungen der Interventionsgruppe zurück. Bei den Mädchen ist in beiden Gruppen ein Rückgang zu verzeichnen (Abb. 5.1.1.1.1). Der Interaktionseffekt von Zeit, Intervention und Geschlecht ist sehr signifikant [F(1,537) = 7.12, p=.008].

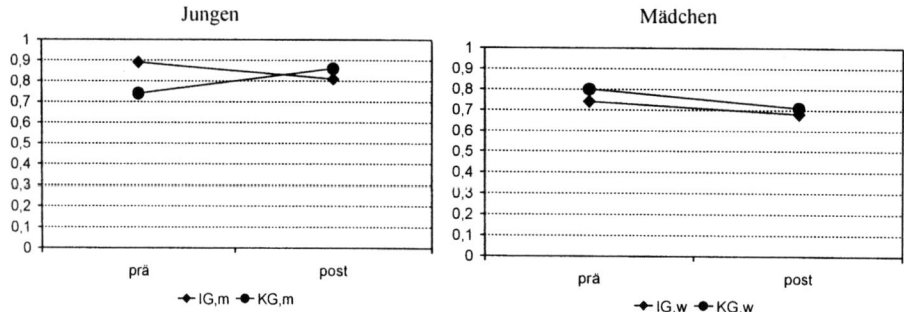

Abbildung 5.1.1.1.1: Geschlechtsspezifische Mittelwerte links für Jungen und rechts für Mädchen für die Variable „Auswahl an gezuckerten Getränken" (Testbüfett) bei Interventions- (IG = IGEmT, IGalle und IGPFtuEa) und Kontrollgruppe (KG = IGPF, IGPFt, IGEoT, IGU) in Vor- und Nachtest, (0 = keine Auswahl, 1 = Auswahl)
Anschlusstest (t-Test für unabhängige Stichproben):
- m, IG (n=124) MW/SD:t1=.89/.32, t2=.81/.40, n.s.
- m, KG (n=166) MW/SD: t1=.74/.44, t2=.86/.35, t(165)=2.89,p=.004
- w, IG (n=122) MW/SD:t1=.74/.44, t2=.68/.47, n.s.
- w, KG (n=133) MW/SD: t1=.80/.40, t2=.71/.45, t(132)=2.15,p=.033
m = Jungen, w = Mädchen, Gruppenabkürzungen siehe Tabelle 4.1.2

Eine weitere geschlechtsspezifische Veränderung tritt auf bei der Auswahl aus der Gruppe *Milch und Milchprodukte* bei Jungen. Während der Verzehr ungezuckerter Lebensmittel aus dieser Gruppe bei den Jungen der Interventionsgruppe nach der Elternarbeit ansteigt, geht er bei den Jungen der Kontrollgruppe zurück. Bei den Mädchen kommt es zu keiner gegenläufigen Entwicklung (Abb. 5.1.1.1.2).

Wie der Anschlusstest (s.o.) zeigt, sind die Veränderungen nicht signifikant. Durch die gegenläufige Entwicklung bei den Jungen stellt sich ein signifikanter Interaktionseffekt von Zeit, Intervention und Geschlecht ein [F(1,462) = 4.76, p=.030].

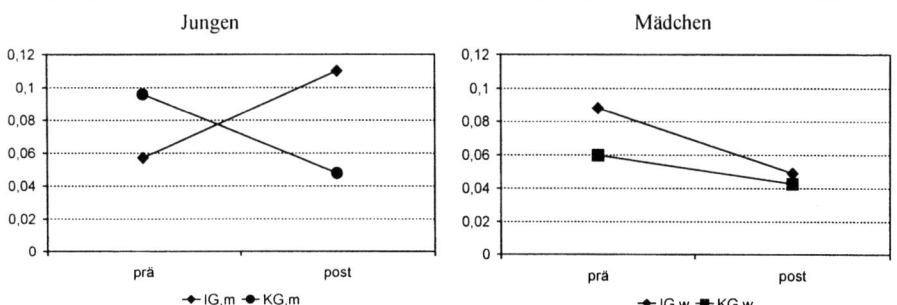

Abbildung 5.1.1.1.2: Mittelwerte für die Variable „Auswahl an Milch und Joghurt (ohne Zuckerzusatz)" (Testbüfett) bei Jungen und Mädchen der Interventions- (IG = IGEmT, IGalle, IGPFtuEa) und Kontrollgruppe (KG = IGPF, IGPFt, IGEoT, IGU) in Vor- und Nachtest, (0 = keine Auswahl, 1 = Auswahl)

Anschlusstest (t-Test für unabhängige Stichproben):

- m, IG (n=105) MW/SD: t1=5,71E-02/.23, t2=.11/.32, n.s.
- m, KG (n=146) MW/SD: t1=9.59E-02/.30, t2=4.79E-02/.21, n.s.
- w, IG (n=102) MW/SD: t1=8,82E-02/.29, t2=4.90E-02/.22,n.s.
- w, KG (n=117) MW/SD: t1=5,98E-02/.24, t2=4.27E-02/.20,n.s.

m = Jungen, w = Mädchen, Gruppenabkürzungen siehe Tabelle 4.1.2

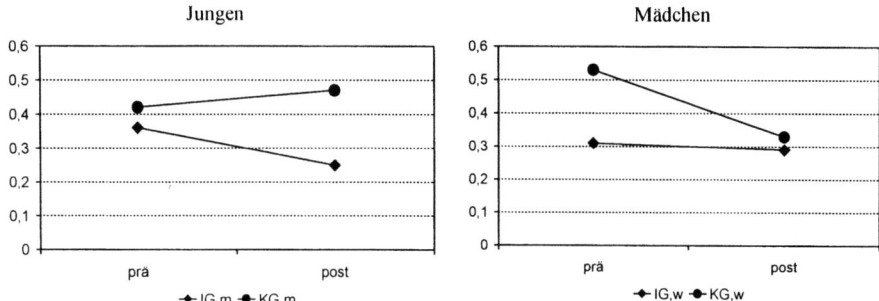

Abbildung 5.1.1.1.3: Mittelwerte für das Item „Einfluss der Freunde" (Selbstbericht) bei Jungen und Mädchen der Interventions- (IG = IGEmT, IGalle, IGPFtuEa) und Kontrollgruppe (KG = IGPF, IGPFt, IGEoT, IGU) in Vor- und Nachtest, (0 = nicht wichtig bis 3= sehr wichtig)

Anschlusstest (t-Test für unabhängige Stichproben):

- m, IG (n=122) MW/SD: t1 = .36/.85, t2=.25/.70, n.s.
- m, KG (n=158) MW/SD: t1= .42/.85, t2= .47/.89, n.s.
- w, IG (n=123) MW/SD: t1= .31/.70, t2=.29/.64, n.s.
- w, KG (n=120) MW/SD: t1=.53/.93, t2=.33/.71, t(119)=2.72, p=.008

m = Jungen, w = Mädchen, Gruppenabkürzungen siehe Tabelle 4.1.2

Eine Veränderung stellt sich des Weiteren bezogen auf den *Einfluss der Freunde* auf das Ernährungsverhalten ein („Fragebogen für Kinder", siehe Anhang A1). Diese Bedeutung nimmt bei den Jungen der Interventionsgruppe ab, während sie bei den Jungen der

Kontrollgruppe ansteigt (gegenläufige Entwicklung; die Veränderungen sind laut Anschlusstest in keiner der beiden Gruppen signifikant). Bei den Mädchen der Kontrollgruppe kommt es zu einem sehr signifikanten Rückgang des Einflusses der Freunde. Bei den Mädchen der Interventionsgruppe ist der Rückgang nicht signifikant (Abb. 5.1.1.1.3).

Durch die unterschiedlichen Veränderungen bei den Geschlechtern zwischen Interventions- und Kontrollgruppe kommt es zu einem Interaktionseffekt von Zeit, Intervention und Geschlecht [$F(1,515) = 5.03$, p=.025].

Zusammenfassend lässt sich feststellen, dass die Jungen der Interventionsgruppe die erwünschte Verhaltensänderung zeigen. Sie wählen häufiger ungezuckerte Milch und Naturjoghurt und reduzieren die Auswahl an gezuckerten Getränken.

Laut Selbstbericht sind es auch die Jungen, welche die eher erwünschte Verhaltensänderung zeigen, indem sie weniger Wert darauf legen, was die Freunde über ihr Pausenvesper denken.

5.1.2 Ergebnisse der Intervention „Gemeinsames Pausenfrühstück"

Die Erwartungen bezüglich der Intervention „Gemeinsames Pausenfrühstück" richten sich auf Veränderungen der Ernährungseinstellung und auf eine Veränderung in Richtung angemessenes Ernährungsverhalten.

Da in der Beobachtung über das Testbüfett die objektivste Form der Beurteilung des Ernährungsverhaltens zu sehen ist, werden die Ergebnisse hierzu jeweils zuerst genannt. Im Anschluss daran folgen Ergebnisse, die aufgrund der Aussagen im „Fragebogen für Kinder" (siehe Anhang A1) und des Weiteren über Antworten der Eltern im „Elternfragebogen" (siehe Anhang A6) ermittelt wurden.

Die Berechnung der Interaktionseffekte von Zeit und Intervention erfolgte für die Gruppe IGPF und die Gruppe IGalle getrennt, jeweils im Vergleich zur Kontrollgruppe. Mit Kontrollgruppe (KG) ist in Bezug auf das Pausenfrühstück die Gruppe gemeint, die sich aus den Gruppen ohne Intervention „Gemeinsames Pausenfrühstück" (IGU, IGEmT und IGEoT) zusammensetzt. Eine gemeinsame Berechnung der beiden Gruppen IGPF und IGalle wurde nicht vorgenommen, da diese unterschiedliche Voraussetzungen aufweisen. So hat die Gruppe IGalle vor der Intervention „Gemeinsames Pausenfrühstück" schon die Intervention „Elternarbeit" durchlaufen. Wie beschrieben (siehe *Ergebnisse der Intervention „Elternarbeit"*, Kap. 5.1.1) stellen sich bereits nach dieser vorhergehenden Intervention Veränderungen im Ernährungsverhalten ein, so dass eine weitere Verbesserung in dieser Gruppe eventuell schwieriger zu erreichen ist als in einer Gruppe, in der noch keine Intervention stattgefunden hat. Eine solche Gruppe ist die Gruppe IGPF; sie hatte zuvor keine Intervention bzw. nur die Intervention „Unterricht", so wie alle anderen Gruppen auch. Eine getrennte Betrachtung der Ergebnisse ist daher notwendig. Des Weiteren dienen die Ergebnisse für die Gruppe IGalle zur Überprüfung der Hypothese 1c (siehe Kap. 3.3).

Eine Veränderung in Richtung angemessenes Ernährungsverhalten konnte in erster Linie beim Auswahlverhalten der Kinder am Testbüfett beobachtet werden. Im Einzelnen ergeben sich folgende Effekte:

Während in der Gruppe mit dem Pausenfrühstück (IGPF) der Verzehr von Lebensmitteln aus der Gruppe mit *niedriger Nährstoffdichte* signifikant zurückgeht, kommt es in der Kontrollgruppe zu keiner signifikanten Änderung. Der Interaktionseffekt von Zeit und Intervention liegt an der Grenze zum Signifikanzniveau [$F(1,302)=3.86$, $p=.050$] (siehe Abb. 5.1.2.1).

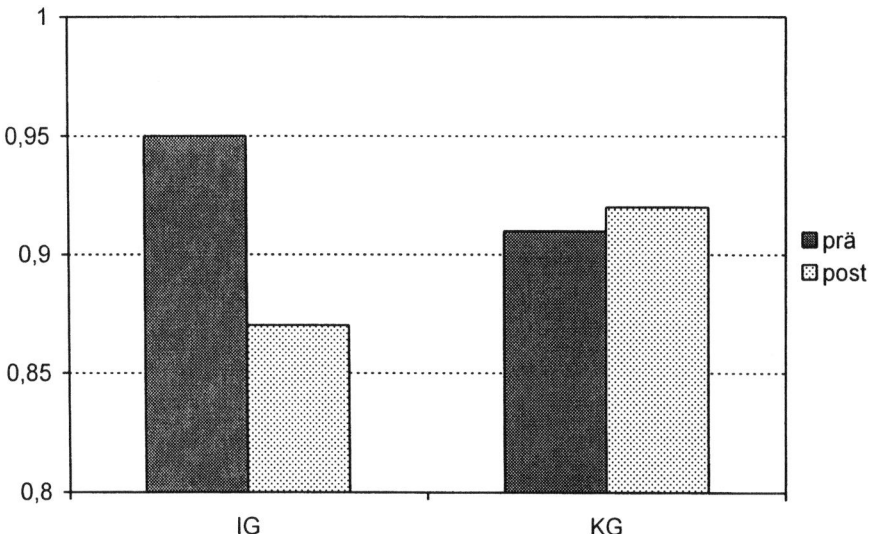

Abbildung 5.1.2.1: Mittelwerte für die Variable „Auswahl an Lebensmitteln mit niedriger Nährstoffdichte (Butterbrezel, Kuchen oder Nutellabrötchen)" (Testbüfett) bei Interventions- (IG = IGPF) und Kontrollgruppe (KG = IGU, IGEmT, IGEoT) in Vor- und Nachtest, (0 = keine Auswahl, 1 =Auswahl)
Anschlusstest (t-Test für unabhängige Stichproben):
- IG (n=86), MW/SD: t2=.95/.21,t3=.87/.34, t(85)=-2.15, p=.034
- KG (n=224), MW/SD:t2=.91/.29, t3=.92/.27, n.s.
Gruppenabkürzungen siehe Tabelle 4.1.2

In der Gruppe IGalle zeigt sich auch ein erwünschtes Verhalten beim Testbüfett, und zwar bezüglich der Auswahl von *ungezuckerten Getränken*. Im Vergleich zur Kontrollgruppe, in welcher der Verzehr ungezuckerter Getränke signifikant abfällt, kommt es zu einer gegenläufigen Entwicklung (Abb. 5.1.2.3). Der Interaktionseffekt von Zeit und Intervention ist signifikant [$F(1,162)=6.25$, $p=.013$]. Laut Anschlusstest ist der Anstieg bezüglich der Auswahl von ungezuckerten Getränken in der Interventionsgruppe nicht signifikant.

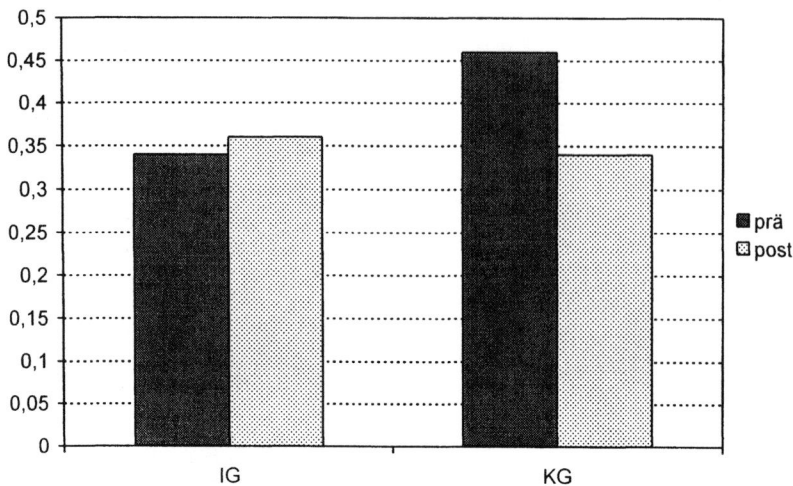

Abbildung 5.1.2.3:   Mittelwerte für die Variable „Auswahl an ungezuckerten Getränken" (Testbüfett) bei Interventions- (IG = IGalle) und Kontrollgruppe (KG = IGU, IGEmT, IGEoT) in Vor- und Nachtest, (0 = keine Auswahl, 1 = Auswahl) Anschlusstest (t-Test für unabhängige Stichproben):
- IGalle (n=107), MW/SD:t2=.34/.47, t3=.36/.48, n.s.
- KG (n=118), MW/SD:t2=.46/.50, t3=.34/.48, t(117)= 2.14,p=.034

Gruppenabkürzungen siehe Tabelle 4.1.2

In der Gruppe IGalle kommt es nicht nur zur vermehrten Auswahl ungezuckerter Getränke. Analog dazu kommt es auch beim Verzehr eines zuckerhaltigen Getränkes zu einer erwünschten Veränderung im Vergleich zur Kontrollgruppe. So ist beim Verzehr des *Vitamingetränkes* in der Interventionsgruppe keine signifikante Veränderung zu sehen. Im Vergleich zur Kontrollgruppe, in welcher der Verzehr hoch signifikant ansteigt, besteht ein sehr signifikanter Interaktionseffekt von Zeit und Intervention [$F(1,323)=6.90$, $p=.009$] (Abb. 5.1.2.4).

Neben diesem Effekt besteht ein Interaktionseffekt von Zeit, Intervention und Geschlecht. Dieser weist darauf hin, dass die erwünschte Entwicklung v.a. bei den Jungen der Gruppe IGalle eintritt (siehe *Geschlechtsspezifische Ergebnisse der Intervention „Gemeinsames Pausenfrühstück"*, Kap. 5.1.2.1).

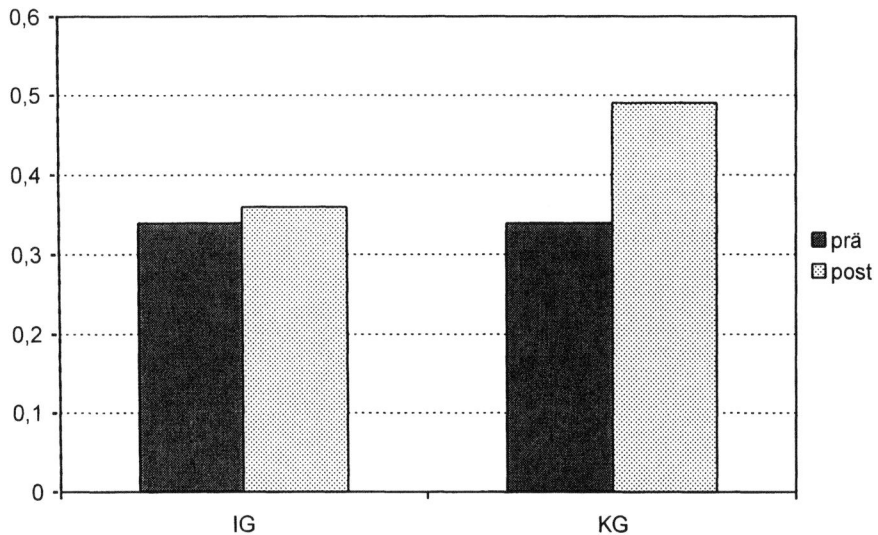

Abbildung 5.1.2.4: Mittelwerte für die Variable „Auswahl an Vitamingetränk" (Testbüfett) bei Interven-
tions- (IG = IGalle) und Kontrollgruppe (KG = IGU, IGEmT, IGEoT) in Vor- und
Nachtest, (0 = keine Auswahl, 1 = Auswahl)
Anschlusstest (t-Test für unabhängige Stichproben):
  ▪ IG (n=107), MW/SD:t2=.34/.47, t3=.36/.48, n.s.
  ▪ KG (IGU, IGEmT, IGEoT) (n=224), MW/SD:t2=.35/.48, t3=.49/.50,
    t(223)= -3.97, p=.000
Gruppenabkürzungen siehe Tabelle 4.1.2

Wie der Befragung der Kinder zu entnehmen ist („Fragebogen für Kinder", siehe Anhang A1), stellt sich nicht nur in der besonderen Situation am Testbüfett, sondern auch
bezogen auf das Ernährungsverhalten beim täglichen *Pausenvesper in der Schule* eine
Veränderung ein.

In der Interventionsgruppe (IGPF) steigt nach der Intervention die Regelmäßigkeit,
mit der die Kinder ein Vesper mitbringen, sehr signifikant an. In der Kontrollgruppe ist
der Anstieg dagegen nicht signifikant (Abb. 5.1.2.5).

Zwischen beiden Gruppen besteht ein signifikanter Interaktionseffekt von Zeit und
Intervention [F (1,295)= 5.96, p=.015][1].

---

[1] Im Hinblick auf die Beurteilung dieses Effektes muss berücksichtigt werden, dass die Gruppen IGPF und
die Kontrollgruppe sich vor der Intervention sehr signifikant unterscheiden (Ausgangswertunterschied:
F(1,324)=9,21, p=.003).

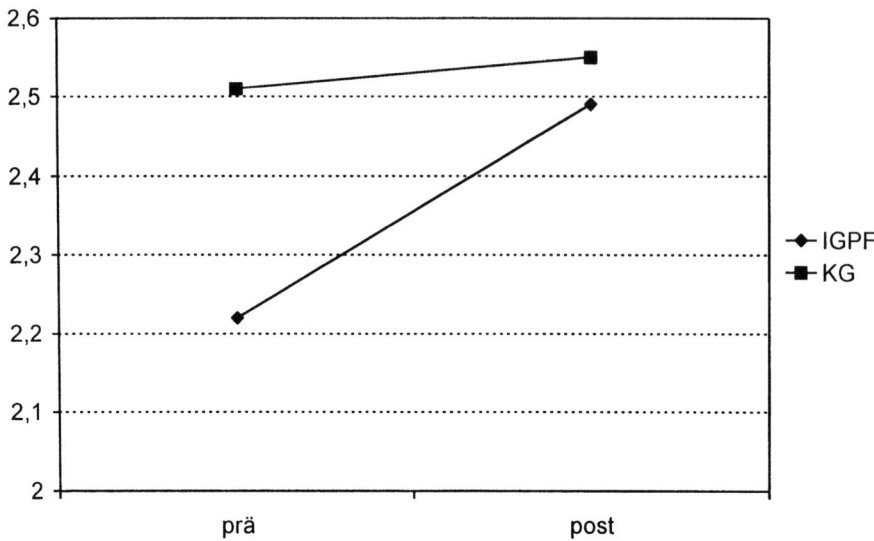

Abbildung 5.1.2.5: Mittelwertsverläufe für das Item „Regelmäßige Mitnahme eines Pausenvespers in die Schule" (Selbstbericht) bei Interventions- (IG = IGPF) und Kontrollgruppe (KG = IGEoT, IGEmT, IGU) in Vor- und Nachtest, (0 = nie, 3 = immer)
Anschlusstest (t-Test für unabhängige Stichproben):
- IGPF (n=83) MW/SD: t2=2.22/.94, t3=2.49/.82, t(82)=-2.80,p=.006
- KG (n=220) MW/SD: t2=2.51/.80, t3=2.55/.76, n.s.

Gruppenabkürzungen siehe Tabelle 4.1.2

Fragt man die Kinder („Fragebogen für Kinder", siehe Anhang A1) nach der *Bedeutung des Lehrers/der Lehrerin* vor und nach der Intervention „Gemeinsames Pausenfrühstück", so ist folgende Veränderung festzustellen: In beiden Interventionsgruppen (IGPF und IGalle) verstärkt sich die Achtsamkeit der Kinder auf das, was der Lehrer/die Lehrerin in der Schule isst (signifikant in der Gruppe IGalle, siehe Anschlusstest). Im Vergleich dazu geht die Achtsamkeit auf den Lehrer/die Lehrerin in der Kontrollgruppe sehr signifikant zurück (Abb. 5.1.2.6). Der Interaktionseffekt von Zeit und Intervention ist signifikant für die Gruppe IGPF [F (1,296)= 5.97, p=.015][1] bis hochsignifikant für die Gruppe IGalle [F (1,401)= 15.81, p=.000].

---

[1] Hierbei ist festzustellen, dass die Gruppe IGPF sich bereits vor der Intervention sehr signifikant von der Kontrollgruppe unterscheidet (Ausgangswertunterschied: F(1,325)=7,77, p=.006).

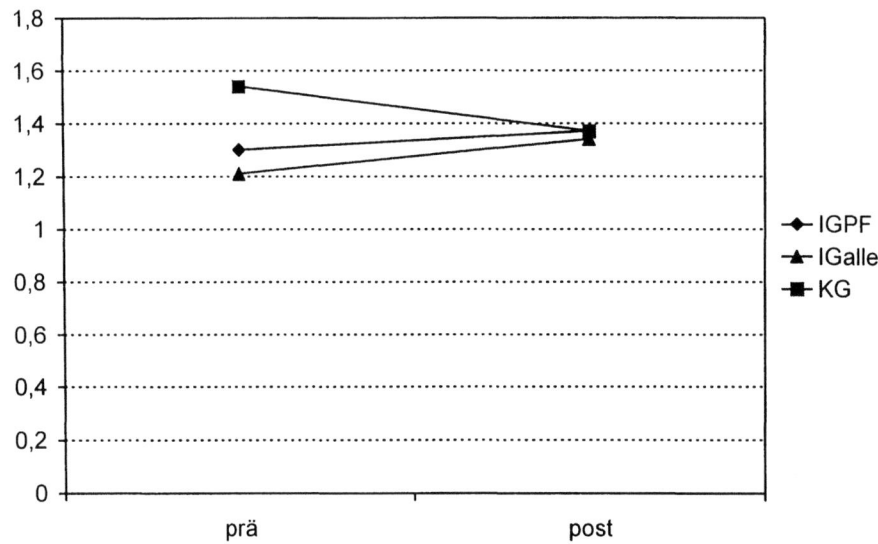

Abbildung 5.1.2.6:   Mittelwertsverläufe für das Item „Bedeutung des Lehrers/der Lehrerin" (Selbstbericht)
bei beiden Interventionsgruppen (IG = IGPF, IGalle) und der Kontrollgruppe (KG =
IGEmT, IGEoT, IGU) in Vor- und Nachtest, (1 = nein, 2 = weiß nicht genau, 3 = ja)
Anschlusstest (t-Test für unabhängige Stichproben):
- IGPF (n=83) MW/SD: t2=1.30/.64, t3=1.37/.66, n.s.
- IGalle (n=105) MW/SD: t2=1.21/.45, t3=1.34/.53,t(104)=-2.6,p=.010
- KG (IGEmT, IGEoT, IGU) (n=221) MW/SD: t2=1.54/.68, t3=1.37/.63,
  t(220)=3.44, p=.001
Gruppenabkürzungen siehe Tabelle 4.1.2

5.1.2.1   Geschlechtsspezifische Ergebnisse der Intervention „Gemeinsames Pausenfrühstück"

Die Erhebung des Ernährungsverhaltens über *Testbüfett* und mittels Befragung von
Kindern *(Selbstbericht)* und Eltern *(Elternbericht)* zeigt weitere Veränderungen, die geschlechtsspezifisch wirksam werden. Im Folgenden werden die Ergebnisse detailliert
vorgestellt.

Die Jungen der Interventionsgruppe (IGPF) trinken nach der Durchführung des gemeinsamen Pausenfrühstücks sehr signifikant weniger *Vitamingetränk.* Bei den Mädchen dagegen steigt der Verzehr an, allerdings nicht signifikant. Innerhalb der Kontrollgruppe ist der Anstieg des Verzehrs an Vitamingetränk dagegen sowohl bei den Jungen
als auch bei den Mädchen sehr signifikant (Abb. 5.1.2.1.1). Es entsteht ein sehr signifikanter Interaktionseffekt von Zeit, Intervention und Geschlecht [F(1,302)=6.89,
p=.009][1].

---

[1] Hierbei ist festzustellen, dass die Auswahl an Vitamingetränk bei den Mädchen der Kontrollgruppe bereits
vor der Intervention signifikant höher ist als bei den Mädchen der Gruppe IGPF (Ausgangswertunterschied:
F(1,143)=5,60, p=.019).

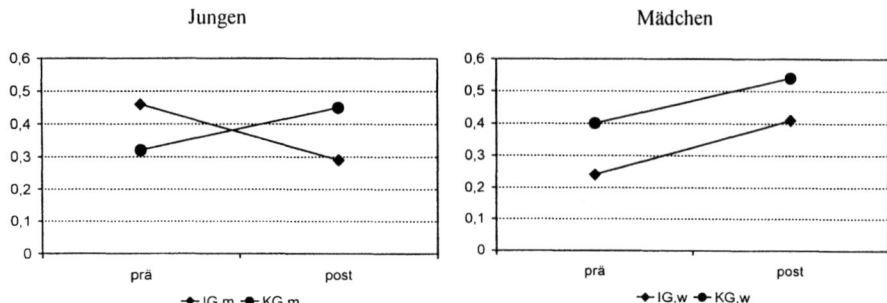

Abbildung 5.1.2.1.1: Mittelwerte für die Variable „Auswahl von Vitamingetränk" (Testbüfett) bei Inter-
ventions- (IG = IGPF) und Kontrollgruppe (KG = IGU, IGEmT, IGEoT) in Vor- und
Nachtest, (0 = keine Auswahl, 1 = Auswahl)
Anschlusstest (t-Test für unabhängige Stichproben):

- m, IG (n=52), MW/SD:t2=.46/.50, t3=.29/.46, t(51)=2.90, p=.005
- m, KG (n=126), MW/SD:t2=.32/.47, t3=.45/.50, t(125)= -2.97,p=.006
- w, IG (n=34), MW/SD:t2=.24/.43, t3=.41/.50, n.s.
- w, KG (n=98), MW/SD:t2=.40/.49, t3=.54/.50, t(97)= 2.84,p=.005

m = Jungen, w = Mädchen, Gruppenabkürzungen siehe Tabelle 4.1.2

Bezogen auf den Verzehr von *Vollkornbrot zum Frühstück* zu Hause ergibt sich eine
erwünschte Veränderung ebenfalls nur für die Jungen. In der Interventionsgruppe IGalle
nimmt die Zahl der Jungen, welche Vollkornbrot essen, zu. Die Jungen der Kontrollgruppe essen dagegen weniger Vollkornbrot (gegenläufige Entwicklung, beide laut Anschlusstest nicht signifikant).

Bei den Mädchen ist die Entwicklung entgegengesetzt. Bei den Mädchen der Kontrollgruppe kommt es zu keiner signifikanten Veränderung bezüglich des Verzehrs von
Vollkornbrot; bei den Mädchen der Gruppe IGalle geht dieser dagegen signifikant zurück[1]. Aufgrund der gegenläufigen Entwicklungen zwischen Interventions- und Kontrollgruppen v.a. bei Mädchen, aber auch bei Jungen kommt es zu einem sehr signifikanten Interaktionseffekt von Zeit, Intervention und Geschlecht [F(1,323)=7.01, p=.008]
(Abb. 5.1.2.1.2).

---

[1] Allerdings muss berücksichtigt werden, dass die Mädchen der Interventionsgruppe IGalle vor der Durchführung des gemeinsamen Pausenfrühstücks signifikant mehr Vollkornbrot zum Frühstück verzehren als die
Mädchen der Kontrollgruppe (Ausgangswertunterschied: F(1,160)=5,57, p=.019).

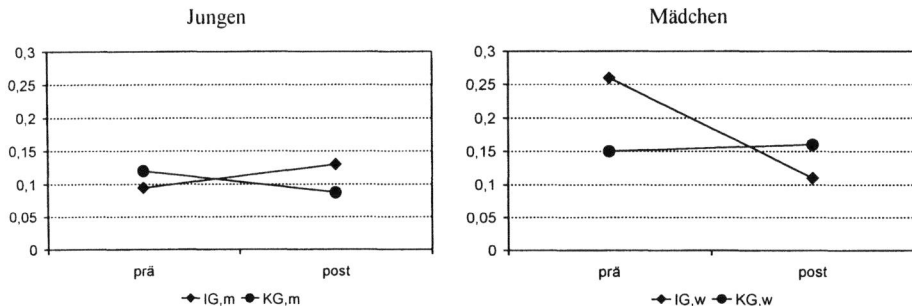

Abbildung 5.1.2.1.2: Mittelwerte für das Item „Verzehr von Vollkornbrot zum Frühstück zu Hause" (Selbstbericht) bei Interventions- (IG = IGalle) und Kontrollgruppe (KG = IGU, IGEmT, IGE-
oT) in Vor- und Nachtest, (0 = kein Verzehr, 1 = Verzehr)
Anschlusstest (t-Test für unabhängige Stichproben):
- m, IG (n=53), MW/SD:t2=9.43E-02/.30,t3=.13/.34, n.s.
- m, KG (n=126), MW/SD:t2=.12/.33, t3=8.73E-02/.28, n.s.
- w, IG (n=54), MW/SD:t2=.26/.44, t3=.11/.32, t(53)=-2.05, p=.044
- w, KG (n=98), MW/SD:t2=.15/.36, t3=.16/.37, n.s.
m = Jungen, w = Mädchen, Gruppenabkürzungen siehe Tabelle 4.1.2

Eine erwünschte Veränderung innerhalb der Interventionsgruppe (IGPF) tritt nach
Aussage der Eltern bei den Mädchen ein. Befragt nach dem Ernährungsverhalten ihrer
Kinder („Elternfragebogen", siehe Anhang A4) ist den Angaben der Eltern der Interventionsgruppe IGPF zu entnehmen, dass der Anteil der Mädchen, der ein eher unerwünschtes Ernährungsverhalten aufweist (*Kind isst schlecht*), nach der Intervention geringer
wird. Bei den Mädchen der Kontrollgruppe steigt der Anteil derjenigen, die ein solches
Verhalten zeigen, an (siehe Abb. 5.1.2.1.3).

Bei den Jungen der Interventionsgruppe ändert sich diesbezüglich nichts. Die Jungen
der Kontrollgruppe zeigen, nach Urteil der Eltern, nach der Intervention ein besseres Ernährungsverhalten (laut Anschlusstest nicht signifikant). Der Interaktionseffekt von Zeit,
Intervention und Geschlecht ist signifikant [F(1,158)= 4.09, p=.045].

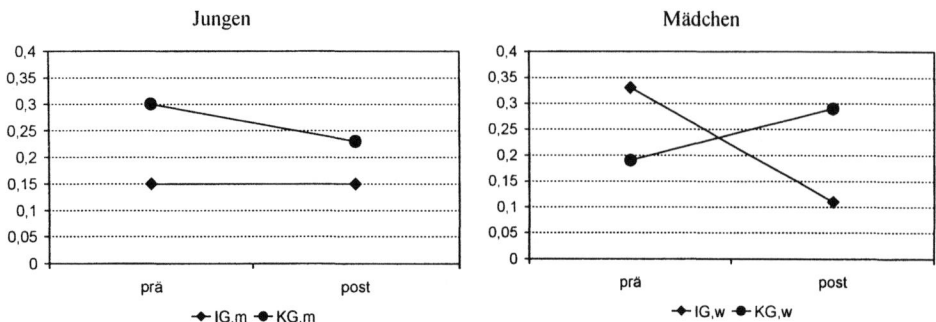

Abbildung 5.1.2.1.3: Mittelwertsverläufe für das Item „Kind isst schlecht" („Elternfragebogen") bei Jungen und Mädchen der Interventions- (IG = IGPF) und Kontrollgruppe (KG = IGU, IGEmT, IGEoT) in Vor- und Nachtest, (0 = nicht zutreffend bis 2 = genau oder häufig zutreffend)
Anschlusstest (t-Test für unabhängige Stichproben):
- m, IG (n=26), MW/SD:t2=.15/.37,t3=.15/.37, n.s.
- m, KG (n=64), MW/SD:t2=.30/.58, t3=.23/.56, n.s.
- w, IG (n=18), MW/SD:t2=.33/.69,t3=.11/.32, n.s.
- w, KG (n=58), MW/SD:t2=.19/.44, t3=.29/.56, n.s.
m = Jungen, w = Mädchen, Gruppenabkürzungen siehe Tabelle 4.1.2

Zusammenfassend lässt sich feststellen, dass es v.a. bei Jungen zu einer erwünschten Verhaltensänderung kommt. Ein erwünschtes Verhalten bei den Mädchen stellt sich nach Bericht der Eltern ein.

5.1.2.2 Altersspezifische Ergebnisse der Intervention „Gemeinsames Pausenfrühstück"

Die Erhebung des Ernährungsverhaltens über *Testbüfett* und mittels Befragung von Kindern *(Selbstbericht)* und Eltern *(Elternbericht)* zeigt für die Intervention „Gemeinsames Pausenfrühstück" auch Veränderungen, die altersspezifisch wirken. Im Folgenden werden die Ergebnisse detailliert vorgestellt.

Eine gesundheitsfördernde Verhaltensänderung zeigen die Jüngeren (Mittelwert für Alter = 8,5 Jahre) der Gruppe IGalle. So steigt in dieser Gruppe der Anteil an jüngeren Kindern, der beim *Testbüfett* ein *vollwertiges Pausenvesper* zusammenstellt, um mehr als das Doppelte (zur Definition des Begriffs „vollwertig" siehe *Vollwertige Ernährung*, Kap. 2.3.3). Bei den Jüngeren der Kontrollgruppe geht der Anteil dagegen zurück (laut Anschlusstest (s.u.) nicht signifikant). Bei den Älteren verbessern sich die Kinder der Kontrollgruppe signifikant. Die Älteren der Gruppe IGalle verändern sich kaum (Abb. 5.1.2.2.1).

Durch die unterschiedlichen Entwicklungen kommt es zu einem sehr signifikanten Interaktionseffekt von Zeit, Intervention und Alter [$F(1,323)=7.76$, $p=.006$].

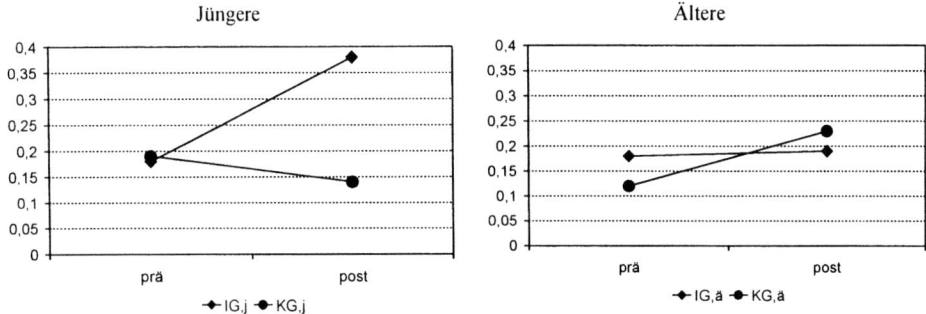

Abbildung 5.1.2.2.1: Mittelwertsverläufe für die Variable „Vollwertige Mahlzeit" (Testbüfett) bei Interventi-
ons- (IG = IGalle) und Kontrollgruppe (KG = IGU, IGEmT, IGEoT) in Vor- und Nach-
test, (0 = nein, 1 = ja)

Anschlusstest (t-Test für unabhängige Stichproben):
- j, IG (n=50), MW/SD:t2=.18/.39,t3=.38/.49, t(49)=2.33,p=.024
- j, KG (n=113), MW/SD:t2=.19/.39, t3=.14/.35, n.s.
- ä, IG (n=57), MW/SD:t2=.18/.38,t3=.19/.40, n.s.
- ä, KG (n=111), MW/SD:t2=.12/.32, t3=.23/.42, t(110)=2.50,p=.014

j = jünger, ä = älter, Gruppenabkürzungen siehe Tabelle 4.1.2

In der Gruppe IGPF kommt es zu einer erwünschten Entwicklung bei den Älteren
(Mittelwert für Alter = 9,3 Jahre). So steigt der Verzehr von *Obst zum Frühstück* zu
Hause bei den älteren Kindern der Interventionsgruppe an, in der Kontrollgruppe lässt
der Verzehr der Älteren von Obst zum Frühstück nach[1]. Bei den Jüngeren kommt es in
beiden Gruppen zu einem Rückgang des Verzehrs von Obst zum Frühstück zu Hause
(Abb. 5.1.2.2.2). Der Interaktionseffekt von Zeit, Intervention und Alter
[F(1,302)=5.17,p=.024] ist in erster Linie auf die gegenläufige Entwicklung bei den Äl-
teren zurückzuführen.

In keiner der Gruppen ist laut Anschlusstest (s.u.) die Veränderung signifikant.

---

[1] Allerdings muss berücksichtigt werden, dass die Älteren der Interventionsgruppe IGPF vor der Durchführung des gemeinsamen Pausenfrühstücks sehr signifikant weniger Obst zum Frühstück verzehren als die Älteren der Kontrollgruppe (Ausgangswertunterschied: F(1,173)=10,12, p=.002).

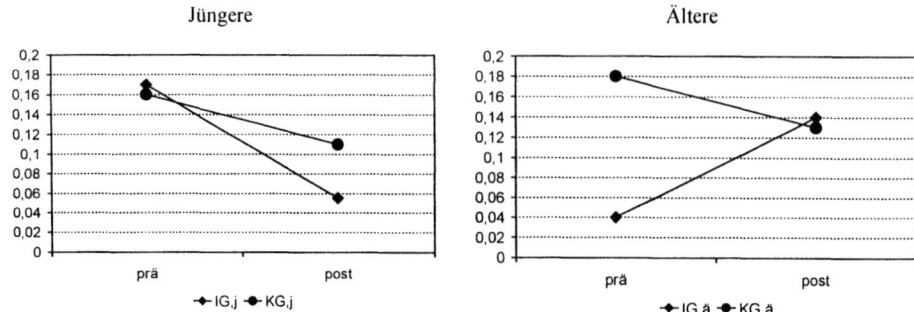

Abbildung 5.1.2.2.2: Mittelwerte für das Item „Verzehr von Obst zum Frühstück zu Hause" (Selbstbericht)
bei Jüngeren und Älteren der Interventions- (IG = IGPF) und Kontrollgruppe (KG =
IGU, IGEmT, IGEoT) in Vor- und Nachtest, (0 = kein Verzehr, 1 = Verzehr)
Anschlusstest (t-Test für unabhängige Stichproben):

- j, IG (n=36), MW/SD: t2=.17/.38,t3=5.56E-02/.23,n.s.
- j, KG (n=113), MW/SD:t2=.16/.37, t3=.11/.31, n.s.
- ä, IG (n=50), MW/SD: t2=4.00E-02/.20,t3=.14/.35,n.s.
- ä, KG (n=111), MW/SD:t2=.18/.39, t3=.13/.33, n.s.

j = jünger, ä = älter, Gruppenabkürzungen siehe Tabelle 4.1.2

Im Vergleich der Gruppe IGalle mit der Kontrollgruppe steigt die Regelmäßigkeit,
mit der die jüngeren Kinder ein *Pausenvesper* mitbringen, in beiden Gruppen an, in der
Interventionsgruppe jedoch stärker (beide Entwicklungen sind laut Anschlusstest nicht
signifikant).

Bei den Älteren kommt es zu einer gegenläufigen Entwicklung: Bei den Älteren der
Interventionsgruppe nimmt die Regelmäßigkeit, mit welcher die Kinder ein Pausenvesper mitbringen, ab, in der Kontrollgruppe nimmt sie dagegen leicht zu (beide Entwicklungen sind nicht signifikant) (Abb. 5.1.2.2.3).

Durch die unterschiedlichen Entwicklungen kommt es zu einem signifikanten Interaktionseffekt von Zeit, Intervention und Alter [F (1,318)= 4,55, p=.034].

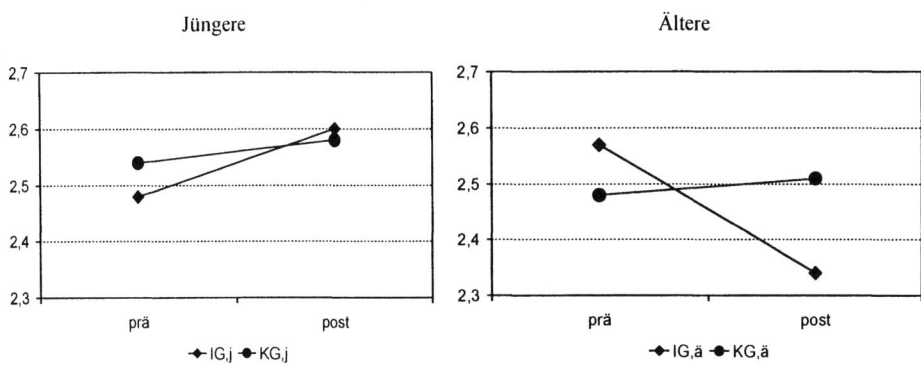

Abbildung 5.1.2.2.3: Mittelwertsverläufe für das Item „Regelmäßige Mitnahme eines Pausenvespers in die Schule" (Selbstbericht) bei Jüngeren und Älteren der Interventions- (IG = IGalle) und Kontrollgruppe (KG = IGEoT, IGEmT, IGU) in Vor- und Nachtest, (0 = nie bis 3 = immer)
Anschlusstest (t-Test für unabhängige Stichproben):
- j, IG (n=50), MW/SD: t2=2.48/.76, t3=2.60/.70, n.s.
- j, KG (n=112), MW/SD: t2=2.54/.75, t3=2.58/.69, n.s.
- ä, IG (n=56), MW/SD: t2=2.57/.76, t3=2.34/.88, n.s.
- ä, KG (n=108), MW/SD: t2=2.48/.86, t3=2.51/.83, n.s.
j = jünger, ä = älter, Gruppenabkürzungen siehe Tabelle 4.1.2

Zusammenfassend lässt sich feststellen, dass in der Gruppe IGalle erwünschte Veränderungen nur in der Gruppe der Jüngeren auftreten. In der Gruppe IGPF gibt es dagegen eine Veränderung in Richtung angemessenes Ernährungsverhalten bei den Älteren.

5.1.3 Ergebnisse beider Interventionen in Abhängigkeit von Geschlecht und Alter

Nach beiden Interventionen („Elternarbeit" und „Gemeinsames Pausenfrühstück") zeigen sich des Weiteren Ergebnisse, welche sowohl alters- als auch geschlechtsspezifisch sind. Die Veränderungen innerhalb der einzelnen Alters- und Geschlechtsgruppen sind jedoch, bezogen auf die jeweiligen Interventionen, nicht einheitlich. Festzustellen ist lediglich, dass bezogen auf die Gruppe der jüngeren Mädchen der verschiedenen Interventionsgruppen am häufigsten erwünschte Veränderungen bezüglich des Ernährungsverhaltens auftreten. Unerwünschte Veränderungen innerhalb der verschiedenen Interventionsgruppen treten am meisten bei den jüngeren Jungen auf. Die Unterschiede zwischen diesen beiden Gruppierungen sind jedoch gering. Auf eine Darstellung der Ergebnisse wird hier verzichtet. Einmal, weil die Ergebnisse aufgrund der geringen Stichprobenzahlen (teilweise um 30) nicht mehr repräsentativ sind. Zum anderen, weil die Ergebnisse kein eindeutiges Bild im Hinblick auf erwünschte bzw. unerwünschte Wirkungen der Interventionen darzustellen vermögen.

5.2 Ergebnisse der Elternarbeit bei Eltern

Die folgenden Ausführungen geben Auskunft darüber, ob durch die Intervention „Elternarbeit" auch statistisch bedeutsame Veränderungen bei den Eltern auftreten, die an der Elternarbeit teilgenommen haben. Überprüft wurden dazu sowohl Variablen bezüglich des *Ernährungsverhaltens* der Eltern als auch zu deren *Ernährungserziehung* („Elternfragebogen"/Selbstbericht, siehe Anhang A4 –A6).

Bezüglich der Feststellung von Veränderungen im *Ernährungsverhalten* und in der *Einstellung* der Eltern zur Ernährung wurden die Skalen aus dem *Inventar zum Essverhalten und Gewichtsproblemen* (siehe Kap. 4.3.3.3) verwendet.

Zur Bestimmung der Interaktionseffekte von Zeit und Intervention wurde zuerst die Interventionsgruppe als *Gesamtgruppe mit Elternarbeit* (IGEmT, IGalle und IGPFtuEa) im Vergleich zur Kontrollgruppe betrachtet. Als Kontrollgruppe für die Feststellung von Veränderungen bei Eltern wurde die Gruppe IGU herangezogen, da in dieser Gruppe außer dem Unterricht keine weiteren Interventionen oder gesundheitsfördernden Maßnahmen zur Ernährungserziehung stattgefunden haben und auch keine Einladung zur Elternarbeit erfolgte. Des Weiteren wurde die Gruppe, in der neben der Elternarbeit auch noch das gemeinsame Pausenfrühstück täglich durchgeführt wird (IGPFtuEa), der Kontrollgruppe IGU gegenüber gestellt.

Gerechnet wurde mittels einfaktorieller Varianzanalyse (Faktor Gruppe) mit Messwiederholung.

5.2.1 Veränderungen im Ernährungsverhalten der Eltern

Während bei den Eltern der Interventionsgruppe mit Elternarbeit (IGalle, IGEmT und IGPFtuEa) keine Veränderung bezüglich der *Häufigkeit des Frühstückens* („Elternfragebogen"/Selbstbericht, siehe Anhang A4-A5) eintritt, geben die Eltern der Gruppe IGU an, signifikant weniger häufig zu frühstücken *(Anschlusstest/t-Test für unabhängige Stichproben: IG (n=182) MW/SD: t1=2.65/.76,t2=2.65/.73,n.s., KG(n=60) MW/SD: t1=2.52/.81, t2=2.32/.93, t(59)=2.11,p=.039)*. Der Interaktionseffekt von Zeit und Intervention fällt tendenziell aus [$F(1,240)=3.45$, p=.064].

Des Weiteren kam es zu einem Effekt zwischen den Eltern der Gruppe IGPFtuEa und denen der Kontrollgruppe bezüglich der *„Wirkung des Essens"* (Selbstbericht). Mit der Skala „Wirkung des Essens" (Skala 4, „Inventar zum Essverhalten und Gewichtsproblemen", siehe Kap. 4.3.3.3) wird erfasst, welchen Einfluss das Essen bzw. die Mahlzeiten auf das Wohlbefinden, sowohl auf das körperliche als auch auf das psychische Wohlbefinden, ausüben. Diese Wirkung nimmt in der Interventionsgruppe IGPFtuEa nach der Elternarbeit zu. Das bedeutet, dass die Nahrung einen zunehmend positiven Einfluss ausübt. Bei den Eltern der Kontrollgruppe übt die Zufuhr von Nahrung einen zunehmend weniger positiven Effekt auf das Wohlbefinden aus (Diehl & Staufenbiel, 1999). Der Anschlusstest/t-Test für unabhängige Stichproben zeigt, dass die Veränderungen gegenläufig sind, aber nicht signifikant *(IGPFtuEa (n=41) MW/SD: t1=11.49/7.12, t2=13.40/9.11, n.s., IGU (n=52) MW/SD: t1=11.68/7.04 , t2=11.03/6.61, n.s.)*. Der Interaktionseffekt von Zeit und Intervention fällt tendenziell aus [$F(1,91)=3.05$, p=.084].

Beide Interaktionseffekte von Zeit und Intervention im Hinblick auf das Ernährungsverhalten können nur als Tendenzen gewertet werden.

5.2.2 Veränderung der Einstellung der Eltern

Zwischen der Kontrollgruppe ohne Elternarbeit (IGU) und der Interventionsgruppe
mit Elternarbeit (IGalle, IGEmT und IGPFtuEa) kommt es zu einem bedeutsamen Unterschied im Hinblick auf die „Einstellung zum Essen" (Skala 1, „Inventar zum Essverhalten und Gewichtsproblemen", siehe Kap. 4.3.3.3). Bei einer positiven Einstellung zum
Essen hat dieses für das Wohlbefinden und die „Lebensfreude" einen hohen Stellenwert.
Bei negativer bzw. gleichgültiger Einstellung zum Essen wird dieses zwar als notwendig
für den körperlichen Erhalt angesehen, darüber hinaus hat es jedoch nur geringe Bedeutung (Diehl & Staufenbiel, 1999).

Während in der Gruppe IGU die Einstellung der Eltern zum Essen sehr signifikant
negativer wird, verändert sich diese in der Interventionsgruppe kaum (siehe Abb.
5.2.2.1). Der Interaktionseffekt von Zeit und Intervention ist signifikant [F(1,210)=5.78,
p=.017].

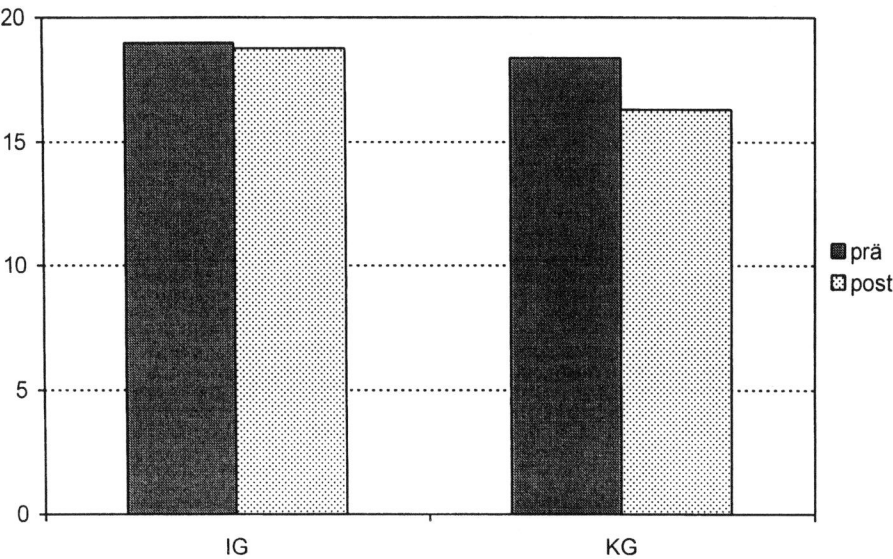

Abbildung 5.2.2.1: Mittelwerte für die Skala „Einstellung zum Essen" („Elternfragebogen"/Selbstbericht)
bei Interventions- (IG = IGEmT, IGalle, IGPFtuEa) und Kontrollgruppe (KG = IGU) in
Vor- und Nachtest, (Skalenwert von 0 bis 30)
Anschlusstest (t-Test für unabhängige Stichproben):
- IG (n=160) MW/SD: t1=18.99/5.97,t2=18.78/5.83,n.s.
- KG (n=52) MW/SD: t1=18.39/4.61,t2=16.33/5.02,t(51)=3.01,p=.004
Gruppenabkürzungen siehe Tabelle 4.1.2

5.2.3   Veränderung bei der Ernährungserziehung der Eltern

Ein *Verbot von Lebensmitteln*, die selten verzehrt werden sollten, den Kindern jedoch gut schmecken, sprechen insgesamt nur wenige Eltern aus. Signifikant verschieden entwickeln sich die Meinungen von Eltern zwischen der Gruppe IGU und der Gruppe IGPFtuEa. In der Gruppe mit Elternarbeit geht der Anteil an Eltern, der ein solches Verbot ausspricht, zurück; in der Gruppe IGU nimmt der Anteil dagegen zu. Beide Entwicklungen sind laut *Anschlusstest/ t-Test für unabhängige Stichproben* nicht signifikant *(IGPFtuEa (n=44) MW/SD: t1=4.54E-02/.21,t2=2.27E-02/.13, n.s., IGU (n=59) MW/SD: t1=8.47E-02/.28, t2=.10/.30, n.s.)*. Der Interaktionseffekt von Zeit und Intervention ist als Tendenz zu werten [F(1,101)=3.09, p=.081].

5.3   Beziehungen von Ernährungsverhalten und Ernährungseinstellung zwischen Eltern und Kindern

Neben der Überprüfung von Veränderungen im Ernährungsverhalten bzw. bei Ernährungseinstellungen bei Kindern und Eltern ist die Frage nach den Zusammenhängen zwischen Eltern und Kindern in diesem Bereich von besonderer Bedeutung. Dabei lassen sich verschiedene Zusammenhänge feststellen, und zwar einmal zwischen *Einstellung der Eltern und Einstellung der Kinder*, zwischen *Verhalten der Eltern und Verhalten der Kinder* und zwischen *Einstellung der Eltern und Verhalten der Kinder*.

Die Korrelationen zwischen diesen Merkmalen wurden überprüft *(Bivariate Korrelation, Korrelationskoeffizient nach Pearson)* sowohl mittels einzelner Items als auch anhand verschiedener Skalen aus dem „Inventar zum Essverhalten und Gewichtsproblemen" für Erwachsene und Kinder (IEG und IEG-Kind, siehe *Erhebungsinstrumente*, Kap. 4.3). Zu jedem Zusammenhang sind beide Messzeitpunkte (t1 = vor der Elternarbeit und t2= nach der Elternarbeit) angegeben, so dass Änderungen des Korrelationsfaktors in Abhängigkeit vom Messzeitpunkt ersichtlich werden. Die folgenden Untersuchungen sind gemäß den unter Kapitel 3.3 formulierten Hypothesen geordnet.

5.3.1   Zusammenhang zwischen Einstellungen der Eltern und Einstellung der Kinder

Die Korrelationen bezüglich der Ernährungseinstellung zwischen Eltern und Kindern wurden überprüft mittels der Skala *„ Einstellung zu gesunder Ernährung"*, die sowohl in der Erwachsenenform (IEG, Skala 8) als auch in der Form für Kinder (IEG-Kind, Skala 6) vorliegt. Des Weiteren erfolgte die Berechnung der Korrelation für die Skala *„ Einstellung zum Essen"* für Eltern (IEG, Skala 1) im Vergleich zur *„ Einstellung zu gesunder Ernährung"* für Kinder. Für die Korrelation der Einstellung zu gesunder Ernährung zeigt sich (Tabelle 5.3.1.1), dass ein signifikant positiver Zusammenhang über die Gesamtstichprobe sowohl vor als auch nach der Intervention besteht, allerdings mit niedrigen Korrelationskoeffizienten (r=.14 zum Messzeitpunkt t1 bzw. r=.13 zum Messzeitpunkt t2). Die Korrelation zwischen der Einstellung der Eltern zum Essen und der Einstellung der Kinder zu gesunder Ernährung ist vor der Intervention nicht signifikant, danach mit einem Korrelationsfaktor von r=.10.

Tabelle 5.3.1.1:   Korrelation zwischen Ernährungseinstellungen der Eltern und Ernährungseinstellung der Kinder über alle Gruppen vor und nach der Intervention „Elternarbeit"

Einstellungen der Eltern	Messzeitpunkt	Einstellung zu gesunder Ernährung bei Kindern r	Anzahl n
Einstellung zur gesunden Ernährung	t 1	.14**	365
	t 2	.13*	356
Einstellung zum Essen	t1	.03	370
	t2	.10*	360

Anmerkung: Signifikanzniveau: * = p ≤ .05, ** = p ≤ .01

5.3.2   Zusammenhang zwischen Ernährungsverhalten der Eltern und dem der Kinder

Bei der Klärung von Zusammenhängen des Ernährungsverhaltens von Eltern und Kindern kann eine Reihe von Items bzw. Skalen herangezogen werden. Höchste Korrelationen treten dabei beim Vergleich der für Eltern und Kinder gleich konzipierten Skalen oder bei gleichen Items auf. Zwischen verschiedenen Items bzw. Skalen treten ebenfalls signifikante Zusammenhänge auf, jedoch mit niedrigerem Korrelationsfaktor (siehe Tab. 5.3.2.1).

Die höchste positiv signifikante Korrelation zwischen Elternverhalten und Verhalten der Kinder besteht für die Skala *„Essen und Gewicht als Problem"* sowie zwischen der *Häufigkeit bzw. Regelmäßigkeit*, mit der die Eltern ein *Frühstück* zu sich nehmen, und der Regelmäßigkeit, mit der die Kinder frühstücken.

Höchst signifikant bis sehr signifikant korreliert weiter die *Regelmäßigkeit*, mit welcher die Eltern *frühstücken*, mit der Angabe der Kinder über ihre *regelmäßige Mitnahme eines Pausenvespers*.

Statistisch bedeutsam korrelieren die Skalen *„Wirkung des Essens"* und *„Essen zwischen den Mahlzeiten"* bei Eltern mit der Skala *„Bedeutung und Wirkung des Essens"* bei Kindern. Die Korrelationen sind negativ zum Messzeitpunkt t1 und werden nach der Intervention positiv, im Falle des Zusammenhangs von „Wirkung des Essens" bei Eltern mit „Bedeutung und Wirkung des Essens" bei Kindern signifikant positiv.

Tabelle 5.3.2.1: Korrelation zwischen Ernährungsverhalten der Eltern und Ernährungsverhalten der Kinder über alle Gruppen vor und nach der Intervention „Elternarbeit"

Ernärungsverhalten der Eltern	Messzeitpunkt	Ernährungsverhalten der Kinder									
		Bedeutung und Wirkung des Essens		Essen und Gewicht als Problem		Häufigkeit Frühstück		Regelmäßige Mitnahme des Pausenvespers		Verzehr von Obst/ Gemüse zum Frühstück	
		r	n	r	n	r	n	r	n	r	n
Wirkung des Essens	t1	-.14**	372	n.s.		n.s.		n.s.		n.s.	
	t2	.13**	342	.13*	342	n.s.		n.s.		n.s.	
Essen und Gewicht als Problem	t1	n.s.		.16***	373	n.s.		n.s.		n.s.	
	t2	n.s.		.27***	342	-.16***	373	n.s.		n.s.	
Häufigkeit Frühstück	t1	n.s.		-.10*	443	.24***	453	.19***	451	-.09*	450
	t2	n.s.		-.11*	364	.26***	398	.13**	398	n.s.	
Verzehrshäufigkeit von Gemüse	t1	n.s.		n.s.		n.s.		n.s.		n.s.	
	t2	n.s.		n.s.		n.s.		n.s.		.15**	399
Essen zwischen den Mahlzeiten	t1	-.19***	372	n.s.		n.s.		n.s.		n.s.	
	t2	n.s.		n.s.		n.s.		n.s.		n.s.	
Gemeinsame Mahlzeiten Eltern-Kind	t1	n.s.		n.s.		n.s.		n.s.		n.s.	
	t2	n.s.		n.s.		n.s.		n.s.		n.s.	

Anmerkung: Signifikanzniveau: * = p ≤ .05, ** = p ≤ .01, *** = p ≤ .001
nichtsignifikante (n.s.) Korrelationen wurden nicht aufgeführt

Sehr signifikant ist der Zusammenhang zwischen der *Verzehrshäufigkeit von Gemüse* bei den Eltern und der *Häufigkeit,* mit welcher die Kinder *Obst oder Gemüse zum Frühstück* essen, allerdings erst nach der Intervention. Ebenfalls erst nach der Intervention hängen positiv zusammen die *„Wirkung des Essens"* auf die Eltern mit dem Problem bei den Kindern, das sie mit dem Essen und dem Gewicht haben (*„Essen und Gewicht als Problem",* Skala 4, IEG-Kind). Des Weiteren gilt, je stärker die Höhe des Körpergewichts und der Nahrungszufuhr für die Eltern ein Problem darstellen (*„Essen und Gewicht als Problem",* Skala 6, IEG), desto weniger *häufig frühstücken* die Kinder (negative Korrelation zum Messzeitpunkt t2). Andererseits sind die Kinder weniger durch Gewichts- und Essprobleme belastet (*„Essen und Gewicht als Problem",* Skala 4, IEG-Kind), je *häufiger* die Eltern ein *Frühstück* zu sich nehmen (negative Korrelation zu beiden Messzeitpunkten). Festzustellen ist schließlich, dass, je *häufiger* die Eltern *frühstücken*, desto geringer ist der *Verzehr von Obst oder Gemüse zum Frühstück* bei den Kindern. Diese Korrelation ist nach der Elternarbeit jedoch nicht mehr signifikant.

5.3.3 Zusammenhang zwischen Einstellungen der Eltern und Ernährungsverhalten der Kinder

Überprüft wurde nicht nur der Zusammenhang zwischen den Verhaltensweisen von Eltern und Kindern im Bereich Ernährung, sondern auch, welche Zusammenhänge zwischen der Einstellung der Eltern und verschiedenen Verhaltensweisen der Kinder bestehen.

Tabelle 5.3.3.1: Korrelation zwischen der Einstellung der Eltern zur gesunden Ernährung und dem Ernährungsverhalten der Kinder über alle Gruppen vor und nach der Intervention „Elternarbeit"

Messzeit-punkt	Zügelung des Essens		Häufigkeit Frühstück		Regelmäßige Mitnahme des Pausenvespers	
	r	n	r	n	r	n
t 1	-.18**	239	n.s.		.17**	372
t 2	-.19***	356	.12*	368	.12*	368

Anmerkung: Signifikanzniveau: * = p ≤ .05, ** = p ≤ .01, *** = p ≤ .001
nichtsignifikante (n.s.) Korrelationen wurden nicht aufgeführt

Tabelle 5.3.3.2: Korrelation zwischen der Einstellung der Eltern zum Essen und dem Ernährungsverhalten der Kinder über alle Gruppen vor und nach der Intervention „Elternarbeit"

Messzeit-punkt	Zügelung des Essens		Häufigkeit Frühstück		Regelmäßige Mitnahme des Pausenvespers	
	r	n	r	n	r	n
t1	n.s.		n.s.		n.s.	
t2	n.s.		n.s.		.14**	372

Anmerkung: Signifikanzniveau: ** = p ≤ .01,
nichtsignifikante (n.s.) Korrelationen wurden nicht aufgeführt

Mehrere signifikante Zusammenhänge vor und nach der Intervention bestehen zwischen der *„Einstellung zur gesunden Ernährung"* bei Eltern (Skala 8, IEG) und dem Ernährungsverhalten der Kinder, wie z.B. der *regelmäßigen Mitnahme des Pausenvespers*. Des Weiteren besteht eine negative Korrelation zwischen der *„Einstellung zur gesunden Ernährung"* bei Eltern und der *„Zügelung des Essens"* (Skala 5, IEG-Kind) bei den Kindern. Das bedeutet, je wichtiger und notwendiger den Eltern eine gesunde Ernährungsweise für ihr Kind ist, desto weniger ist dieses mit der Regulation seines Körpergewichtes beschäftigt (Tabelle 5.3.3.1).

Der Zusammenhang zwischen „*Einstellung zu gesunder Ernährung"* bei Eltern und der *Häufigkeit,* mit der Kinder *frühstücken,* ist vor der Intervention nicht signifikant, danach mit einem Korrelationsfaktor von r = .12.

Zwischen der „*Einstellung der Eltern zum Essen"* allgemein und dem Ernährungsverhalten der Kinder kommt es nur zu einer Korrelation nach der Intervention. Demnach haben die Kinder umso regelmäßiger ein *Pausenvesper* dabei, je höher der Stellenwert des Essens bei den Eltern für Wohlbefinden und Lebensfreude (Skala 1, „*Einstellung zum Essen"*, IEG) ist (siehe Tabelle 5.3.3.2).

5.4 Veränderungen der Zusammenhänge in Abhängigkeit von der Intervention Elternarbeit

Nach der allgemeinen Überprüfung von Zusammenhängen von Ernährungsverhalten und Ernährungseinstellungen zwischen Eltern und Kindern ist im Hinblick auf die Effektivität der Interventionen die Frage nach Veränderungen der Zusammenhänge in Abhängigkeit von der Intervention Elternarbeit entscheidend. Dazu erfolgt die Berechnung der Korrelationen für die Interventions- und die Kontrollgruppe jeweils getrennt zu beiden Messzeitpunkten (t1 = vor der Elternarbeit und t2= nach der Elternarbeit/ bivariate Korrelation, Korrelationskoeffizient nach Pearson). Überprüft wurden nacheinander die Zusammenhänge zwischen *Einstellung der Eltern* und *Einstellung der Kinder,* zwischen *Ernährungsverhalten der Eltern* und *Ernährungsverhalten der Kinder* und zwischen *Ernährungseinstellung der Eltern* und *Ernährungsverhalten der Kinder.*

Zu dem ersten Bereich, Zusammenhänge zwischen *Einstellung der Eltern* und *Einstellung der Kinder,* liegen keine unterschiedlichen Veränderungen zwischen Interventions- und Kontrollgruppe vor, die auf eine erwünschte Veränderung dieser Beziehung zwischen Eltern und Kindern in Abhängigkeit von der Intervention schließen lassen. Erwünschte Veränderungen in Abhängigkeit von der Intervention „Elternarbeit" der beiden anderen Bereiche werden im Folgenden dargestellt.

5.4.1 Veränderungen im Zusammenhang zwischen Ernährungsverhalten der Eltern und Ernährungsverhalten der Kinder

Eine sehr signifikante bzw. hoch signifikante Korrelation besteht vor der Intervention zwischen der Häufigkeit bzw. *Regelmäßigkeit,* mit der die Eltern ein *Frühstück* zu sich nehmen und der *Regelmäßigkeit,* mit welcher die Kinder *frühstücken* sowohl in der Interventionsgruppe mit Elternarbeit als auch in der Kontrollgruppe (Tabelle 5.4.1.1). Von Messzeitpunkt t1 zu Messzeitpunkt t2 kommt es zwischen den beiden Gruppen zu einer gegenläufigen Entwicklung. In der Interventionsgruppe nimmt die Korrelation nach der Intervention zu, in der Kontrollgruppe geht sie dagegen zurück.

Tabelle 5.4.1.1:   Korrelation der Häufigkeit des Frühstückens zwischen Eltern und Kindern in der Interventionsgruppe (IG) Elternarbeit und der Kontrollgruppe (KG) vor und nach der Intervention „Elternarbeit"

Messzeitpunkt	IG (IGEmT, IGalle, IGPFtuEa)		KG (IGU, IGEoT, IGPF, IGPFt)	
	r	n	r	n
t1	.18**	222	.27***	231
t2	.31***	201	.20**	197

Anmerkung: Signifikanzniveau: ** = p ≤ .01, *** = p ≤ .001
Gruppenabkürzungen siehe Tabelle 4.1.2

Die Häufigkeit des Frühstückens an sich verändert sich dabei laut *Anschlusstest/t-Test für unabhängige Stichproben (Eltern: IG (n=182) MW/SD: t1=2.65/.76, t2=2.65/.73, n.s., KG (n=164) MW/SD: t1=2.53/.87,t2=2.43/.89, n.s., Kinder: IG (n=246) MW/SD: t1=1.79/.45, t2=1.76/.45, n.s., KG (n=277) MW/SD: t1=1.67/.53,t2=1.66/.50, n.s.)* in beiden Gruppen weder bei Eltern noch bei Kindern signifikant.

Sowohl in der Interventions- als auch in der Kontrollgruppe korreliert die *Regelmäßigkeit*, mit der die Eltern *frühstücken*, mit der Angabe der Kinder über ihre *regelmäßige Mitnahme eines Pausenvespers* vor der Intervention sehr signifikant (siehe Tabelle 5.4.1.2). Auch bei diesem Zusammenhang kommt es zu einer gegenläufigen Entwicklung. So ist nach der Elternarbeit die Korrelation in der Interventionsgruppe gestiegen. In der Kontrollgruppe ist der Zusammenhang dagegen stark zurückgegangen; es besteht nach der Intervention kein signifikanter Zusammenhang mehr zwischen dem regelmäßigen Verzehr eines Frühstücks von Seiten der Eltern und einer regelmäßigen Mitnahme eines Pausenvespers bei Kindern.

Tabelle 5.4.1.2:   Korrelation zwischen der Häufigkeit des Frühstückens bei Eltern und der regelmäßigen Mitnahme eines Pausenvespers bei Kindern in der Interventionsgruppe (IG) Elternarbeit und der Kontrollgruppe (KG) vor und nach der Intervention „Elternarbeit"

Messzeitpunkt	IG (IGEmT, IGalle, IGPFtuEa)		KG (IGU, IGEoT, IGPF, IGPFt)	
	r	n	r	n
t1	.18**	221	.18**	230
t2	.23**	200	.03	198

Anmerkung: Signifikanzniveau: ** = p ≤ .01
Gruppenabkürzungen siehe Tabelle 4.1.2

Signifikante Entwicklungen im Vergleich vor und nach der Elternarbeit lassen sich weder bei Eltern noch bei Kindern, weder in der Interventions- noch in der Kontroll-

gruppe feststellen *(Anschlusstest/t-Test für unabhängige Stichproben: Eltern: IG (n=182) MW/SD: t1=2.65/.76, t2=2.65/.73, n.s., KG (n=164) MW/SD: t1=2.53/.87,t2=2.43/.89, n.s., Kinder: IG (n=244) MW/SD: t1=2.64/.71, t2=2.64/.72, n.s., KG (n=278) MW/SD: t1=2.41/.86,t2=2.37/.88, n.s.).*
Vor der Elternarbeit besteht kein statistisch bedeutsamer Zusammenhang zwischen der *Häufigkeit,* mit welcher Eltern *Gemüse verzehren,* und der *Verzehrshäufigkeit von Obst oder Gemüse zum Frühstück* bei den Kindern. In der Kontrollgruppe ändert sich nach der Intervention daran kaum etwas. In der Interventionsgruppe wird dieser Zusammenhang zwischen Eltern und Kindern dagegen hoch signifikant (siehe Tabelle 5.4.1.3).

Tabelle 5.4.1.3:   Korrelation zwischen der Verzehrshäufigkeit von Gemüse bei Eltern und dem Verzehr von Obst oder Gemüse zum Frühstück bei Kindern in der Interventionsgruppe (IG) Elternarbeit und der Kontrollgruppe (KG) vor und nach der Intervention „Elternarbeit"

Messzeitpunkt	IG (IGEmT, IGalle, IGPFtuEa)		KG (IGU, IGEoT, IGPF, IGPFt)	
	r	n	r	n
t1	-.04	217	-.02	232
t2	.24***	201	.05	198

Anmerkung: Signifikanzniveau: *** = p ≤ .001
Gruppenabkürzungen siehe Tabelle 4.1.2

An dem Verhalten als solchem kommt es nach der Elternarbeit weder bei Eltern noch bei Kindern, weder in der Interventionsgruppe noch in der Kontrollgruppe zu einer signifikanten Veränderung im Vergleich zu dem Verhalten vor der Intervention *(Anschlusstest/t-Test für unabhängige Stichproben: Eltern: IG (n=181) MW/SD: t1=2.40/2.54, t2=2.25/1.22, n.s., KG (n=166) MW/SD: t1=2.28/1.15, t2=2.39/1.18, n.s., Kinder: IG (n=241) MW/SD: t1=1.23/.99, t2=1.22/.90, n.s., KG (n=279) MW/SD: t1=1.16/.91,t2=1.20/.87, n.s.).*

5.4.2   Veränderungen im Zusammenhang zwischen Ernährungseinstellung der Eltern und Ernährungsverhalten der Kinder

Zwischen der *Einstellung der Eltern zum Essen* und der *regelmäßigen Mitnahme eines Pausenvespers* bei Kindern besteht vor der Intervention kein signifikanter Zusammenhang. In der Interventionsgruppe wird der Zusammenhang nach der Intervention nicht nur größer, er wechselt auch sein Vorzeichen von negativ zu positiv. Es entsteht eine tendenzielle Korrelation. Die Veränderung in der Kontrollgruppe reicht ebenfalls bis hin zu einer tendenziellen Korrelation, ist jedoch nicht so groß wie in der Interventionsgruppe.

Tabelle 5.4.2.1: Korrelation zwischen der Einstellung zum Essen bei Eltern und der regelmäßigen Mitnahme eines Pausenvespers bei Kindern in der Interventionsgruppe (IG) Elternarbeit und der Kontrollgruppe (KG) vor und nach der Intervention „Elternarbeit"

Messzeitpunkt	IG (IGEmT, IGalle, IGPFtuEa)		KG (IGU, IGEoT, IGPF, IGPFt)	
	r	n	r	n
t1	-.09	200	.02	177
t2	.13°	184	.13°	188

Anmerkung: Signifikanzniveau: ° =p ≤ .10
Gruppenabkürzungen siehe Tabelle 4.1.2

Während in der Interventionsgruppe keine signifikanten Veränderungen bei Eltern oder Kindern nach der Elternarbeit eintreten *(Anschlusstest/t-Test für unabhängige Stichproben: Eltern: IG (n=160) MW/SD: t1=18.99/5.97, t2=18.78/5.83, n.s., Kinder: IG (n=244) MW/ SD: t1=2.64/.71, t2=2.64/.72, n.s.)*, wird die Einstellung zum Essen bei den Eltern der Kontrollgruppe tendenziell negativer *(Eltern: KG(n=143) MW/SD: t1=18.62/5.59, t2=17.86/5.34, t(142)=1.74, p=.084)*.

Da die Korrelation zwischen Eltern und Kindern der Kontrollgruppe enger wird, wirkt sich die negative Entwicklung bei den Eltern auch negativ auf das Verhalten der Kinder aus. Ein signifikanter Rückgang der Mitnahme eines Pausenvespers bei den Kindern ist jedoch nicht festzustellen *(Kinder: KG(n=278) MW/SD: t1=2.41/.86, t2=2.37/.88, n.s.)*.

5.5 Veränderungen von Zusammenhängen von Ernährungsverhalten und Ernährungseinstellung zwischen Eltern und Kindern in Abhängigkeit vom Erziehungsstil

In Kapitel 5.4 wurde dargestellt, welche Veränderungen in den Zusammenhängen von Ernährungsverhalten und Ernährungseinstellung zwischen Eltern und Kindern nach der Intervention eintreten. Im Folgenden soll nun festgestellt werden, ob diese Veränderungen innerhalb der Interventionsgruppen unabhängig bzw. in Abhängigkeit vom Erziehungsstil eintreten (siehe *Hypothese 2e,* Kap. 3.3). Aus diesem Grunde wurden die Veränderungen der Zusammenhänge von Ernährungsverhalten bzw. Einstellung zur Ernährung zwischen Eltern und Kindern getrennt berechnet, und zwar einmal für Eltern mit einem eher unterstützenden Erziehungsstil und zum anderen für Eltern mit einem eher einschränkenden Erziehungsstil (siehe Tabellen 5.5.1 bis 5.5.4). Das Kriterium unterstützender bzw. einschränkender Erziehungsstil orientiert sich an den normierten Werten (T-Werte) der Skalen *Unterstützung* und *Einschränkung* des in Kapitel 4.3.2.5 beschriebenen Instrumentes (ESI) zusammen.

Wie die Ergebnisse zeigen (siehe Tabelle 5.5.1 bis 5.5.4), kommt es bei allen Zusammenhängen sowohl in der Gruppe der unterstützend erziehenden Eltern als auch in der Gruppe der einschränkend erziehenden Eltern nach der Intervention zu engeren Kor-

147

relationen zwischen Eltern und Kindern. (Einzige Ausnahme ist die Beziehung zwischen der Einstellung der Eltern zum Essen und der regelmäßigen Mitnahme eines Pausenvespers bei Kindern in der Gruppe der einschränkend erziehenden Eltern.)

In der Gruppe der einschränkend erziehenden Eltern tritt diese Veränderung der Korrelationen jedoch in fast allen Bereichen stärker ein als bei den unterstützend erziehenden Eltern. (Ausnahme bildet wieder die Beziehung zwischen der Einstellung der Eltern zum Essen und der regelmäßigen Mitnahme eines Pausenvespers bei Kindern. Hierbei kommt es zu einem engeren Zusammenhang in der Gruppe der unterstützend erziehenden Eltern.)

Tabelle 5.5.1: Korrelation der Häufigkeit des Frühstückens zwischen Eltern und Kindern in der Interventionsgruppe (IG) Elternarbeit in Abhängigkeit vom Erziehungsstil der Eltern vor und nach der Intervention „Elternarbeit"

Messzeitpunkt	IG – unterstützende Eltern		IG – einschränkende Eltern	
	r	n	r	n
t1	.05	69	.09	71
t2	.42***	68	.48***	54

Anmerkung: Signifikanzniveau: *** = p ≤ .001

Tabelle 5.5.2: Korrelation zwischen der Häufigkeit des Frühstückens bei Eltern und der regelmäßigen Mitnahme eines Pausenvespers bei Kindern in der Interventionsgruppe (IG) Elternarbeit in Abhängigkeit vom Erziehungsstil der Eltern vor und nach der Intervention „Elternarbeit"

Messzeitpunkt	IG – unterstützende Eltern		IG – einschränkende Eltern	
	r	n	r	n
t1	.24*	68	.25*	70
t2	.31**	68	.39**	54

Anmerkung: Signifikanzniveau: * = p ≤ .05, ** = p ≤ .01

Tabelle 5.5.3: Korrelation zwischen der Verzehrshäufigkeit von Gemüse bei Eltern und dem Verzehr von Obst oder Gemüse zum Frühstück bei Kindern in der Interventionsgruppe (IG) Elternarbeit in Abhängigkeit vom Erziehungsstil der Eltern vor und nach der Intervention „Elternarbeit"

Messzeitpunkt	IG – unterstützende Eltern		IG – einschränkende Eltern	
	r	n	r	n
t1	.08	67	-.14	68
t2	.23°	68	.07	54

Anmerkung: Signifikanzniveau: ° = p ≤ .10

Tabelle 5.5.4: Korrelation zwischen der Einstellung zum Essen bei Eltern und der regelmäßigen Mitnahme eines Pausenvespers bei Kindern in der Interventionsgruppe (IG) Elternarbeit in Abhängigkeit vom Erziehungsstil der Eltern vor und nach der Intervention „Elternarbeit"

Messzeitpunkt	IG – unterstützende Eltern		IG – einschränkende Eltern	
	r	n	r	n
t1	-.23°	62	.00	56
t2	.09	64	.00	51

Anmerkung: Signifikanzniveau: ° =p ≤ .10

5.6 Beurteilung der Interventionen durch Eltern, LehrerInnen und SchülerInnen

5.6.1 Beurteilung der Intervention „Unterricht"

Rückmeldung der LehrerInnen: Zur Beurteilung des Unterrichts kann in erster Linie die Rückmeldung der LehrerInnen herangezogen werden.

Alle LehrerInnen waren aufgefordert, nach Beendigung des Unterrichts in Form eines Fragebogens schriftlich über ihre Erfahrungen zu berichten und zur Konzeption Stellung zu nehmen. Zur Durchführung des Unterrichts liegen folgende Ergebnisse vor:

Deutlich zeigte sich, dass die LehrerInnen wesentlich mehr Zeit zur Behandlung der Themen benötigten als dafür vorgesehen war. Die Mehrheit (86%) der befragten LehrerInnen (n = 21) gab an, dass sie mehr Zeit gebraucht haben, als sie eigentlich verwenden wollten. 14% hielten den Umfang des geplanten Unterrichts für angemessen. Der Durchschnitt für den gesamten Unterricht inklusive der einmaligen Aktion „Zubereiten eines gemeinsamen Frühstückbüfetts" liegt bei ca. 12-14 Stunden (veranschlagt waren 6 Stunden).

Vorgesehen war, die gesamte Unterrichtseinheit mit Beginn der Weihnachtsferien abzuschließen. Dies gelang jedoch nur einem Anteil von 35% nach Aussage der LehrerInnen (n = 20). Die Hälfte brauchte dazu die Zeit bis Ende Januar und drei Lehrkräfte behandelten die Ernährungserziehung noch bis etwa Mitte / Ende Februar. Die meisten LehrerInnen haben im Zeitraum zwischen Mitte November und Mitte Dezember mit der Einheit begonnen, nur zwei Lehrkräfte haben damit bis nach den Weihnachtsferien gewartet.

Die Hälfte der LehrerInnen benötigte eine Anzahl von sechs bis maximal zehn Stunden für die gesamte Durchführung, 30% kamen mit bis zu 15 Stunden aus und ein geringerer Anteil von 20% verbrachte 20 bis 25 Stunden mit dem gesamten Thema. Knapp die Hälfte (48%) gab an, von den vorgegebenen Inhalten nichts gekürzt zu haben, 29% haben dies bei einem der Themen getan und 24% haben bei mehreren Themen Inhalte gekürzt oder nicht behandelt. Am häufigsten geschah dies bei Thema Nr.3: *Volles Korn*

– volle Kraft ! und bei Thema Nr. 4: *Die Milch macht's !* Bei Thema Nr. 3 wurde als Grund angegeben, dass diese Inhalte bereits behandelt worden seien. Tatsächlich ist im Arbeitsbereich 4: *Pflanzen und Tiere* der Teilbereich *Pflanzen zu Nahrungsmitteln verarbeiten* vorgesehen und unter den Hinweisen auch das Thema *Vom Korn zum Brot* angegeben. Die Stundenthemen Nr. 2, 5 und 6 wurden von jeweils nur einem Lehrer/einer Lehrerin gekürzt, zum Teil um mehr Zeit für das Unterrichtsgespräch zur Verfügung zu haben.

Gefragt wurde auch nach dem Anteil von Stunden, der fächerübergreifend mit dem vorliegenden Unterrichtsmaterial gearbeitet wurde. Von den 20 LehrerInnen, die hierzu Stellung nahmen, gab ein Viertel an, nicht fächerübergreifend unterrichtet zu haben. Die Hälfte der Befragten tat dies in einer bis zu fünf Stunden, 15% haben dies in sechs bis acht Stunden umgesetzt. Am häufigsten (je 5 Mal) einbezogen wurden die Fächer Deutsch und Bildende Kunst, zweimal wurde das Fach Musik genannt und einmal Sport.

Es zeigt sich also, dass trotz der Vorgaben über den Umfang des Arbeitsbereiches durch das Unterrichtsmaterial und die Anweisungen innerhalb der Fortbildungsveranstaltungen eine individuell geprägte Umsetzung erfolgte. Gründe dafür können sein, dass nicht alle LehrerInnen bei den Fortbildungsveranstaltungen anwesend waren, dass die LehrerInnen unterschiedliche Bedingungen hinsichtlich des Unterrichtens in den entsprechenden Klassen vorfanden und dass sie unterschiedliche Einstellungen hinsichtlich der Bedeutung der Ernährungserziehung für die Kinder mitbrachten. Dies zeigt sich ganz deutlich bei den Antworten auf die Frage, wie viele Stunden das Thema „Richtige Ernährung" insgesamt im dritten Schuljahr umfasste, wenn es ohne die vorgegebene Konzeption bisher unterrichtet wurde. Nur elf LehrerInnen machten hierzu eine Aussage: zwei LeherInnen (18%) handeln diesen Bereich in zwei bis drei Stunden ab, sechs LehrerInnen widmen diesem Thema immerhin je sechs Stunden und 27% (drei LehrerInnen) gaben acht bis zehn Stunden für die Durchführung an. Bis auf drei der Befragten (n = 32) gaben alle an, das Thema „Richtige Ernährung" in Klasse 3 durchzuführen; 66% gaben an, dass auch in Klasse 1 dieses Thema behandelt wird, 63% gaben an, dass dies auch bzw. oder in Klasse 2 geschieht. In der 4. Klasse greifen nur noch 13% der LehrerInnen dieses Thema auf.

Rückmeldung der Eltern: Die Beurteilung des Unterrichts durch die Eltern erfolgte über den ersten Elternfragebogen (siehe Anhang A4). Darin schätzten die Eltern die Wirkung des Unterrichts ein. Keine Veränderung bei ihren Kindern gaben 8% der Eltern an. Insgesamt 54% stellten fest, dass die Kinder mehr Interesse an dem Thema Ernährung bzw. gesunde Ernährung zeigen und 67% der Eltern beobachteten einen Wissenszuwachs. Über ein Viertel der Eltern (26%) konnten bei ihren Kindern feststellen, dass sie sich auch gesünder ernähren. Bei 11% der Kinder konnte eine Verbesserung in allen drei Bereichen beobachtet werden (siehe Abb. 5.6.1.1).

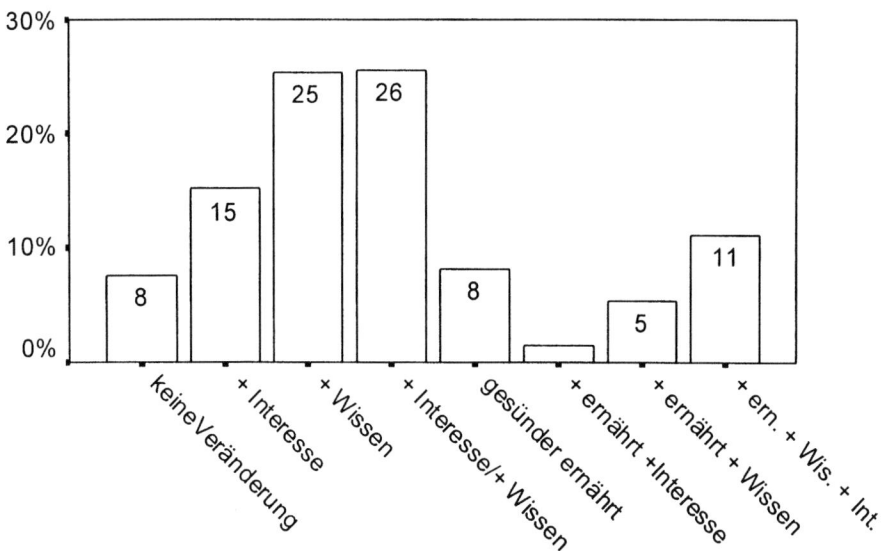

Abbildung 5.6.1.1:   Eltern schätzen Wirkung des Unterrichts ein (Mehrfachnennungen), n=476
Anmerkungen: + = Zuwachs an, + ernährt bzw. + gesünder ernährt = Veränderung in Richtung angemessenes Ernährungsverhalten, ern. + Wis. + Int. = Veränderung in allen drei Bereichen (gesünder ernährt, Wissenszuwachs, gesteigertes Interesse)

5.6.2   Beurteilung der Intervention „Elternarbeit"

Rückmeldung der LehrerInnen: Knapp drei Viertel der befragten LehrerInnen (71%,
n = 14) hielt den Umfang der Elternarbeit im Hinblick auf das Ziel, nicht nur Wissen zu
vermitteln, sondern auch Einstellungs- und Verhaltensänderungen anzustreben, für angemessen. Jeweils zwei LehrerInnen (14%) hielten den Umfang für zu groß bzw. für zu
gering. Für die Mehrzahl der Befragten (79%) war die Konzeption der Elternarbeit so
umfassend, dass keine Inhalte oder Elemente als fehlend empfunden wurden. Zwei LehrerInnen nannten inhaltliche Vorschläge zur Erweiterung der Elternarbeit, die sich beide
auf die stärkere Vermittlung praktischer Erfahrungen bzw. konkreter Hinweise und ge-
zielter Anleitungen beziehen. Bis auf eine Lehrerin würden alle einzelne Elemente der
Elternarbeit übernehmen, wenn sie das Thema Ernährung wieder im Unterricht zu behandeln hätten.

Befragt nach der Bedeutung, welche die Eltern der Elternarbeit beimessen, gaben die
LehrerInnen folgende Einschätzung: Der Anteil der Eltern, welche diese Aktion für nicht
wichtig halten, wird von den LehrerInnen (n = 13) im Durchschnitt auf 10% geschätzt.
Für weniger wichtig halten nach Auffassung der LehrerInnen 37% der Eltern die Aktion,
39% für wichtig und 14% der Eltern halten sie für sehr wichtig. Damit hatten die Lehrer-
Innen den Eindruck, dass etwas mehr als die Hälfte (53%) der Eltern diese Angebote der
Elternarbeit mindestens für wichtig hielten. Bekräftigt wurde dieser Eindruck durch die
hohe Teilnahme der Eltern an den Angeboten (siehe unten, *Rückmeldung der Eltern*).

151

Von den Eltern der 15 beteiligten Klassen kamen in sechs Klassen positive Rückmeldungen an die LehrerInnen zurück. Von zwei Klassen kamen keine Rückmeldungen an die Lehrerin, die hier als Fachlehrerin, nicht als Klassenlehrerin unterrichtete. Bei zwei LehrerInnen bezog sich die Antwort nicht auf die Fragestellung, und ein Lehrerbogen wurde nicht abgegeben. Aus vier Klassen kamen kritische Anmerkungen zu den Elternaktionen: Danach waren einige Aspekte zu abstrakt und die Informationen am Elternabend zu umfangreich. Gewünscht wurde die konkrete Hilfe bei essgestörten Kindern. In einer Klasse kamen sich einzelne Eltern bevormundet vor, und beim Eltern-Kind-Nachmittag wurde z.T. eine Förderung des Konsumverhaltens vermutet. Mehrmals positiv wurde bemerkt, dass die Schule das Thema Ernährung ausführlich behandelt. Es wurde auch rückgemeldet, dass die Eltern das Projekt für wichtig und sinnvoll halten, was schon zuvor in der Auswertung der Frage deutlich wurde, welche Bedeutung die Eltern nach Meinung der Lehrkräfte der Elternarbeit beimessen. Speziell zum Elternabend äußerten Eltern gegenüber der Lehrkraft, dass dieser informativ und anregend war.

Schon bei dieser Frage nach Rückmeldung der Eltern beschrieben einige der LehrerInnen Änderungen im Verhalten und in der Einstellung bei Kindern und Eltern. Dies war verstärkt vorhanden bei der Frage nach Rückmeldung von SchülerInnen; hier bezog sich nur eine Antwort direkt auf die Aktionen der Elternarbeit, die angibt, dass der Eltern-Kind-Nachmittag gefallen hat.

Rückmeldung der Eltern: Bereits vor der Durchführung der Intervention „Elternarbeit" wurden die Eltern befragt („Elternfragebogen", siehe Anhang A4), welche Bedürfnisse hinsichtlich der geplanten Elternarbeit von Seiten der Eltern vorliegen. Die erste Frage sollte klären, wie viele Eltern überhaupt Interesse am Thema „Gesunde Ernährung" und "Ernährungserziehung" haben. Drei Viertel der Eltern (n = 475) waren interessiert. Dabei zeigte sich, dass 35% der Befragten (n = 555) gerne über Zeitschriften, Fernsehen etc. informiert werden möchten, jeweils ein Viertel von der Schule bzw. vom Lehrer/von der Lehrerin (26%) und vom Arzt (24%). 11% möchten die Information von anderen Personen/Institutionen und 6% lassen sich gerne von anderen Eltern informieren. Interesse haben die Eltern (n = 555) an Ernährungstipps für Kinder (43%), an Rezeptvorschlägen (34%), an der Bewertung bestimmter Lebensmittel (29%), an Wissen über gesunde Ernährung (24%) und an Wissen über Ernährungserziehung (18%). Von den Eltern, die sich für Informationen interessieren, ziehen 58% dies über schriftliches Material vor, 21% möchten von Fachleuten in Form eines Vortrages informiert werden, und 11% gaben an, auch gerne im Gespräch mit verschiedenen Personen Informationen zu erhalten.

Die Teilnahme der Eltern war je nach Veranstaltung unterschiedlich hoch. 61% der Eltern kamen zu den Informationsabenden im Rahmen der regulären Klassenpflegschaftstreffen. Durch die Möglichkeit, diese schulische Veranstaltung für die Information über das Projekt und das Thema Ernährung zu nutzen, konnte die Mehrheit der Eltern erreicht werden.

Zu den Informationsveranstaltungen für Eltern speziell zum Thema Ernährung kamen von den 247 geladenen Eltern der Stuttgarter Schulen insgesamt 39 (16%). Dazu muss angemerkt werden, dass für die Eltern dies der dritte Elternabend im Schuljahr war, dass die Termine gegen Ende des Schuljahres gelegt waren und dass es sich um das letzte Angebot im Rahmen der Elternintervention handelte, so dass inzwischen auch sicher eine gewisse Sättigung eingetreten war.

Gut besucht mit 48% Teilnahme waren die "Eltern-Kind-Nachmittage". Dabei spielt sicher eine Rolle, dass die Eltern eingeladen waren, gemeinsam mit ihren Kindern teilzunehmen.

Insgesamt nahmen an den beiden Angeboten in Schwäbisch Gmünd 42% der Eltern teil, 39% haben nur eine Veranstaltung besucht und 19% haben keines der beiden Angebote wahrgenommen. In Stuttgart, wo drei Veranstaltungen durchgeführt wurden, nahmen 32% an einem Angebot teil, 29% an zwei Angeboten und 9% haben alle Termine wahrgenommen. Das bedeutet, dass 70% der Eltern an mindestens einer Aktion beteiligt waren bzw. 30% der Eltern nicht erreicht werden konnten. In Schwäbisch Gmünd liegt der Anteil mit 81% erreichter Eltern noch höher.

Nach der Intervention sollten die Eltern mittels schriftlicher Befragung Rückmeldung zur Durchführung der Elternarbeit geben („Elternfragebogen", siehe Anhang A5). Die erste Frage an die Eltern bezog sich darauf, ob diese über die Angebote der Elternarbeit genug über gesunde Ernährung und Ernährungserziehung erfahren konnten. Dem stimmten 86% der Eltern (n = 244) zu, für 14% der Eltern waren die Angebote nicht ausreichend. Für diese Eltern, welche die Frage mit einem *Nein* beantwortet hatten, war eine Auswahl darüber aufgelistet, welche Informationen noch interessieren würden. Allerdings wurden bei dieser Liste auch von einigen der Eltern Angaben gemacht, die zuvor geäußert hatten, dass für sie das Angebot ausreichend war. Ferner muss bedacht werden, dass hier auch solche Eltern ihre Meinung kund taten, die gar nicht bzw. nicht an allen Aktionen der Elternarbeit teilgenommen hatten. Demnach wünschen sich 18% der Eltern (n = 251) noch *Rezeptvorschläge*, 16% interessieren sich für weitere *Ernährungstipps für Kinder*, 11% möchten mehr über die *Bewertung bestimmter Lebensmittel* erfahren und je 10% haben noch Bedarf an Wissen sowohl über *gesunde Ernährung* als auch an *Wissen über Ernährungserziehung*. Ein geringer Teil von 2% gab unter *Sonstige* noch spezielle Wünsche an. Gefragt wurde weiter, welche Form der Information den Eltern am meisten zugesagt hätte. Da bei dieser Frage nicht immer nur eine Informationsquelle angekreuzt wurde, liegen hier Mehrfachnennungen vor. Für die Mehrzahl der Eltern (57%, n = 240) war die schriftliche Form über Informationsmaterial die Art, die ihnen am meisten zugesagt hatte. 40% gaben an, dass ihnen die Information am besten in mündlicher Form von Fachleuten als Vortrag gefallen hat und für 23% war dies am geeignetsten über das Gespräch mit verschiedenen Personen zu ermöglichen. Unter *Sonstige* (3%) wurde u. a. angegeben, dass die Kombination der verschiedenen Informationsmöglichkeiten gut ankam. In einer weiteren Frage ging es darum, ob durch die Elternaktionen neue Erkenntnisse über Ernährung zu vermitteln waren oder ob die Inhalte bereits vorhandenes Wissen wiederholt haben. Über die Hälfte der Eltern (55%, n = 251) erhielt demnach *einige neue Erkenntnisse*, für 32% war *eher wenig Neues* zum Thema Ernährung dabei, und 13% konnten nach ihrer Einschätzung *keine neuen Erkenntnisse* gewinnen.

Zur Gesamtbeurteilung der geleisteten Elternarbeit lässt sich formulieren, dass doch die Mehrzahl der Eltern aus den verschiedenen Angeboten viel Information über das

Thema Ernährung und Ernährungserziehung aufnehmen konnte, dass die Formen der Informationsvermittlung bei den Eltern Zustimmung gefunden haben und dass den meisten Eltern durchaus auch neue Erkenntnisse zu vermitteln waren.

Die Eltern wurden auch befragt über Veränderungen im Ernährungsverhalten, die sie aufgrund der Elternarbeit bei sich selbst vornahmen bzw. bei ihrem Kind feststellen konnten. Drei Viertel der Eltern (76%) gaben an, dass sich bei den Kindern Verhaltensänderungen einstellten bzw. Ernährungsgewohnheiten umgestellt wurden. Bei einem Drittel ist diese Umstellung zwar nur sehr gering einzustufen, bei dem größeren Teil aber (43%) bezieht sich die Veränderung auf eine bzw. auch auf mehrere Ernährungsgewohnheiten. Weniger als ein Viertel der Eltern (24%) konnte keinerlei Veränderung beobachten (siehe Abb. 5.6.2.1).

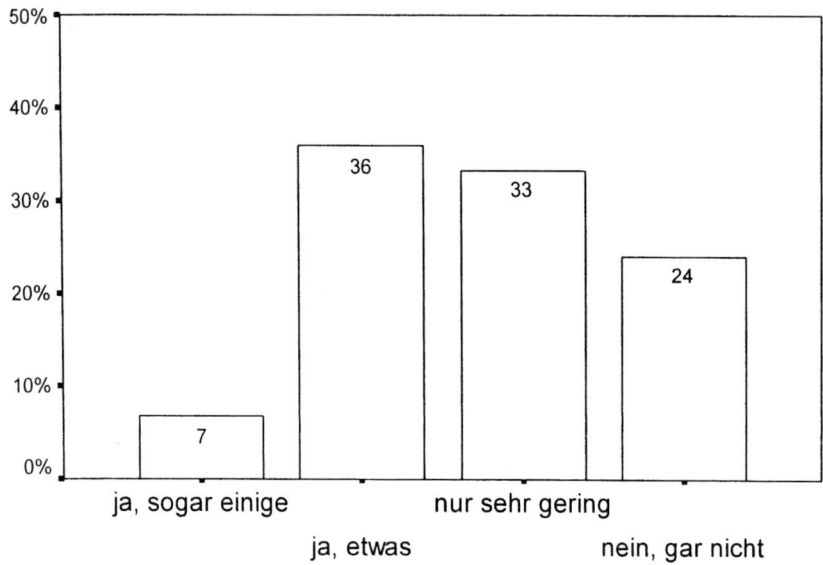

Abbildung 5.6.2.1:   Umstellung von Ernährungsgewohnheiten bei den Kindern (Elternbericht) (n=249)

Betrachtet man die Umstellung der Ernährungsgewohnheiten geschlechtsspezifisch, so zeigt sich deutlich, dass der Anteil derjenigen, die etwas oder sogar einiges umgestellt haben, bei den Mädchen höher liegt als bei den Jungen. Bei den Mädchen beobachtet fast die Hälfte der Eltern (48%) deutliche Verhaltensänderungen, bei den Jungen sind es nur etwas mehr als ein Drittel (37%). Am geringsten ist der Geschlechtsunterschied bei den Kindern, bei denen die Eltern keinerlei Veränderung feststellen konnten (siehe Abb. 5.6.2.2).

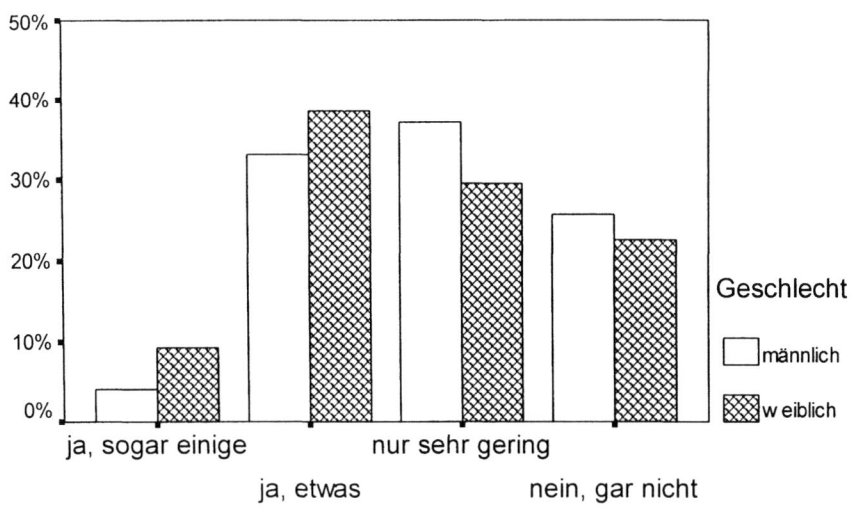

Abbildung 5.6.2.2: Umstellung von Ernährungsgewohnheiten bei den Kindern (Elternbericht) in Abhängigkeit vom Geschlecht (n=249)

Bei den Eltern ist der Anteil derjenigen, der bei sich selbst Ernährungsgewohnheiten umgestellt hat, nicht so hoch wie bei den Kindern. Hier sind es 58%, welche Veränderungen angegeben haben bzw. 42%, welche keine Umstellungen vorgenommen haben. Mehr als ein Viertel jedoch (28%) gaben an, dass sie etwas bzw. auch einiges geändert haben (Abb. 5.6.2.4).

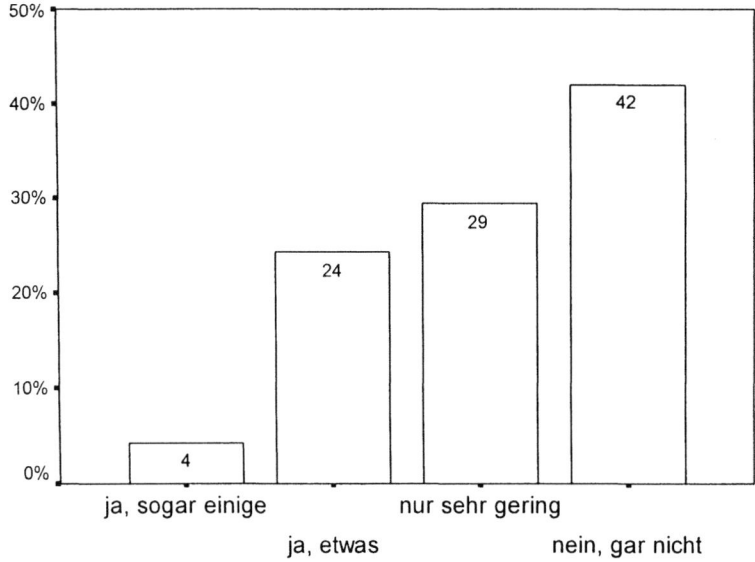

Abbildung 5.6.2.4: Umstellung von Ernährungsgewohnheiten bei den Eltern (Selbstbericht) (n=238)

155

5.6.3 Beurteilung der Intervention „Gemeinsames Pausenfrühstück"

Rückmeldung der LehrerInnen: Auch zur Durchführung der Intervention „Gemeinsames Pausenfrühstück" fand eine Befragung der beteiligten LehrerInnen statt. Gefragt wurde danach, welche Rückmeldungen die LehrerInnen von Seiten der Eltern und der SchülerInnen erhalten haben, wie oft das Pausenfrühstück durchgeführt wurde und in welchem zeitlichen Umfang. Darüber hinaus sollten die Befragten angeben, ob unterrichtliche Inhalte mit den Pausenfrühstücken verbunden werden konnten und welche Bedeutung die LehrerInnen der Durchführung des gemeinsamen Pausenfrühstücks hinsichtlich möglicher Verhaltensänderungen beimessen. Zum Schluss wurde noch nach dem Einfluss eines regelmäßigen Pausenfrühstücks auf die Schulatmosphäre gefragt (siehe „Fragebogen für LehrerInnen", Anhang A10).

Wie die Rückmeldung der Eltern und SchülerInnen an die LehrerInnen zeigte, wurde das gemeinsame Pausenfrühstück positiv aufgenommen. In dem Zeitraum von zwei bis drei Monaten, in dem die Intervention durchgeführt wurde, frühstückten die LehrerInnen (n=15) teilweise täglich (40%) mit ihren Kindern[1]. Etwa ein Viertel der Klassen (27%) schaffte es nicht, im angegebenen Zeitraum häufiger als zehn Mal mit ihren Klassen zu frühstücken. Dagegen konnten 20% mehr als zehn Mal und 13% mehr als 20 Mal mit den Kindern frühstücken. Über die Hälfte (60%) benötigte für das Frühstück zehn Minuten, ein Viertel etwa brauchte dazu zwischen 12 und 15 Minuten und 13% haben 20 Minuten in Anspruch genommen. Die Zeit für das gemeinsame Pausenfrühstück wurde von fast der Hälfte der LehrerInnen (47%) vom Unterricht abgezogen. 13% nutzten dafür auch die Pausen, bzw. ein Viertel der LehrerInnen benötigte für das gemeinsame Essen sowohl Unterrichts- als auch Pausenzeit. 13% hatten eine andere Lösung gewählt, beispielsweise eine tägliche Verlängerung des Unterrichtsvormittags zugunsten der gemeinsamen Essenszeit. Eine Verbindung des Pausenfrühstücks mit unterrichtlichen Inhalten gelang der Mehrzahl der Lehrkräfte (n=14): 36% bejahten dies, 43% konnten dies zumindest teilweise durchsetzen, 21% stellten diese Verbindung nicht her. Als unterrichtliche Inhalte genannt wurden das Thema „gesunde Ernährung" und das Einüben von Sozialverhalten und Tischmanieren. Genutzt wurde die Zeit des gemeinsamen Essens ferner für Einzelgespräche, Hausaufgabenkontrolle und das Vorlesen.

Die Bedeutung des Pausenfrühstücks wird wie folgt eingeschätzt: Am wichtigsten ist diese Maßnahme laut Urteil der Lehrkräfte (n=15) für die Kinder (sehr wichtig= 33%, wichtig=60%), gefolgt von den Eltern (sehr wichtig=27%, wichtig=60%). Eine sehr wichtige Bedeutung für die LehrerInnen bzw. für die Schule an sich messen nur 13% der LehrerInnen dem gemeinsamen Pausenfrühstück bei. Die Bedeutung dieser Maßnahme zur Verbesserung der Schulatmosphäre wird dagegen von 27% der LehrerInnen als sehr bedeutsam und von knapp drei Vierteln (73%) als bedeutsam eingeschätzt.

---

[1] Bei diesen Angaben sind jedoch nicht nur die Interventionsklassen IGPF und IGalle inbegriffen, sondern auch die Klassen, welche über den ganzen Untersuchungszeitraum hinweg das gemeinsame Pausenfrühstück täglich praktizierten.

Rückmeldung der Eltern: Bei den Eltern wurde eine Frage direkt zur Rückmeldung der Intervention „Gemeinsames Pausenfrühstück" formuliert. Sie bezieht sich auf die Auswirkung dieser Maßnahme auf das Ernährungsverhalten der Kinder. Die Ergebnisse hierzu werden für die Interventionsgruppen IGPF und IGalle getrennt dargestellt (siehe Abb. 5.6.3.1). Im Vergleich dazu steht das Meinungsbild der Eltern der Kontrollgruppe. In dieser Gruppe wurde das gemeinsame Pausenfrühstück zwar nicht als Intervention durchgeführt, ist aber von früheren Aktionen als Maßnahme der Ernährungserziehung den Eltern bekannt.

In der Gruppe IGPF sind drei Viertel der Eltern (76%) der Meinung, dass durch das gemeinsame Essen des Pausenvespers in der Schule richtiges Ernährungsverhalten verstärkt wird. Weniger als ein Viertel (22%) rechnet damit, dass diese Maßnahme keinen Einfluss auf ihr Kind hat. Nur ein sehr geringer Anteil der Eltern befürchtet negative Folgen für das Ernährungsverhalten. In der Gruppe IGalle ist der Anteil der Eltern, die an keinen Einfluss glauben, mit 32% höher als in der Gruppe IGPF. Allerdings gibt es in dieser Interventionsgruppe keine Eltern, die einen negativen Einfluss annehmen. Dieser Anteil ist in der Kontrollgruppe im Vergleich zu den anderen Gruppen am höchsten (siehe Abb. 5.6.3.1).

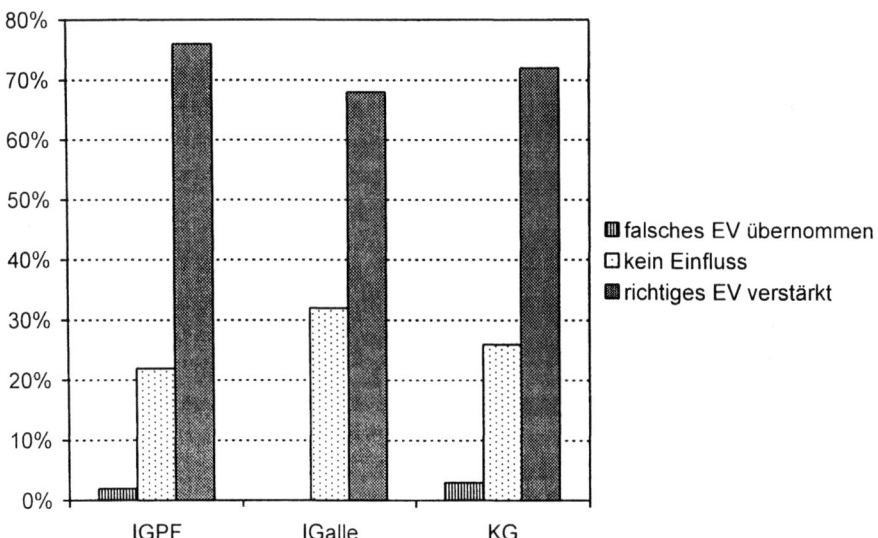

Abbildung 5.6.3.1: Wirkung der Intervention „Gemeinsames Pausenfrühstück" (Elternbericht der Gruppen IGPF) (n= 50), IGalle (n= 84) und KG (IGU, IGEmT, IGEoT, (n= 117)) Gruppenabkürzungen siehe Tabelle 4.1.2

5.6.4 Beurteilung aller Maßnahmen im Vergleich durch Elternbericht

Die Eltern wurden in jedem der drei Fragebögen über die Wirkung der Interventionen befragt. Der Rücklauf, bezogen auf die drei Messzeitpunkte, verteilt sich folgendermaßen:

1. Rücklauf (t1): 78% (n=477)
2. Rücklauf (t2): 67% (n=414)
3. Rücklauf (t3): 66% (n=406)

Im Durchschnitt wurden die Fragebögen zu einem Anteil von 75% nur von den Müttern ausgefüllt, bei einem Anteil von 5% geschah dies von Vater und Mutter gemeinsam. 15% der Bögen wurden von Vätern bearbeitet, 4% von anderen Personen und 1% der Bögen waren dazu ohne Angabe.

Beim dritten und letzten Elternfragebogen (siehe Anhang A11) sollten die Eltern angeben, wie sie die Wirkung aller bisher durchgeführten Interventionen (Unterricht, Elternarbeit und gemeinsames Pausenfrühstück) auf das Ernährungsverhalten ihres Kindes einschätzen. Vergleicht man die Antworten der Eltern für jede einzelne Gruppe getrennt, so ergibt sich ein in der Abbildung 5.6.4.1 dargestelltes Meinungsbild.

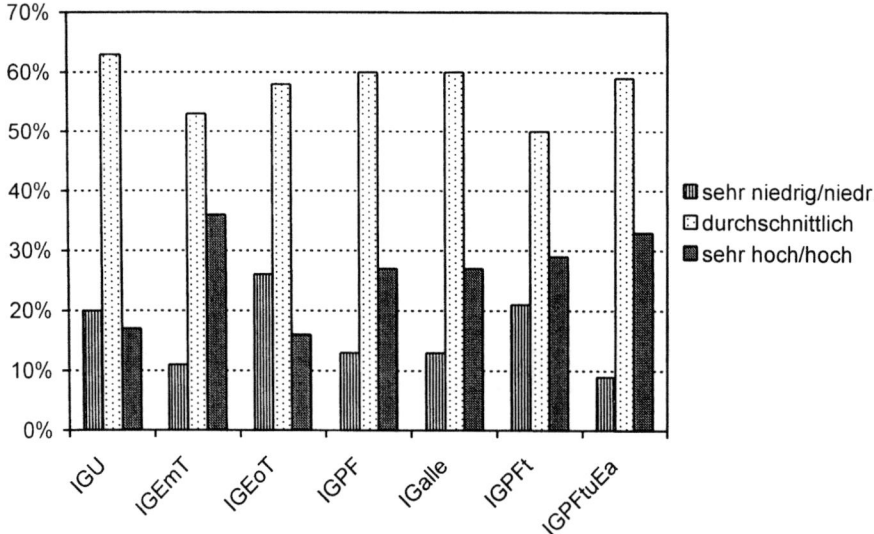

Abbildung 5.6.4.1:   Einschätzung der Höhe der Wirkung schulischer Maßnahmen zur Ernährungserziehung (Elternbericht aller Gruppen im Vergleich) (IGU (n= 76), IGEmT (n= 64), IGEoT (n= 19), IGPF (n= 63), IGalle (n= 88), IGPFt (n= 38), IGPFtuEa (n= 46)) Gruppenabkürzungen siehe Tabelle 4.1.2

Die höchsten Veränderungen im Ernährungsverhalten ihrer Kinder durch schulische Maßnahmen geben die Eltern der Gruppen mit Elternarbeit (IGEmT = 36%) bzw. Elternarbeit und täglichem gemeinsamen Pausenfrühstück (IGPFtuEa = 33%) an. Diese beiden Gruppen haben auch die geringsten Werte (9% bzw. 11%) in der Einschätzung, dass die Maßnahmen nur einen *sehr niedrigen bis niedrigen* Einfluss gehabt haben. Knapp ein Drittel der Eltern (29%) der Gruppe IGPFt bezeichnet die Wirkung der Maßnahmen auf die Kinder ebenfalls als *sehr hoch bis hoch*, wobei in dieser Gruppe auch der Anteil mit gegenteiliger Meinung (21%) relativ hoch ist. Völlig identische Werte liegen bei den Gruppen IGPF und IGalle vor. In diesen Gruppen bezeichnet über ein Viertel der Eltern (27%) die Wirkungen als *sehr hoch bis hoch* und 13% messen den schulischen Maßnahmen eine *sehr niedrige bis niedrige* Wirkung bei.

Am geringsten wird die Wirkung der Maßnahmen von den Eltern der Gruppen IGU und IGEoT eingeschätzt. Hier sind es nur 16% bzw. 17%, die eine *sehr hohe bis hohe* Wirkung bestätigen. 20% der Eltern der Gruppe, in welcher nur Unterricht stattfand, und über ein Viertel (26%) der Gruppe, in welcher die Eltern nicht an den Angeboten der Elternarbeit teilnahmen, bezeichnen die Wirkung als *sehr niedrig bis niedrig*.

Insgesamt kann festgestellt werden, dass die Eltern der Gruppen mit Elternarbeit sowie die Eltern der Gruppen, die das gemeinsame Pausenfrühstück schon länger gemeinsam durchführen, am deutlichsten Wirkungen der schulischen Maßnahmen der Ernährungserziehung auf das Ernährungsverhalten ihrer Kinder beobachten konnten. Die beiden Gruppen, in denen das gemeinsame Pausenfrühstück als Intervention durchgeführt wurde, bestätigen ebenfalls zu über einem Viertel, dass die Wirkung auf die Kinder *sehr hoch bis hoch* war. Obwohl in der Gruppe IGalle zusätzlich die Elternarbeit durchgeführt wurde, kam es nach Meinung der Eltern zu keiner erhöhten Wirkung im Vergleich zur Gruppe IGPF.

Die Einschätzung der Maßnahmen in den Gruppen mit der einzigen Intervention Unterricht fällt am geringsten aus.

Die Eltern wurden im Anschluss an die drei Interventionen (s.o.) nicht nur nach ihrer Einschätzung über die Höhe der schulischen Maßnahmen befragt, sondern auch nach der Art der Wirkung dieser Maßnahmen auf ihre Kinder. Gefragt wurde nach einer Veränderung in Richtung *gesünderes Ernährungsverhalten* sowie nach *erhöhtem Wissen* und *gesteigertem Interesse* im Bereich Ernährung. Mehrfachnennungen waren möglich.

Im Folgenden wird das Meinungsbild der Eltern wiedergegeben bezüglich der Kategorie *nicht verändert*, d.h., den Maßnahmen wird keine Wirkung zugeschrieben, und der Kategorie *gesünder ernährt, höheres Wissen und gesteigertes Interesse*, d.h., eine erwünschte Veränderung fand in allen Bereichen statt.

Den größten Anteil von erwünschten Veränderungen sowohl im Bereich Verhalten, Wissen und Interesse konnten die Eltern derjenigen Gruppen beobachten, in denen die Intervention „Elternarbeit" stattfand (IGEmT = 14%, IGalle = 12% und IGPFtuEa = 9%). Für die Interventionen „Gemeinsames Pausenfrühstück" und „Unterricht" wird ein Anteil von Veränderungen in allen Bereichen von je 5% angegeben. Der Anteil für die Gruppe IGPFt liegt etwas darunter (3%). Am schlechtesten fällt das Urteil bezüglich der Wirkungen der schulischen Maßnahmen von den Eltern der Gruppe aus, welche sich nicht an den Angeboten der Elternarbeit beteiligten. 42% dieser Eltern geben an, keine Veränderungen bei ihren Kindern beobachtet zu haben. In der Gruppe IGEmT dagegen liegt dieser Anteil bei nur 5% (siehe Abb. 5.6.4.2).

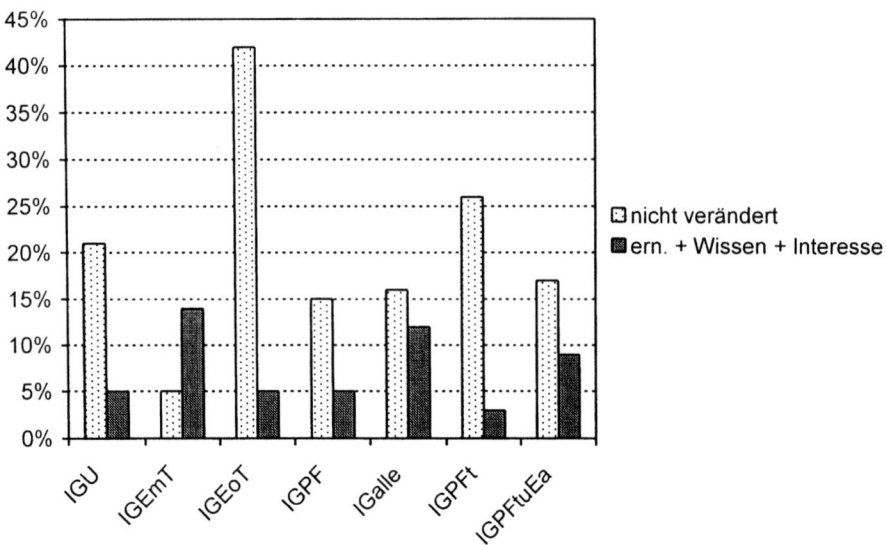

Abbildung 5.6.4.2:   Einschätzung der Art der Wirkung schulischer Maßnahmen zur Ernährungserziehung (Elternbericht aller Gruppen im Vergleich) (IGU (n= 77), IGEmT (n= 65), IGEoT (n= 19), IGPF (n= 60), IGalle (n= 90), IGPFt (n= 39), IGPFtuEa (n= 47))
Gruppenabkürzungen siehe Tabelle 4.1.2
ern. + Wis. + Int. = Veränderung in allen drei Bereichen (gesünder ernährt, Wissenszuwachs, gesteigertes Interesse)

Zur weiteren Einschätzung der Effektivität der pädagogischen Maßnahmen zur Ernährungserziehung (Unterricht, Elternarbeit und gemeinsames Pausenfrühstück) wurde gefragt, wie lange die beobachteten Verhaltensänderungen aufrecht erhalten bleiben konnten.

Im Folgenden wird das Urteil der Eltern über die Maßnahmen bezüglich der Abstufungen *nur sehr kurzfristig* und *bis heute* im Vergleich aller Gruppen miteinander dargestellt. Die Dauer *bis heute* bezieht sich auf das Datum der letzten Elternbefragung (Dez. 2001) und stellt für die verschiedenen Interventionen einen unterschiedlichen Zeitraum dar (Unterricht ca. 11-12 Monate, Elternarbeit ca. 9 Monate, gemeinsames Pausenfrühstück ca. 1-2 Monate). Den größten Anteil an Eltern, die eine langfristige Wirkung bestätigen, enthalten die Gruppen mit der Intervention Elternarbeit und der Kombination von Elternarbeit und gemeinsamen Pausenfrühstück (IGEmT = 51%, IGalle = 41% und IGPFtuEa = 40%). Jeweils ein Drittel der Eltern der Gruppe mit Unterricht (IGU) und der Gruppe mit der Intervention Pausenfrühstück (IGPF) konnte eine Wirkung der Maßnahme *bis heute* bei ihren Kindern feststellen. Etwas höher liegt der Anteil der Gruppe mit dem täglichen Pausenfrühstück (35%). Die Eltern der Gruppe IGEoT, die nicht an den Angeboten der Elternarbeit teilgenommen hatten, beobachten nur zu 18% eine langfristige Veränderung bei ihren Kindern. Fast drei Viertel der Eltern dieser Gruppe (71%) halten den Effekt der pädagogischen Maßnahmen im Bereich Ernährungserziehung für nur sehr kurzfristig. Bei den anderen Gruppen schwankt dieser Anteil zwischen 24% (IGEmT) und 42% (IGPFtuEa) (siehe Abb. 5.6.4.3).

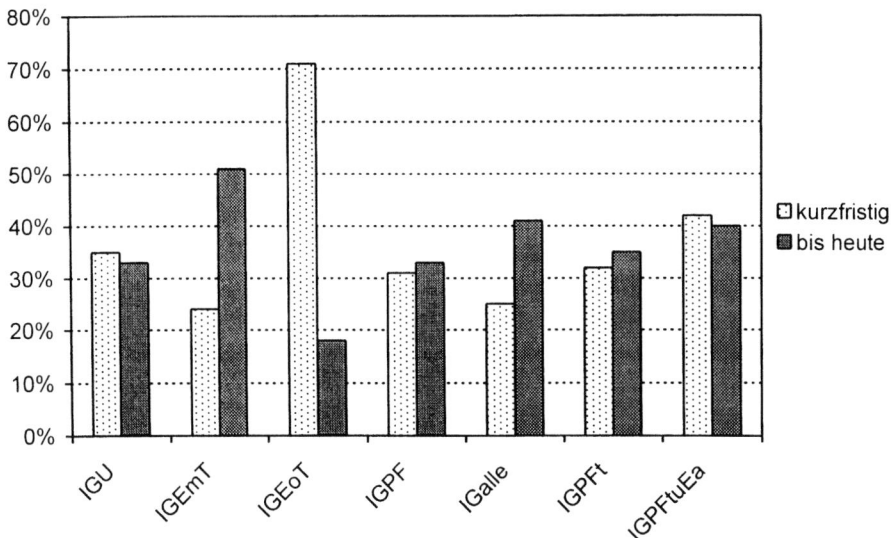

Abbildung 5.6.4.3: Einschätzung der zeitlichen Wirkung schulischer Maßnahmen zur Ernährungserziehung (Elternbericht aller Gruppen im Vergleich) (IGU (n= 69), IGEmT (n= 62), IGEoT (n= 17), IGPF (n= 61), IGalle (n= 83), IGPFt (n= 37), IGPFtuEa (n= 45)) Gruppenabkürzungen siehe Tabelle 4.1.2

Als weiteres Kriterium für die Effektivität der verschiedenen Interventionen kann die Häufigkeit herangezogen werden, mit der Eltern mit ihren Kindern über das Thema Ernährung gesprochen haben. Die Antwortkategorien für diese Frage lauteten *nein*, also noch nicht mit dem Kind über Ernährung gesprochen, *wenig*, also nur in geringem Ausmaß mit dem Kind gesprochen und *ja, mehrmals*, d.h., es fanden mehrere Gespräche diesbezüglich statt. Die folgende Abbildung (Abb. 5.6.4.4) zeigt die Verteilung für die Antwortkategorie *ja, mehrmals* im Vergleich aller Gruppen miteinander. Deutlich wird, dass in den Gruppen mit Elternarbeit häufiger Gespräche stattfanden. In diesen Gruppen liegt der Anteil der Eltern, welche mehrmals mit ihren Kindern über Ernährung gesprochen haben, bei 80% (IGEmT, IGalle) bzw. bei 77% (IGPFtuEa). In den Gruppen mit der Intervention „Gemeinsames Pausenfrühstück" bzw. mit der täglichen Durchführung des Pausenfrühstücks liegt der Anteil bei drei Vierteln der Eltern. Die Eltern der Gruppe IGU und der Gruppe IGEoT kommen auf einen geringeren Anteil an Eltern, die mit ihrem Kind häufiger über Ernährung gesprochen haben (IGU = 65%, IGEoT = 68%) (siehe Abb. 5.6.4.4).

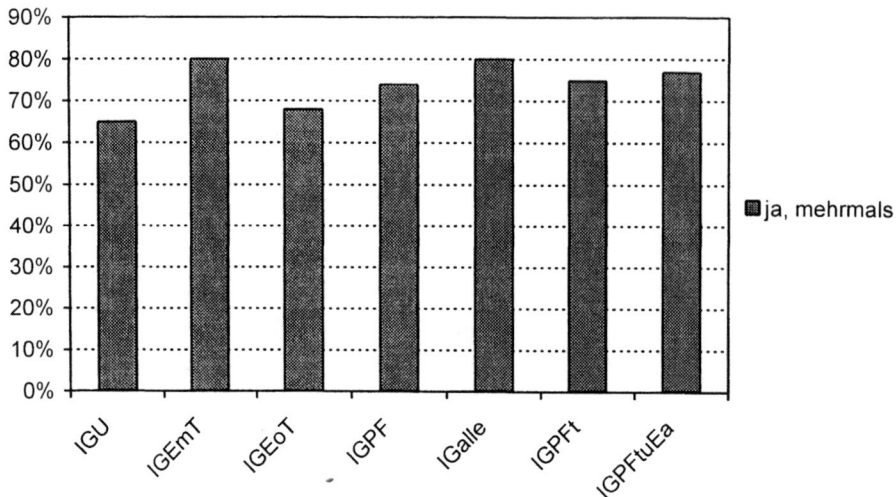

Abbildung 5.6.4.4:   Häufigkeit mehrmaliger Gespräche über Ernährung zwischen Eltern und Kindern (alle Gruppen im Vergleich) (IGU (n= 78), IGEmT (n= 80), IGEoT (n= 68), IGPF (n= 74), IGalle (n= 80), IGPFt (n= 75), IGPFtuEa (n= 77))
Gruppenabkürzungen siehe Tabelle 4.1.2

Bei einer zusammenfassenden Betrachtung aller Ergebnisse, die auf dem Urteil der Eltern beruhen, kann festgestellt werden, dass in allen Bereichen die Gruppen mit der Intervention Elternarbeit am besten abschneiden konnten. Den Antworten der Eltern ist zu entnehmen, dass sich Veränderungen bei einem größeren Teil der Kinder einstellen. Auch aufgrund der Durchführung des täglichen gemeinsamen Pausenfrühstücks sowie der Intervention „Gemeinsames Pausenfrühstück" sind, gemäß den Angaben der Eltern, Veränderungen im Ernährungsverhalten der Kinder eingetreten. Die geringste Einschätzung bezüglich Veränderungen erfolgte in allen Bereichen von den Eltern der Gruppe IGU und der Gruppe IGEoT. Für die Gruppe IGU ist zu berücksichtigen, dass die Intervention Unterricht zum Zeitpunkt der Befragung der Eltern die Intervention ist, die am längsten zurückliegt.

6 Diskussion der Ergebnisse

Die Effektivität der Ernährungserziehung, so wie sie in der Schule aktuell umgesetzt wird, ist gemäß verschiedener Untersuchungen als relativ gering einzustufen, u.a. „da Schüler das erworbene Wissen aus dem Ernährungslehreunterricht nicht genügend in der Praxis anwenden" (Diedrichsen, 1995, S. 171).

Forderungen nach einer effektiven, nachhaltigen Ernährungserziehung werden immer wieder von verschiedenen Autoren (Diedrichsen, 1995; Pudel & Westenhöfer, 1998, u.a.) gestellt (siehe Kap. 2.4.2). Gezeigt werden konnte, dass das Ernährungswissen von Kindern durch schulische Maßnahmen signifikant verbessert werden kann. Veränderungen von Einstellungen im Bereich Ernährung und des Ernährungsverhaltens sind nur schwer zu erreichen und noch schwerer aufrechtzuerhalten (Merker et al., 2002). Das bestätigt auch das Meinungsbild der LehrerInnen, die ihren Einfluss auf das Ernährungsverhalten der Kinder als eher gering einstufen (Herrmann & Ehrentreich, 1995). Der Erfolg einer effektiven Ernährungserziehung muss letztendlich jedoch danach beurteilt werden, in welchem Maße Einstellungs- bzw. Verhaltensänderungen erreicht werden und welche Mittel dazu erforderlich sind. Um die Effektivität zu steigern, bieten sich für den Regelunterricht der Grundschule zwei gesundheitsfördernde Maßnahmen der Ernährungserziehung an: Elternarbeit und gemeinsames Pausenfrühstück. Diese Maßnahmen wurden in Form von Interventionen in der vorliegenden Untersuchung durchgeführt. Daneben gibt es Gruppen, in denen das gemeinsame Pausenfrühstück schon zu Beginn der Studie fest installiert war und über den gesamten Untersuchungszeitraum hinweg täglich durchgeführt wurde.

Im Folgenden werden zunächst die Ergebnisse der Interventionen „Elternarbeit" und „Gemeinsames Pausenfrühstück" bzw. zu deren Kombination im Hinblick auf Veränderungen bei den Kindern diskutiert (Kap. 6.1)[1].

Nach der Diskussion der Effektivität der Interventionen „Elternarbeit" und „Gemeinsames Pausenfrühstück" wird besprochen, in welcher Weise die dazu vorliegenden Ergebnisse Aufschluss geben können über das Zustandekommen der Verhaltensänderungen bei den Kindern. Die zur Elternarbeit formulierten Hypothesen beziehen sich daher nicht nur auf die Frage nach der Effektivität der Intervention als solcher, sondern auch auf mögliche Bedingungsfaktoren bezüglich der Veränderungen bei den Kindern. Aus diesem Grunde wurden Veränderungen auch bei den Eltern überprüft und Korrelationen zwischen Eltern und Kindern berechnet (Kap. 6.2). Abschließend erfolgen die Zusam-

---

[1] Geschlechts- und altersspezifische Ergebnisse bleiben in der Diskussion unberücksichtigt.

menfassung der Evaluationsergebnisse, kritische Anmerkungen und ein Ausblick für weitere Forschungsarbeiten.

6.1 Diskussion der Ergebnisse der Interventionen „Elternarbeit" und „Gemeinsames Pausenfrühstück" im Hinblick auf deren Effektivität

Das Ernährungsverhalten der Kinder wurde vor und nach der *Intervention „Elternarbeit"* in erster Linie über die Beobachtungen beim Testbüfett (siehe Kap. 4.3.2.6) gemessen. Um einen weiteren Beitrag zur Beurteilung der Intervention zu erhalten, wurden die Angaben der Eltern zur Durchführung der Elternarbeit und der damit verbundenen Wirkungen („Elternfragebogen", siehe Anhang A5) erhoben. Ferner dient der Selbstbericht der Überprüfung von Veränderungen des Ernährungsverhaltens und der Ernährungseinstellung bei den Kindern („Fragebogen für Kinder", siehe Anhang A1 und IEG-Kind, siehe Kap. 4.3.2) sowie der Ernährungserziehung der Eltern (Skala 8, „Elterliche Esszwänge", siehe Kap. 4.3.2). Im Folgenden werden die vorliegenden Ergebnisse zur Überprüfung der Hypothesen diskutiert.

Ergebnisse in Form signifikanter Interaktionseffekte von Zeit und Intervention, unabhängig von Geschlecht und Alter, treten bezüglich der Elternarbeit beim *Auswahlverhalten am Testbüfett* auf. So kommt es bei der Auswahl an *Getränken* insgesamt zu einem *angemessenen Ernährungsverhalten* in den Interventionsgruppen. Der Rückgang des Verzehrs an gezuckerten Getränken (sehr signifikanter Interaktionseffekt von Zeit und Intervention, bezogen auf die Gruppe IGPFtuEa, siehe Tabelle C1.2) sowie an Colagetränk im Besonderen (sehr signifikanter Interaktionseffekt von Zeit und Intervention, siehe Tabelle C1.1) und die Stabilisierung des Verzehrs an ungezuckerten Getränken (sehr signifikanter Interaktionseffekt von Zeit und Intervention, siehe Tabelle C1.1) zeigen eine *bedeutsame, erwünschte Verhaltensänderung in Richtung angemessenes Ernährungsverhalten*[1].

Die unterschiedliche Stärke des Effekts deutet darauf hin, dass die erwünschte Veränderung stärker auf den Rückgang an gezuckerten Getränken und an Colagetränk zurückzuführen ist als auf eine erhöhte Auswahl von ungezuckerten Getränken (siehe Tabelle C1.1 und C1.2)[2]. Für die Auswahl an Getränken insgesamt gilt, dass auch Monate nach der Intervention (Follow-up-Untersuchungen, siehe Kap. 5.1.1) keine signifikanten Veränderungen in unerwünschter Form in den Interventionsgruppen auftreten, so dass von einer *langfristigen Veränderung* gesprochen werden kann.

Deutlich wird diese Veränderung insbesondere bei der Auswahl von Colagetränk, da hier ein hoch signifikanter Rückgang für die gesamte Interventionsgruppe (IGEmT, IGalle, IGPFtuEa) auftritt. Dieses Getränk ist nicht nur durch seinen hohen Zuckergehalt, sondern auch durch seinen Gehalt an Koffein für Kinder als „selten zu verzehren-

---

[1] Aufgrund der großen Stichprobe sind die Mittelwertsunterschiede, trotz der hohen Signifikanzwerte, eher gering ausgeprägt. Da erwünschte Verhaltensänderungen beim Testbüfett aber mehrfach auftreten, kann dennoch von einer effektiven Wirkung ausgegangen werden.

[2] Für den Rückgang der Auswahl an gezuckerten Getränken in der Gruppe IGPFtuEa muss jedoch einschränkend bemerkt werden, dass innerhalb dieser Gruppe vor der Intervention hoch signifikant mehr gezuckerte Getränke gewählt wurden als in der Kontrollgruppe (Ausgangswertunterschied, siehe Kap. 5.1.1).

des" Lebensmittel einzustufen. Während andere zuckerhaltige Getränke von Eltern weniger restriktiv behandelt werden, ist eine Einschränkung von Elternseite beim Colagetränk wohl am ehesten der Fall. So ist nachzuvollziehen, dass eine Reduzierung der Auswahl an gezuckerten Getränken v.a. beim Colagetränk beginnt. Ähnliches gilt bezüglich der Gruppe kohlenhydrathaltiger Lebensmittel (Auswahl von Lebensmitteln mit hoher bzw. niedriger Nährstoffdichte). Hier besteht ein Interaktionseffekt (signifikanter Interaktionseffekt von Zeit und Intervention, siehe Tabelle C1.2) bei der Auswahl von ebenfalls „selten zu verzehrenden" Nutellabrötchen. Da diese aufgrund ihres zuckerhaltigen, an den Zähnen haftenden Belags bei der Elternarbeit als besonders ungeeignet für das Pausenvesper hervorgehoben wurden, überrascht es nicht, dass der Rückgang der Auswahl aus der Gruppe der Lebensmittel mit niedriger Nährstoffdichte gerade hier ansetzt. Wie die Follow-up-Untersuchung zeigt, ist auch diese Verhaltensänderung langfristig.

Die *Beobachtung des Auswahlverhaltens der Kinder am Testbüfett* bestätigt, dass sich das *Verhalten* der Kinder in den Interventionsgruppen *in einigen Punkten* (gezuckerte/ungezuckerte Getränke, Nutellabrötchen) im Vergleich zu den Kontrollgruppen verändert hat. Die Veränderungen gehen *in die erwünschte Richtung* und sind *langfristig* nachweisbar. Bezogen auf die Auswahl anderer Lebensmittel am Testbüfett (Obst/Gemüse, Milch und Milchprodukte) konnten keine Veränderungen beobachtet werden.

Damit kann die *Hypothese 1a* (siehe Kap. 3.3) *z.T. verifiziert* werden:

Wenn der Unterricht zur Ernährungserziehung durch die gesundheitsfördernde Maßnahme „Elternarbeit" ergänzt wird, stellen sich bei den Kindern *bedeutsame positive*[1] und *langfristige Veränderungen* im Bereich *Ernährungsverhalten* ein.

Ferner bestätigen auch die *Aussagen der Eltern,* dass das Ernährungsverhalten der Kinder sich aufgrund der Elternarbeit verändert hat. Diesbezüglich ist die Aussage von drei Vierteln der Eltern zu werten, dass die Kinder Ernährungsgewohnheiten (bzw. zumindest eine Ernährungsgewohnheit) umgestellt haben. Eine Bestätigung der Verhaltensänderungen wird von je einem Drittel der Eltern der Interventionsgruppen IGEmT und IGPFtuEa nach einem halben Jahr und länger nach Durchführung der Elternarbeit noch gegeben, indem sie aussagen, dass die Veränderungen im Ernährungsverhalten ihrer Kinder sehr hoch bis hoch waren. Fast die Hälfte (46%) der Eltern dieser beiden Gruppen bestätigen die langfristige Wirkung der schulischen Maßnahmen zur Ernährungserziehung.

Veränderungen der Ernährungseinstellung, die über den Selbstbericht der Kinder (IEG-Kind, siehe Kap. 4.3.2) hätten deutlich werden müssen, stellten sich nicht ein. Für den Bereich der Ernährungseinstellung konnte die Hypothese nicht bestätigt werden.

Die Zielsetzung der *Intervention „Gemeinsames Pausenfrühstück"* richtet sich, wie bei der Intervention „Elternarbeit", auf eine Veränderung der Einstellung im Bereich Er-

---

[1] Unter dem Begriff „positiv" für die Hypothesen 1a-c und 3a-c ist jeweils eine Veränderung in die erwünschte Richtung, d.h. in Richtung angemessenes Verhalten und gesundheitsfördernde Einstellung zu verstehen. Der Begriff „positiv" in den Hypothesen 2a-c bezieht sich dagegen auf die Richtung des Zusammenhangs der Korrelation.

nährung und auf eine erwünschte Veränderung des Ernährungsverhaltens. Die Überprü-
fung auf Veränderungen erfolgte mittels Testbüfett (siehe Kap. 4.3.2.6), „Fragebogen für
Kinder" (siehe Anhang A1), IEG-Kind (siehe Kap. 4.3.2) und „Elternfragebogen" (siehe
Anhang A6).

Änderungen bezüglich des Verhaltens bei den Kindern nach der Intervention „Gemeinsames Pausenfrühstück" sind in Form signifikanter Interaktionseffekte von Zeit und
Intervention über die Beobachtung beim *Testbüfett* eingetreten. Insgesamt sind die Interaktionseffekte von Zeit und Intervention für das Auswahlverhalten beim Testbüfett bei
der Intervention „Gemeinsames Pausenfrühstück" jedoch weniger deutlich als bei der Intervention „Elternarbeit". So liegt der Interaktionseffekt von Zeit und Intervention für
die Auswahl von Lebensmitteln aus der Gruppe kohlenhydrathaltiger Lebensmittel mit
niedriger Nährstoffdichte an der Grenze zum Signifikanzniveau (siehe Tabelle C2.1).
Lebensmittel aus dieser Gruppe (Nutellabrötchen, Butterbrezel oder Kuchen) werden
von den Kindern der Interventionsgruppe signifikant weniger gewählt.

Vor allem bezogen auf die Auswahl der Lebensmittelgruppe „ungezuckerte Getränke" kommt es zu einer erwünschten Veränderung (signifikanter Interaktionseffekt von
Zeit und Intervention, siehe Tabelle C3.1). Aber nicht nur der Verzehr ungezuckerter
Getränke nimmt im Vergleich zur Kontrollgruppe zu, auch innerhalb der Gruppe der gezuckerten Getränke kommt es zu einer erwünschten Veränderung. So wählen die Kinder
der Interventionsgruppe nach der Intervention weniger Vitamingetränk (Fruchtsaftgetränk) im Vergleich zur Kontrollgruppe. Dabei handelt es sich zwar um einen sehr signifikanten Interaktionseffekt von Zeit und Intervention (siehe Tabelle C3.1), dieser ist jedoch hauptsächlich auf das veränderte Verhalten der Jungen zurückzuführen[1].

Für die Intervention „Gemeinsames Pausenfrühstück" liegt des Weiteren eine erwünschte Verhaltensänderung laut Angaben der Kinder vor (Selbstbericht/"Fragebogen
für Kinder", siehe Anhang A1). Nach der Intervention geben die Kinder häufiger (sehr
signifikant, siehe Tabelle C2.2) an, ein Pausenvesper mit in die Schule zu bringen. Dies
zeigt, dass durch die Einnahme des gemeinsamen Pausenfrühstücks Kinder verstärkt dazu motiviert werden, etwas zum Essen bzw. zum Trinken mitzubringen, um an der gemeinsamen Mahlzeit teilnehmen zu können. Allerdings muss berücksichtigt werden,
dass die Regelmäßigkeit, mit der die Kinder der Gruppe IGPF vor der Intervention ein
Pausenvesper mitgebracht haben, sehr signifikant niedriger war im Vergleich zur Kontrollgruppe (Ausgangswertunterschied, siehe Kap. 5.1.2)[2] und dass die Verhaltensänderung in der anderen Interventionsgruppe (IGalle) mit gemeinsamem Pausenfrühstück
nicht bestätigt werden konnte.

Vergleicht man die beiden Interventionsgruppen IGPF und IGalle hinsichtlich ihrer
Interaktionseffekte von Zeit und Intervention, so treten diese in beiden Gruppen auf. Sie
unterscheiden sich darin, dass sich in der Gruppe IGPF die Veränderungen auf Lebensmittel mit niedriger Nährstoffdichte beziehen und auf das Verhalten bezüglich der Ver-

---

[1] Dieser Interaktionseffekt von Zeit und Intervention tritt sowohl geschlechtsunspezifisch als auch geschlechtsspezifisch auf.

[2] Für das regelmäßigere Mitnehmen des Pausenvespers in der Kontrollgruppe (bestehend aus den Gruppen
IGEoT, IGEmT und IGU) spricht wahrscheinlich die erwünschte Wirkung der zuvor durchgeführten Elternarbeit. Der Unterricht kommt dafür weniger in Frage, da er in allen Gruppen gleich durchgeführt wurde.

166

sorgung mit Pausenvesper. In der Gruppe IGalle dagegen beziehen sich die Veränderungen nur auf die Auswahl von Getränken beim Testbüfett. Ob diese Veränderung der Intervention „Gemeinsames Pausenfrühstück" zuzuschreiben ist, oder ob es sich um eine weitere Entwicklung handelt, die mit der Intervention „Elternarbeit" eingesetzt hat (in der Gruppe IGalle wurde zuvor Elternarbeit durchgeführt), ist schwer zu sagen. Eine Aufklärung über den Gesundheitswert verschiedener Getränkesorten (Fruchtsaft, Fruchtsaftgetränk, etc.) fand innerhalb der Intervention „Elternarbeit" statt. Inwieweit eine Aufklärung der Kinder im Rahmen der Intervention „Gemeinsames Pausenfrühstück" diesbezüglich von Seiten der LehrerInnen erfolgte, wurde nicht erhoben.

Eine signifikante Veränderung in beiden Interventionsgruppen stellte sich ein bezogen auf den Einfluss, welcher der Lehrer/die Lehrerin auf das Ernährungsverhalten der Kinder ausübt (siehe Tabelle C2.3 und C3.2). Dieser geht in den Kontrollgruppen hoch signifikant zurück. Da diesbezüglich ein Haupteffekt der Zeit vorliegt (siehe Tabelle D3, Anhang D) ist zu vermuten, dass mit zunehmendem Alter das Vorbild des Lehrers/der Lehrerin auf die Kinder schwächer wird. In den Interventionsgruppen mit dem gemeinsamen Pausenfrühstück (IGPF und IGalle) ist dies nicht festzustellen. Im Rahmen dieser gemeinsamen Mahlzeit haben die Kinder verstärkt die Möglichkeit darauf zu achten, was der Lehrer oder die Lehrerin verzehrt. Da der Einfluss, der von den Lehrern/Lehrerinnen auf die Kinder im Bereich der Ernährung ausgeübt wird, von diesen meist unterschätzt wird, scheint es notwendig, auf diese veränderte Situation explizit hinzuweisen. Die Lehrkräfte sind bei Durchführung des gemeinsamen Pausenfrühstücks in ihrer Vorbildfunktion besonders gefordert.

Im Hinblick auf die Intervention „Gemeinsames Pausenfrühstück" weisen sowohl die *Beobachtung des Auswahlverhaltens der Kinder am Testbüfett* als auch die *Aussagen der Kinder* darauf hin, dass sich das *Verhalten* der Kinder in den Interventionsgruppen, *in einigen Punkten* (gezuckerte/ungezuckerte Getränke, Lebensmittel mit niedriger Nährstoffdichte, regelmäßige Mitnahme eines Pausenvespers und Einfluss auf das Ernährungsverhalten durch den Lehrer/die Lehrerin), im Vergleich zu den Kontrollgruppen *in die erwünschte Richtung verändert* hat. Bezogen auf die Auswahl anderer Lebensmittel am Testbüfett (Obst/Gemüse, Milch und Milchprodukte) konnten wiederum keine Veränderungen beobachtet werden.

Damit kann die *Hypothese 1b* (siehe Kap. 3.3) *z.T. verifiziert* werden:

Wenn der Unterricht zur Ernährungserziehung durch die gesundheitsfördernde Maßnahme "Gemeinsames Pausenfrühstück" ergänzt wird, stellen sich bei den Kindern *bedeutsame positive Veränderungen* im Bereich *Ernährungsverhalten* ein.

Als weiterer Beitrag zur Beurteilung der Intervention dienen wiederum die Angaben der Eltern zur Durchführung der Intervention „Gemeinsames Pausenfrühstück". Die Mehrzahl der Eltern sind der Meinung, dass durch die Intervention richtiges Ernährungsverhalten bei ihren Kindern verstärkt wird[1]. Über ein Viertel der Eltern schätzen

---

[1] In der Gruppe IGalle, in der zuvor die Elternarbeit stattgefunden hat, ist dieser Anteil mit 68% geringer. Eventuell ist der Einfluss der Eltern in dieser Gruppe höher einzustufen. Dafür spricht auch, dass in dieser Gruppe die Eltern nicht der Meinung sind, dass mit dem gemeinsamen Pausenfrühstück auch falsches Ernährungsverhalten übernommen werden kann. In Gruppe IGPF und in der Kontrollgruppe sind es ca. 2-4% der Eltern, die an eine solche unerwünschte Wirkung glauben.

die Wirkung der Intervention auf das Ernährungsverhalten ihres Kindes als sehr hoch bis hoch ein.

Veränderungen im Bereich der Ernährungseinstellung, die über den Selbstbericht der Kinder (*IEG-Kind*, siehe Kap. 4.3.2.4) hätten deutlich werden müssen, stellten sich nicht ein. Nicht bestätigt werden konnte somit die Hypothese für den Bereich der Ernährungseinstellung.

Durch das besondere Untersuchungsdesign, das die Beteiligung verschiedener Interventionsgruppen ermöglichte, können auch Aussagen darüber gemacht werden, wie die gesundheitsfördernden Maßnahmen *Elternarbeit und gemeinsames Pausenfrühstück in ihrer Kombination* wirken. Diskutiert werden unter diesem Aspekt die Ergebnisse der Gruppe IGPFtuEa (Gruppe mit Elternarbeit und täglichem gemeinsamen Pausenfrühstück, welches schon vor der Untersuchung eingeführt wurde und daher nicht als Intervention zu bezeichnen ist) und der Gruppe IGalle (Gruppe mit Elternarbeit und der Intervention „Gemeinsames Pausenfrühstück").

Anhand der vorliegenden Ergebnisse kann überprüft werden, in welcher Weise Veränderungen aufgrund der Intervention „Elternarbeit" in der Gesamtgruppe (alle Interventionsgruppen), oder nur in der Gruppe IGPFtuEa auftreten. Analog dazu kann für die Intervention „Gemeinsames Pausenfrühstück" überprüft werden, in welcher Weise Veränderungen aufgrund der Intervention entweder nur in der Gruppe IGPF (Gruppe, welche nur die Intervention „Gemeinsames Pausenfrühstück" hatte), oder aber auch in der Gruppe IGalle auftreten.

Wie bei den beiden *Interventionen „Elternarbeit"* und *„Gemeinsames Pausenfrühstück"* stellt sich auch bei den *kombinierten Gruppen* die Frage, welche Auswirkungen die gesundheitsfördernden Maßnahmen auf das *Ernährungsverhalten* und auf die *Einstellung* der Kinder zur Ernährung haben.

Wie den Ergebnissen hierzu zu entnehmen ist (siehe Tabelle C1.2, C3.1 und C3.2), gilt, dass sowohl für die Gruppe mit der Elternarbeit und der täglichen Durchführung des gemeinsamen Pausenfrühstücks (IGPFtuEa) als auch für die Gruppe mit der Elternarbeit und der Intervention „Gemeinsames Pausenfrühstück" (IGalle) signifikante Interaktionseffekte von Zeit und Intervention vorliegen, die auf eine Veränderung des Ernährungsverhaltens aufgrund der durchgeführten Interventionen schließen lassen.

Die *Hypothese 1c* (siehe Kap. 3.3) kann *z.T. verifiziert* werden:

Wenn der Unterricht zur Ernährungserziehung durch die Kombination der beiden gesundheitsfördernden Maßnahmen „Elternarbeit" und "Gemeinsames Pausenfrühstück" ergänzt wird, stellen sich bei den Kindern *bedeutsame positive Veränderungen* im Bereich *Ernährungsverhalten* ein.

Zur Wirksamkeit der Kombination der Interventionen ist den Angaben der Eltern („Elternfragebogen") folgendes zu entnehmen:

In ihrer Einschätzung bezüglich der Veränderung von Ernährungswissen, Ernährungsinteresse und Ernährungsverhalten liegen die beiden Gruppen IGPFtuEa und IGalle etwa doppelt so hoch wie die übrigen Interventionsgruppen (siehe Abb. 5.6.4.2). Ein ähnliches Bild zeigt sich für die Angaben über die Langfristigkeit der Maßnahmen. Auch hier liegen die Gruppen IGalle und IGPFtuEa deutlich vorne (siehe Abb. 5.6.4.3). Die

Gruppe IGEmT schneidet jedoch in beiden Einschätzungen besser ab. Laut Elternbericht war die Effektivität der Elternarbeit in dieser Gruppe besonders ausgeprägt.

Durch die Kombination der beiden Interventionen kommt es laut Elternbericht also zu besonders guten Ergebnissen hinsichtlich der Wirksamkeit der Interventionen; diese wurden aber auch von Eltern einer Gruppe bestätigt, die nur Elternarbeit hatte. Ob die von den Eltern vorliegenden Feststellungen daher an der Elternarbeit, oder tatsächlich an der Kombination der beiden Maßnahmen festzumachen sind, ist schwer zu beurteilen.

Nicht bestätigt werden konnte die Hypothese für den Bereich der Ernährungseinstellung. Da sich im Bereich des Ernährungsverhaltens jedoch verschiedene Veränderungen zeigten, könnte vermutet werden, dass auch im Bereich der Ernährungseinstellungen Änderungen eingetreten sind[1]. Da solche für keine der Interventionen nachgewiesen werden konnten, ist sicherlich die Auswahl des Erhebungsinstrumentes mit verantwortlich zu machen. Das „Inventar zum Essverhalten und Gewichtsproblemen für Kinder" (Diehl, 1999) ist für Kinder bzw. für Jugendliche im Alter von 11 bis 16 Jahren geeignet. Die Kinder dieser Stichprobe waren zwischen 7 und 12 Jahre alt. Bei der Befragung kam es daher zu Überforderungen bei den Kindern, welche die Ergebnisse eventuell verfälscht haben. U.a. mag auch die Qualität der nur aus vier Items bestehenden Skala (IEG-Kind, Skala 6: Einstellung zu gesunder Ernährung; siehe *Erhebungsinstrumente*, Kap. 4.3.2.4) verantwortlich sein. Weitere Skalen oder Items zur Messung der Ernährungseinstellung wurden aufgrund des Mangels an standardisierten Instrumenten für diese Altersgruppe nicht eingesetzt.

Zusammenfassend lässt sich über die *Effektivität* der beiden *Interventionen „Elternarbeit"* und *„Gemeinsames Pausenfrühstück"* sowie über deren Kombination *(Hypothese 1 a-c)* folgendes sagen:

Sowohl für jede Intervention einzeln als auch für die Kombination der Interventionen kommt es zu bedeutsamen Veränderungen des Ernährungsverhaltens, die mittels Testbüfett erhoben wurden. Die Veränderungen bei der Auswahl am Testbüfett beziehen sich auf Getränke (gezuckerte/ungezuckerte) und auf kohlenhydrathaltige Lebensmittel mit niedriger bzw. hoher Nährstoffdichte.

Keine der beiden Interventionen konnte eine Veränderung für die Lebensmittelgruppen Obst und Gemüse sowie Milch und Milchprodukte hervorrufen. Dies mag daran liegen, dass Obst und Gemüse sowie Milchprodukte von Kindern insgesamt als „gesunde" Lebensmittel eingestuft werden. Das Wissen darüber, dass gezuckerte Milchprodukte wie Kakao und Fruchtjoghurt eher selten verzehrt werden sollten, ist bei den Kindern sicher kaum vorhanden. Eine Veränderung bei den Kindern stellt sich v.a. bezüglich der von ihnen am ehesten als „ungesund" beurteilten Lebensmittel wie Colagetränk und Nutellabrötchen ein. Eine stärkere Auswahl bezüglich „gesunder", bzw. zu bevorzugender Lebensmittel zu erreichen, ist bezüglich der Gesamtgruppe ungezuckerter Getränke gelungen.

---

[1] Die Diskussion zur Verhaltensrelevanz von Einstellungen ist kontrovers. Da es sich beim Ernährungsverhalten um ein multifaktorielles Produkt handelt, wird die Korrelation zwischen Ernährungseinstellungen und Ernährungsverhalten eher niedrig ausfallen (siehe *Ernährungseinstellungen und Ernährungsverhalten*, Kap. 2.2.2.2).

6.2 Diskussion der Zusammenhänge zwischen Eltern und Kindern und der Ergebnisse zu Veränderungen bei den Eltern selbst

Wie die Überprüfung der Effektivität der Intervention „Elternarbeit" ergab, stellten sich bei den Kindern Verhaltensänderungen ein, welche auf die Elternarbeit zurückzuführen sind. Die Frage stellt sich nun, wie es zu diesen Veränderungen kommt. In der vorliegenden Theorie (siehe *Formulierung der Programmtheorie zur vorliegenden Untersuchung*, Kap. 3.1) wurde aufgezeigt, dass die Eltern indirekt über ihre Vorbildfunktion, d.h. über ihr eigenes Ernährungsverhalten auf die Kinder einwirken. Darüber hinaus erziehen die Eltern ihre Kinder auch im Bereich der Ernährung mittels unterschiedlicher pädagogischer Maßnahmen, die mehr oder weniger bewusst bzw. reflektiert eingesetzt werden.

Wenn nun innerhalb dieser Untersuchung Veränderungen im Ernährungsverhalten bei den Kindern eintreten, so können die Ursachen u.a. darin gesucht werden, dass entweder die Vorbildwirkung der Eltern eine andere wird oder die erzieherischen Maßnahmen verändert werden oder auch beides sich ändert[1]. Im Falle der Vorbildfunktion müsste sich das Ernährungsverhalten der Eltern selbst ändern, um eine Veränderung bei den Kindern auszulösen. Dem vorausgehend ist nach Veränderungen der Einstellung zur Ernährung, insbesondere zu der Einstellung zu einer gesundheitsfördernden Ernährung bei den Eltern zu fragen, und es ist zu klären, welche Zusammenhänge bezüglich den einzelnen Bereichen zwischen Eltern und Kindern bestehen.

In der folgenden Diskussion wird dazu Stellung genommen. Die vorliegenden Ergebnisse beziehen sich auf Korrelationen zwischen Eltern und Kindern, auf deren Veränderungen in Abhängigkeit von der Intervention und auf Veränderungen bei den Eltern selbst.

Für die Beziehung zwischen der Ernährungseinstellung der Eltern und der der Kinder wurde eine positive Korrelation vorhergesagt. Diese konnte signifikant für die Korrelation der *„Einstellung zu gesunder Ernährung"* (Skala 8, IEG und Skala 6, IEG-Kind, siehe Kap. 4.3.2.4 und 4.3.3.3) zu beiden Messzeitpunkten (vor und nach der Intervention) bestätigt werden, allerdings mit niedrigen Korrelationskoeffizienten (siehe Tabelle 5.3.1.1). Für die Beziehung der *„Einstellung zum Essen"* bei Eltern (Skala 1, IEG) und der *„Einstellung zu gesunder Ernährung"* (Skala 6, IEG-Kind) bei Kindern kommt es zu einer signifikanten Korrelation mit positivem Vorzeichen erst nach der Intervention. Es ist anzunehmen, dass durch die größere Ähnlichkeit der Skalen zur „gesunden Ernährung" auch eine engere Korrelation auftritt. Eine Veränderung der Zusammenhänge im Einstellungsbereich in Abhängigkeit von der Intervention konnte an anderer Stelle (siehe Hypothese 2d) nicht bestätigt werden.

Hypothese 2a (siehe Kap. 3.3) kann somit *verifiziert* werden:

Zwischen der *Einstellung der Eltern* zur Ernährung und der *Einstellung der Kinder* zur Ernährung besteht ein positiver Zusammenhang.

---

[1] Da bei den „Eltern-Kind-Nachmittagen" auch die Kinder an den Angeboten teilnahmen, muss darüber hinaus auch von einem direkten Einfluss auf die Kinder ausgegangen werden.

Für die Überprüfung von Zusammenhängen des Ernährungsverhaltens von Eltern und Kindern wurde eine Reihe von Items bzw. Skalen herangezogen. Korrelationen treten beim Vergleich der für Eltern und Kinder gleich konzipierten Skalen oder bei gleichen Items auf. In den meisten Fällen kommt es dabei zu sehr signifikanten bis hoch signifikanten Zusammenhängen. Zwischen verschiedenen Items bzw. unterschiedlichen Skalen treten nur vereinzelt signifikante Zusammenhänge auf, die auch negative Korrelationen aufweisen (siehe Tabelle 5.3.2.1).

Hypothese 2b (siehe Kap. 3.3) kann somit *z.T. verifiziert* werden:

Zwischen dem Ernährungsverhalten der Eltern und dem Ernährungsverhalten der Kinder besteht ein positiver Zusammenhang.

Ergänzt werden muss, dass ein solcher Zusammenhang nur für gleiche oder ähnliche Verhaltensweisen besteht und dass für unterschiedliche Verhaltensbereiche auch negative Korrelationen vorkommen (z.B. zwischen Figurproblemen und der intensiven Beschäftigung mit Essen und Gewicht bei den Eltern und der Häufigkeit, mit welcher die Kinder frühstücken).

Bei der Überprüfung der Zusammenhänge zwischen der Einstellung der Eltern und verschiedenen Verhaltensweisen der Kinder treten signifikante Zusammenhänge vor und nach der Intervention zwischen der *„Einstellung zur gesunden Ernährung"* bei Eltern (Skala 8, IEG) und dem Ernährungsverhalten der Kinder auf. Allerdings handelt es sich nicht immer um positive Korrelationen. Eine negative Korrelation liegt dann vor, wenn die Einstellung der Eltern zur „gesunden Ernährung" mit einem eher problematischen Verhalten der Kinder, wie der Zügelung des Essens, in Beziehung gesetzt wird.

Hypothese 2c (siehe Kap. 3.3) kann somit *z.T. verifiziert* werden:

Zwischen der Einstellung der Eltern zur gesunden Ernährung und dem Ernährungsverhalten der Kinder besteht ein Zusammenhang.

Die *„Einstellung zum Essen"* (Skala 1, IEG) korreliert dagegen nicht mit dem Ernährungsverhalten der Kinder.

Im Hinblick auf die Effektivität der Intervention ist die Frage nach Veränderungen der Zusammenhänge in Abhängigkeit von der Elternarbeit entscheidend. Dazu erfolgte die Berechnung der Korrelationen für die Interventions- und die Kontrollgruppe jeweils getrennt zu beiden Messzeitpunkten.

Für die Zusammenhänge zwischen *Einstellung der Eltern* und *Einstellung der Kinder* wurden keine Veränderungen in Abhängigkeit von der Intervention festgestellt. Dagegen kommt es zu einer höheren Korrelation zwischen Eltern und Kindern bezüglich der Häufigkeit, mit der gefrühstückt wird (in der Interventionsgruppe; in der Kontrollgruppe lässt die Korrelation nach).

Der gleiche Effekt liegt vor für die Häufigkeit, mit welcher die Eltern frühstücken und der regelmäßigen Mitnahme eines Pausenvespers bei Kindern. Enger wird auch die Korrelation zwischen der Verzehrshäufigkeit von Gemüse bei den Eltern und der Häufigkeit, mit welcher die Kinder Obst und Gemüse zum Frühstück essen.

Die Beziehung der Eltern zu ihren Kindern wird im Bereich des *Ernährungsverhaltens* also im Hinblick auf mehrere Verhaltensweisen enger. Dies kann auf eine veränderte Vorbildwirkung der Eltern auf ihre Kinder sowie auf Veränderungen in der Ernährungserziehung der Eltern aufgrund der Elternarbeit hindeuten. Erwünscht war v.a., dass die Kinder mit ihren Eltern häufiger gemeinsam frühstücken, dass die Eltern stärker auf die Mitnahme eines Pausenvespers achten und dass vollwertig gegessen wird, d.h., dass auch häufiger Obst und Gemüse zu den Mahlzeiten gegessen wird. Genau in diesen Bereichen wurden die Korrelationen zwischen elterlichem Verhalten und dem des Kindes enger (nur in den Interventionsgruppen).

Weniger deutlich sind die Veränderungen der Korrelationen zwischen der *„Einstellung der Eltern zum Essen"* (Skala 1, IEG) und dem *Ernährungsverhalten* der Kinder. Hier kommt es nur zu einer Erhöhung der Korrelation in der Interventionsgruppe bezüglich der regelmäßigen Mitnahme eines Pausenvespers.

Hypothese 2d (siehe Kap. 3.3) kann somit *z.T. verifiziert* werden:

Einige der Zusammenhänge zwischen dem *Ernährungsverhalten der Eltern* und dem *der Kinder* sind durch das Interventionsprogramm „Elternarbeit" zu verändern. Bei den Zusammenhängen zwischen *Einstellung der Eltern* und *Verhalten der Kinder* ist dies nur bedingt der Fall, und für die Korrelation zwischen *Einstellung der Eltern* und *Einstellung der Kinder* ist dies nicht aufgetreten.

Zur Beurteilung der Intervention wurde des Weiteren geprüft, ob die Veränderungen der Korrelationen bei allen Eltern auftreten oder ob diesbezüglich Unterschiede aufgrund des praktizierten Erziehungsstils vorliegen. Es zeigte sich, dass die zuvor beschriebenen Veränderungen bis auf eine Ausnahme sowohl bei den unterstützend erziehenden als auch bei den einschränkend erziehenden Eltern enger werden bzw. von einer negativen in eine positive Korrelation wechseln (siehe Tabelle 5.5.1 bis 5.5.4). Der von den Eltern ausgeübte Erziehungsstil scheint demnach die Zunahme der Zusammenhänge von Ernährungsverhalten bzw. Ernährungseinstellungen zwischen Eltern und Kindern kaum zu beeinflussen. Daraus lässt sich folgern, dass die Wirksamkeit der Intervention „Elternarbeit" nicht oder nur in geringem Maße vom Erziehungsstil der Eltern abhängig ist.

Hypothese 2e (siehe Kap. 3.3) kann somit *z.T. verifiziert* werden:

Die Zusammenhänge zwischen dem *Ernährungsverhalten* der Eltern und dem der Kinder sind durch das Interventionsprogramm „Elternarbeit" unabhängig vom Erziehungsstil zu verändern.

Zusammenfassend kann festgehalten werden, dass besonders zwischen dem Ernährungsverhalten der Eltern und dem Ernährungsverhalten der Kinder Korrelationen bestehen. Diese sind besonders signifikant, wenn es sich um die Zusammenhänge zwischen Eltern und Kindern handelt, die sich auf die gleichen Bereiche des Verhaltens beziehen. Damit zeigt sich, dass die Vorbildfunktion der Eltern, d.h. ihr Wirken durch die Art und Weise ihres Ernährungsverhaltens, auf das Ernährungsverhalten der Kinder einen besonderen Einfluss ausübt.

Vor allem die Zusammenhänge zwischen elterlichem und kindlichem Ernährungsverhalten sind durch das Interventionsprogramm zu verändern, d.h. sie werden enger. Diese Entwicklung ist als gute Voraussetzung dafür zu werten, dass über die Elternarbeit Verhaltensänderungen bei den Kindern eintreten, wobei der Erziehungsstil (unterstützend bzw. einschränkend) der Eltern kaum einen Einfluss auszuüben scheint. Für die Konzeption der Elternarbeit bedeutet dies, dass in erster Linie der Verhaltensbereich angesprochen werden sollte.

Abschließend soll der Frage nachgegangen werden, inwieweit es zu Veränderungen bei den Eltern selbst kommt bzw. wie diese einzuschätzen sind. Insgesamt betrachtet sind Veränderungen bei den Eltern nur gering vorhanden. Wo Veränderungen vorliegen, sind diese tendenziell einzustufen. Ein signifikanter Interaktionseffekt von Zeit und Intervention liegt für den Bereich der Einstellung vor („Einstellung zum Essen", Skala 1, siehe Tabelle C7.3).

Die Eltern der Interventionsgruppe mit Elternarbeit verfügen nach der Intervention über eine positivere Einstellung zum Essen. Das heißt, sie messen dem Essen einen höheren Stellenwert für das Wohlbefinden und die „Lebensfreude" bei, als dies in der Kontrollgruppe geschieht. Da Wohlbefinden und „gesunde Ernährung" aber von weiten Kreisen der Bevölkerung kausal in Verbindung gebracht werden (siehe Kap. 2.2.3.2), kann die eingetretene Verhaltensänderung als gute Voraussetzung für eine Veränderung des Ernährungsverhaltens in Richtung angemessenes Ernährungsverhalten gewertet werden.

Hypothese 3a (siehe Kap. 3.3) kann somit *verifiziert* werden:
Durch Elternarbeit lässt sich die *Einstellung der Eltern* zur Ernährung positiv verändern.

Stärker intendiert durch die Elternarbeit war jedoch, die Einstellung der Eltern speziell zur gesunden Ernährung zu verbessern. Hier zeigte sich keine Veränderung. Vermutlich ist es schwieriger, bei Eltern die Einsicht zu wecken, dass sie sich angemessen ernähren sollen, als ihnen zu vermitteln, dass Essen einen Beitrag zu ihrem Wohlbefinden leistet. Mit dem Begriff „gesunde" Ernährung werden wohl eher unangenehme Assoziationen geweckt, die auf Verzicht ausgerichtet sind. Des Weiteren gibt laut Umfrage (Niedermann et al., 2000) knapp die Hälfte der Bevölkerung in der Bundesrepublik Deutschland an, darauf zu achten, was und wie viel sie isst. Einer weiteren Befragung zufolge sind etwa zwei Drittel der Stichprobe (aus 15 Mitgliedstaaten der EU) der Meinung, „dass sie sich bereits gesund ernähren und deshalb keine Ernährungsumstellung vornehmen müssen" (Ruppert, 2001, S. 4).

Die *Hypothesen 3b* (positive Veränderung des Ernährungsverhaltens) *und 3c* (positive Veränderung der Ernährungserziehung) können *nicht verifiziert* werden.

Dem Scheitern der Hypothesen 3b und 3c können verschiedene Ursachen zugrunde gelegt werden:

- *Verhalten allgemein* bei Erwachsenen zu verändern ist noch aufwendiger, als dies bei Kindern im Grundschulalter der Fall ist. Dies kann einer der Gründe sein, warum es bei den Eltern nicht zu den bei Kindern deutlich zu beobachtenden Änderungen im Ernährungsverhalten kommt.
- Die Veränderungen im Ernährungsverhalten bei den Kindern wurden deutlich beim *Testbüfett*. Diese Form der Verhaltensbeobachtung hat eine andere Qualität als die *schriftliche Befragung*, wie sie bei den Eltern ausschließlich verwendet wurde. Allerdings handelt es sich bei dieser Form der Erhebung (Testbüfett) um eine Momentaufnahme und nicht um die Erfassung des täglichen Ernährungsverhaltens. In welchem Maße für dieses Veränderungen aufgetreten sind, ist auch für das Ernährungsverhalten der Kinder schwer einzuschätzen. Am aussagekräftigsten ist in diesem Zusammenhang sicher der Bericht der Eltern über die Verände-

rung von Essgewohnheiten ihrer Kinder in Abhängigkeit von der Intervention (siehe *Beurteilung der Intervention Elternarbeit durch die Eltern*, Kap. 5.6.2).

- Die *Erhebung des Ernährungsverhaltens der Eltern* beschränkte sich nur auf wenige Items und auf drei Skalen aus dem „Inventar zum Essverhalten und Gewichtsproblemen" (Diehl & Staufenbiel, 1999), wovon eine sich eher auf den Bereich der Essstörungen bezieht (Skala 6, „Essen und Gewicht als Problem").

- Die *Erhebung der Ernährungserziehung der Eltern* stellt ein Problem dar. Auch hier wurden nur wenige Items formuliert; standardisierte Instrumente standen nicht zur Verfügung. Gerade für den Bereich der Ernährungserziehung fehlt es ferner an geeignetem Informationsmaterial, das Eltern motiviert, über ihre Erziehungspraktiken im Hinblick auf das Ernährungsverhalten ihrer Kinder nachzudenken. Dieser Bereich kam gegenüber der Aufklärung darüber, wie die Ernährung des Kindes aussehen sollte, während der Elternarbeit zu kurz. Hierzu könnte man gezielte Interventionsprogramme, die über die Schule den Eltern vermittelt werden, zusammenstellen.

- Die *Elternbefragung* nach der Intervention „Elternarbeit" fand z.T. bis zu fünf Monate nach dem ersten Elterninformationsabend statt. Der Zeitraum zwischen Intervention und Befragung war aus organisatorischen Gründen nicht kürzer zu halten, da die Angebote zur Elternarbeit sich über mehrere Monate hinzogen. Die Ergebnisse der vorliegenden Untersuchung kommen daher teilweise eher einer Follow-up-Untersuchung nahe. Dies gilt entsprechend für die Ergebnisse bei den Kindern.

6.3 Zusammenfassung der Ergebnisse, kritische Anmerkungen und Ausblick

Oberstes Ziel der Untersuchung war die Überprüfung der Effektivität gesundheitsfördernder Maßnahmen innerhalb des Regelunterrichts der Grundschule. Festgemacht wird die Effektivität in erster Linie an einer positiven, d.h. erwünschten und langfristigen Veränderung des Ernährungsverhaltens sowie an einer Veränderung der Einstellungen im Bereich Ernährung.

Bestätigt werden konnte, dass sowohl über die Intervention „Elternarbeit" als auch über die Intervention „Gemeinsames Pausenfrühstück" bzw. über die Kombination beider Interventionen das Ernährungsverhalten der Kinder sich statistisch bedeutsam in Richtung angemessenes Ernährungsverhalten verändert. In Bezug auf die Elternarbeit konnte auch eine langfristige Verhaltensänderung nachgewiesen werden.

Damit wird die Bedeutung der Elternarbeit in Bezug auf eine effektive Umsetzung der Ernährungserziehung bestätigt. Dass die Elternarbeit in dieser Beziehung eine überaus wichtige Rolle spielt, wird sowohl von LehrerInnen geäußert (siehe Kap. 2.4.4) als auch in verschiedenen Studien zur Ernährungserziehung hervorgehoben (siehe *Evaluation von Interventionsprogrammen*, Kap. 2.5.2).

Angesichts dieses Meinungsbildes und der nun vorliegenden Ergebnisse zur Wirkung der Elternarbeit muss festgestellt werden, dass die Durchführung der Elternarbeit den ihr angemessenen Stellenwert erhalten muss, um effektive Ernährungserziehung zu leisten. Langfristige Verhaltensänderungen mit gesundheitsfördernder Wirkung stellen sich dann ein, wenn Schule und Elternhaus kooperieren, wenn ein Austausch stattfindet. Für eine effektive schulische Ernährungserziehung ist die Einbeziehung der Eltern eine der grundlegenden Voraussetzungen (siehe Koscielny, 1983, Fröleke & Günster, 1995 oder BZgA, 1997).

Des Weiteren ist festzuhalten, dass mittels der regelmäßigen Durchführung des gemeinsamen Pausenfrühstücks ebenfalls Verhaltensänderungen bei den Kindern zu erreichen sind. In diesem Sinne sollte die in den letzten Jahren zu beobachtende Entwicklung, dass immer mehr Schulen das gemeinsame Pausenfrühstück praktizieren, weitergeführt werden. Die LehrerInnen, welche diese Form der gemeinsamen Mahlzeit bereits durchführen, sollten dazu ermutigt werden, dies über die gesamte Grundschulzeit (auch noch in Klasse 4) hinweg regelmäßig beizubehalten. Wichtig erscheint ferner der Hinweis, dass die LehrerInnen diese Maßnahme nutzen sollten, um erzieherisch in Bezug auf die Umsetzung einer vollwertigen Ernährung zu wirken. Hier werden noch zu viele gute Chancen vergeben[1]. Die Einbeziehung unterrichtlicher Inhalte in die Planung, Organisation und Durchführung der gemeinsamen Mahlzeit ist vielfach möglich.

Es ist zu vermuten, dass die mit der gesundheitsfördernden Maßnahme „Gemeinsames Pausenfrühstück" verbundenen Verhaltensänderungen bei Kindern ebenfalls langfristig wirken, insbesondere bei regelmäßiger Durchführung. Diese Annahme konnte in der vorliegenden Arbeit nicht mehr überprüft werden.

Nicht zu klären ist aufgrund dieser einzelnen Studie, in welchem Maße die beschriebenen Ergebnisse bei wiederholter Durchführung zu erreichen sind. Um die effektive Wirkung der beiden Maßnahmen Elternarbeit und gemeinsames Pausenfrühstück für den Regelunterricht der Grundschule verallgemeinern zu können, müssen diese unter anderen Bedingungen und mit anderen Stichproben durchgeführt und evaluiert werden. Der hier vorliegenden Effektivitätsprüfung fehlt der Vergleich mit den Ergebnissen aus anderen Studien. Die Bedeutung der Ergebnisse für die Anwendung in der Schulpraxis ist aufgrund von nur einer Untersuchung schwer einschätzbar. Es bedarf daher weiterer Evaluationsbemühungen, welche sich speziell auf die einzelnen gesundheitsfördernden Maßnahmen beziehen und nicht, wie bisher im Allgemeinen praktiziert, auf das jeweilige Interventionsprogramm insgesamt.

Änderungen in der Einstellung zur Ernährung konnten in dieser Untersuchung für keine der Interventionen festgestellt werden. Anderen Untersuchungen zufolge stellen diese sich jedoch eher ein als Verhaltensänderungen (z.B. Merker et al., 2002). Nachgeprüft werden müsste daher, ob die gesundheitsfördernden Maßnahmen der Schule an sich nicht geeignet sind, Einstellungen zu verändern oder, wie zu vermuten, andere Ursachen dafür verantwortlich gemacht werden können. Insbesondere fehlen standardisierte Erhebungsinstrumente für die Messung der Einstellung der Kinder zur Ernährung. Bedarf besteht ebenfalls an Instrumenten, welche das „normale", nicht auf Essstörungen bezogene Ernährungsverhalten erheben.

---

[1] 17% der LehrerInnen legen beim gemeinsamen Pausenfrühstück keinen Wert auf „gesunde Ernährung" (Selbstbericht, siehe Kap. 2.4.4).

Weitere Fragen bleiben offen bzw. müssen genauer berücksichtigt werden:

- Sind die gleichen Ergebnisse auch in anderen Klassenstufen (Sekundarstufe I) zu erzielen?

Deutlich wurde in der vorliegenden Untersuchung, dass eine Reihe von Ergebnissen nur altersspezifisch zutrifft. In welcher Altersstufe die Maßnahmen mehr oder weniger gut greifen, muss genauer untersucht werden.

- Welche geschlechtsspezifischen Besonderheiten sind bei der Durchführung der Maßnahmen zu berücksichtigen?

Nicht nur das Alter, auch das Geschlecht war maßgeblich an einigen Ergebnissen der vorliegenden Untersuchung beteiligt. Welche Verhaltensänderungen in welcher Weise vom Geschlecht abhängig sind, muss ebenfalls genauer untersucht werden.

- Welche Rolle spielen die unterschiedlichen Voraussetzungen innerhalb der einzelnen Klassen?

Wie anhand der an dieser Untersuchung beteiligten Gruppen deutlich wurde, müssen die unterschiedlichen Voraussetzungen (z.B. bezogen auf die Durchführung des gemeinsamen Pausenfrühstücks), die innerhalb der einzelnen Klassen bestehen, mit berücksichtigt werden, um die Wirkung verschiedener Maßnahmen besser einschätzen zu können.

- Welche Wirkung entsteht durch die unterschiedliche Kombination der verschiedenen Maßnahmen?

Ansatzweise sollte diese Frage bereits durch die Überprüfung der Gruppen IGPFtuEa und IGalle geklärt werden. Aufgrund der verschiedenen Möglichkeiten der Kombination bzw. auch der Reihenfolge der Durchführung müssten diesbezüglich noch weitere Konzepte geprüft werden.

Die Leistung der hier vorliegenden Untersuchung besteht v.a. darin, dass Interventionen konzipiert und im Regelunterricht der Grundschule durchgeführt werden konnten, welche zu statistisch bedeutsamen und langfristigen Verhaltensänderungen bei den Kindern geführt haben. Gestützt werden diese Ergebnisse durch die Rückmeldungen der Eltern, die zum großen Teil bestätigt haben, dass die schulischen Maßnahmen der Ernährungserziehung Veränderungen im Ernährungsverhalten ihrer Kinder bewirkten und diese langfristig erhalten geblieben sind. Die beteiligten LehrerInnen bewiesen durch ihr großes Engagement, über ein Jahr intensiv an dieser Studie mitzuarbeiten, dass die Akzeptanz bezüglich der durchgeführten Interventionen überaus hoch war. Der Vergleich mit anderen Studien (siehe *Evaluation von Interventionsprogrammen*, Kap. 2.5.2) zeigt, dass es in der vorliegenden Untersuchung zum ersten Mal gelungen ist, mit objektiven Messmethoden (Testbüfett), das Ernährungsverhalten von Kindern durch gesundheitsfördernde Maßnahmen der Grundschule („Elternarbeit" und „Gemeinsames Pausenfrühstück") in Richtung angemessenes Ernährungsverhalten zu verändern. Im Falle der Elternarbeit sind diese Veränderungen langfristig nachweisbar[1].

---

[1] Veränderungen des Ernährungsverhaltens bei Kindern treten auch auf bei Kress et al. (1999) oder Merker et al. (2002). Diese wurden jedoch mit anderen Messmethoden erfasst und waren eher kurzfristig.

Die abschließenden Ausführungen sollen einige kurze Hinweise für die Durchführung von Elternarbeit und gemeinsamem Pausenfrühstück geben. Die Form der *Elternarbeit* muss unter den jeweils möglichen, regional verschiedenen Bedingungen unterschiedlich konzipiert werden. Eine breite Unterstützung der durchführenden LehrerInnen durch verschiedene Institutionen und deren Fachkräfte ist in diesem Zusammenhang dringend anzuraten. Der persönliche Kontakt mit festen Bezugspersonen spielt bei der Elternarbeit eine große Rolle. Die Tatsache, dass der Anteil ausländischer Eltern in der Gruppe am höchsten ist, die nicht an den Angeboten der Elternarbeit teilgenommen hat, ist sicher kein Zufall. In diesem Zusammenhang sollte überlegt werden, wie nicht deutsche Eltern in die Elternarbeit der Schule stärker mit einbezogen werden könnten.

In Bezug auf das *gemeinsame Pausenfrühstück* ist eine umfassende Anleitung für die LehrerInnen empfehlenswert. Allgemeine Hinweise zur Planung, Organisation und Durchführung der gemeinsamen Mahlzeit helfen, Unsicherheiten und Fehlschlägen vorzubeugen. In den Schulen gilt es jeweils unterschiedliche Rahmenbedingungen zu berücksichtigen.

7   Zusammenfassung

Die Effektivität schulischer Gesundheitserziehung ist wissenschaftlich noch relativ wenig belegt. Bisherige Forschungsergebnisse zeigen, dass Veränderungen im Ernährungsverhalten meist nur kurzfristig sind.

Ziel der vorliegenden Evaluationsstudie ist die Überprüfung der Effektivität gesundheitsfördernder Maßnahmen im Regelunterricht der Grundschule im Bereich der Ernährungserziehung. Im Vordergrund stand die Fragestellung, welche Wirkung die Maßnahmen „Elternarbeit" und „Gemeinsames Pausenfrühstück" im Hinblick auf eine Veränderung in Richtung „angemessenes" Ernährungsverhalten bei den Kindern erzielen können.

In diesem Feldexperiment wurden im Lauf eines Jahres in 34 Klassen (758 Kinder der Jahrgangsstufe 3 bzw. 4) die Interventionen *„Unterricht"*, *„Elternarbeit"* und *„Gemeinsames Pausenfrühstück"* durchgeführt. (Die Intervention *„Unterricht"* diente der Herstellung möglichst gleicher Voraussetzungen bei den Kindern und wurde nur teilweise auch beurteilt.) Zur Untersuchung der Effektivität der Maßnahmen wurde ein quasi-experimenteller Versuchsplan aufgestellt, in dem die Veränderungen der Interventionsgruppen im Rahmen eines Prä-Post-Designs mit denen der Kontrollgruppe verglichen wurden. Die Datenerhebung erfolgte in Form von Fragebögen (schriftliche Befragung) für Kinder, Eltern und LehrerInnen. Zur Messung des Ernährungsverhaltens der Kinder wurde des Weiteren ein standardisiertes Testbüfett durchgeführt zur Bewertung der Auswahl und Zusammensetzung der verzehrten Lebensmittel jeweils vor und nach den Interventionen „Elternarbeit" und „Gemeinsames Pausenfrühstück".

Festgestellt werden konnte, dass es nach beiden Interventionen zu Veränderungen im Ernährungsverhalten, vor allem bei der Beobachtung am Testbüfett, kommt. Die Kinder der Interventionsgruppen wählen weniger gezuckerte Getränke und dafür mehr ungezuckerte Getränke aus und sie greifen weniger zu Lebensmitteln mit niedriger Nährstoffdichte (jeweils im Vergleich zu den Kontrollklassen). Für die Intervention „Elternarbeit" konnten diese Veränderungen als langfristig bestätigt werden (follow-up nach ca. 5 Monaten). Des Weiteren konnte eine Reihe von Korrelationen festgestellt werden, die am deutlichsten zwischen dem Ernährungsverhalten der Eltern und dem der Kinder ausgeprägt sind. Diese sind zum Teil in den Interventionsgruppen mit „Elternarbeit" nach der Intervention noch enger geworden. Eine solche Veränderung tritt unabhängig vom Erziehungsstil der Eltern ein. So ist festzustellen, dass über den Unterricht hinaus durch das intensive Miteinbeziehen der Eltern und die regelmäßige Durchführung des gemeinsamen Pausenfrühstücks in der Schule eine Veränderung in Richtung angemessenes Ernährungsverhalten erreicht werden kann.

8 Literaturverzeichnis

Abel, J., Möller, R. & Treumann, K.P. (1998). Einführung in die empirische Pädagogik. Bd. 2. Stuttgart, lin, Köln: Kohlhammer

Alexy, U., Sichert-Hellert, W. & Kersting, M. (1997). Entwicklung von Kennzahlen zur Messung des Erfolgs von Ernährungsberatung. Zeitschrift für Ernährungswissenschaft, 36, Heft 1, Steinkopff Verlag

Alexy, U. & Kersting, M. (1999). Was Kinder essen – und was sie essen sollten. Die DONALD-Studie und die Ernährungskonzepte des FKE. München: Marseille

Aust, S., Brodhagen, D., Hicke, F. & Zentgraf, H. (1990). Klassenfrühstück: Langzeit-Evaluation einer ernährungspädagogischen Maßnahme. Ernährungs-Umschau 37, Heft 4, S. 169

Barlösius, E. (1999). Soziologie des Essens. Eine sozial- und kulturwissenschaftliche Einführung in die Ernährungsforschung. Weinheim, München: Juventa

Bäuerle, S. & Blum, M. (1983). Zusammenhang zwischen perzipiertem elterlichen Erziehungsstil und der Einstellung zum Essen bei Schülern. Ernährungs-Umschau 30, S. 407 - 409

Bayer, O., Kutsch, T. & Ohly, H.P. (1999). Ernährung und Gesellschaft. Forschungsstand und Problembereiche. Opladen: Leske + Budrich

Becker, P. (1997). Prävention und Gesundheitsförderung. In: Schwarzer, R., Gesundheitspsychologie, 2. überarb. u. erw. Aufl. Göttingen: Hogrefe

Bengel, J., Strittmatter, R. & Willmann, H. (1998). Was erhält Menschen gesund ? Antonovskys Modell der Salutogenese –Diskussionsstand und Stellenwert. Bundeszentrale für gesundheitliche Aufklärung (Hrsg.), Köln

Bortz, J. & Döring, N. (1995). Forschungsmethoden und Evaluation. 2. Aufl. Berlin, Heidelberg: Springer

Boeing, H. (2003). Wissenslücken lieber eingestehen. Spektrum der Wissenschaft, 03/2003, S. 65. Heidelberg

Bundeszentrale für gesundheitliche Aufklärung (Hrsg.)(1997).Thema: Naschen. Stuttgart: Klett

Bundeszentrale für gesundheitliche Aufklärung (Hrsg.)(1998). Schulfrühstück. Stuttgart: Klett

Bundeszentrale für gesundheitliche Aufklärung (Hrsg.)(1998). Ernährung und Gesundheit. Stuttgart: Klett

Burtchen, I. (1982). Psycho-soziale Korrelate des Ernährungsverhaltens bei 4 – 10 jährigen Jungen und Mädchen. Bonn

Christiansen, G. (2000). Evaluation – ein Instrument zur Qualitätssicherung in der Gesundheitsförderung. Forschung und Praxis der Gesundheitsförderung; Bd. 8, 2. Aufl. Köln: BZgA

Clausen, A. (1995). Gesunde Kinder-Ernährung. Hohengehren: Schneider

Claupein, E., Nebel, K. & Oltersdorf, U. (2001). Aktivitäten im Forschungsbereich Ernährungsverhalten. ZUMA-Nachrichten 48, Jg.25, S. 173-178

Deutsche Gesellschaft für Ernährung (DGE) (Hrsg.) (1986). 10 Regeln für eine vernünftige Ernährung. Frankfurt/M.

Deutsche Gesellschaft für Ernährung (DGE) (Hrsg.) (1988). Ernährungsbericht 1988. Frankfurt/M.

Deutsche Gesellschaft für Ernährung (DGE) (Hrsg.) (1992). Empfehlungen für die Nährstoffzufuhr. Frankfurt/M.

Deutsche Gesellschaft für Ernährung (DGE) (Hrsg.) (1995). Wechselwirkungen zwischen Ernährung und kindlichem Verhalten. Seminar der Sektion Baden-Württemberg. Bayreuth

Deutsche Gesellschaft für Ernährung (DGE) (Hrsg.) (1996). Ernährungsbericht 1996. Frankfurt/M.

Deutsche Gesellschaft für Ernährung (DGE) (Hrsg.) (2000). Ernährungsbericht 2000. Frankfurt/M.

Diebschlag, U. (1991). Ernährung und Wohlbefinden. In: Abele, A. & Becker, P. (Hrsg.). Wohlbefinden. Theorie – Empirie – Diagnostik. Weinheim, München: Juventa

Diedrichsen, I. (Hrsg.) (1990). Ernährungspsychologie. Berlin: Springer

Diedrichsen, I. (1993). Ernährungsberatung. Psychologische Basiskonzepte. Göttingen, Stuttgart: Angewandte Psychologie / Hogrefe

Diedrichsen, I. (Hrsg.) (1995). Humanernährung: ein interdisziplinäres Lehrbuch. Darmstadt: Steinkopff

Diedrichsen, I. (1996). Soziale Beeinflussung des Ernährungsverhaltens. Hauswirtschaft und Wissenschaft 1, S. 19 - 23

Diehl, J. (1986). Ernährungspsychologie. 3. Aufl. Eschborn bei Frankfurt/M.

Diehl, J. (1996). Sozio-kulturelle Einflüsse im Ernährungsverhalten von Kindern und Jugendlichen. In: Kinderernährung heute. Ministerium Ländlicher Raum Baden-Württemberg (Hrsg.)

Diehl, J. & Staufenbiel, T. (1999). Inventar zum Essverhalten und Gewichtsproblemen: IEG. 2. Aufl. Eschborn bei Frankfurt/M.: Klotz

Diehl, J. (1999a). Inventar zum Essverhalten und Gewichtsproblemen für Kinder. Manual. Gießen

Diehl, J. (1999b). Einstellung zu Essen und Gewicht bei 11- 16jährigen Adoleszenten. Schweizerische Medizinische Wochenschrift, 129, S. 162 -175. Anhang

Diehl, J. (1999c). Ernährungswissen von Kindern und Jugendlichen. Verbraucherdienst 44, 11, S. 282 -287

Diehl, J. (1999d). Nahrungspräferenzen 10- bis 14jähiger Jungen und Mädchen. Schweizerische Medizinische Wochenschrift, 129, S. 151-161

Diehl, J. (2000). Motivation zu gesunder Ernährung. Verbraucherdienst 45, S. 442 - 449

Erhardt, J. (1999). EBIS: Ernährungsanamnese, Beratungs- und Informationssystem auf der Grundlage des Bundeslebensmittelschlüssels (BLS), Handbuch. Stuttgart-Hohenheim

Fröleke, H. & Günster, K.-H. (1995). Alters- und leistungsabhängige Ernährung. Soll und Ist. 3.,vollst. überarb. u. erw. Aufl. Hohengehren: Schneider

Grunert, S. (1989). Ein Inventar zur Erfassung von Selbstaussagen zum Ernährungsverhalten. Diagnostica 35, Heft 2, S. 167 -179

Hauber-Schwenk, G. & Schwenk, M. (2000). dtv-Atlas Ernährung. München: dtv

Hell, D., Spatz, J. & Sporer, H. (1992). Gesunde Ernährung in der Grundschule. München: Oldenbourg

Hendrichs, A. (1987). Ernährung als Gesundheitsrisiko. Eine Fallstudie psychosozialer Bestimmungsgründe des Verzehrs „gesunder" Nahrungsmittel. Frankfurt/Main: Campus

Herrmann, E. & Ehrentreich, M. (1995). Evaluation der Aktion „Gesundes Pausenvesper" an Esslinger Grundschulen. Ernährungs-Umschau, 42, Heft 1, B1 – B4

Heseker, H. et al. (2002). Ernährungsbildung in allgemeinbildenden Schulen – Anspruch und Wirklichkeit. In: Ministerium für Ernährung und Ländlichen Raum Baden-Württemberg (Hrsg.). Jahrestagung am 12. Juli 2002 in Stuttgart-Hohenheim

Hessische Arbeitsgemeinschaft für Gesundheitserziehung (Hrsg.) (1994). Gesunde Ernährung. Gesundheit erleben - für die Gesundheit lernen. Kassel: Gutenberg

Heyer, A. (1997). Ernährungsversorgung von Kindern in der Familie. Lage: Jacobs

Jaensch, N., Poggensee, G., Westenhöfer, J. & Hamm, M. (1996). Empirische Untersuchung der Effektivität von Ernährungserziehung in der Kindertagesstätte. Hamburg

Jaensch, N., Poggensee, G., Westenhöfer, J. & Hamm, M. (1997). Empirische Untersuchung der Effektivität von Ernährungserziehung in der Kindertagesstätte. Zeitschrift für Ernährungswissenschaft, 36, S. 91-92

Jerusalem, M. (1997). Gesundheitserziehung und Gesundheitsförderung in der Schule. In: Schwarzer, R., Gesundheitspsychologie, 2. überarb. u. erw. Aufl. Göttingen: Hogrefe

Kaiser, B. & Kersting, M. (2001). Frühstücksverzehr und kognitive Leistungsfähigkeit von Kindern. Eine Auswertung von Literaturbefunden. Ernährung im Fokus, 1, S. 5 - 13

Kersting, M., Chadha, C. & Schöch, G. (1993). Optimierte Mischkost als Präventionsernährung für Kinder und Jugendliche. Teil 1: Lebensmittelauswahl. Ernährungs-Umschau 40, S. 164 -169

Kersting, M., Zempleni, S. & Schöch, G. (1993). Optimierte Mischkost als Präventionsernährung für Kinder und Jugendliche. Teil 2: Nährstoffzufuhr. Ernährungs-Umschau 40, S. 204 - 209

von Koerber, K., Männle, T. & Leitzmann, C. (1999). Vollwert-Ernährung: Konzeption einer zeitgemäßen Ernährungsweise. 9. Aufl. Heidelberg: Haug

Kolbe, A. (2000). Schulfrühstück schmackhaft machen. Hamburg

Köck, P. & Ott, H. (1997). Wörterbuch für Erziehung und Unterricht. 6., mehrfach überarb. und aktual. Aufl. Donauwörth: Auer

Koscielny, G. (1983). Didaktik der Ernährungserziehung. Grundgedanken, Untersuchungsergebnisse und Vorschläge für die Ernährungserziehung in Schulen und Kindergärten und für die Ernährungsberatung. München: Lexika

Kress, B. & Manz, R. (1999). Wie wirksam ist Ernährungserziehung bei Kindern ? Prävention 4, S. 116 - 119

Krohne, H. & Pulsack, A. (1995). Das Erziehungsstil-Inventar, ESI. Manual. 2., verb. Aufl. Göttingen: Beltz

Kromeyer-Hauschild, K. et al. (2001). Perzentile für den Body-mass-Index für das Kindes- und Jugendalter unter Heranziehung verschiedener deutscher Stichproben. Monatsschrift Kinderheilkunde, 8. S. 807-818

Lach, J. (2001). Jungen und Ernährung. Impulse. Newsletter zur Gesundheitsförderung. Landesvereinigung für Gesundheit Niedersachsen e.V., Nr. 30

Lenzen, D. (Hrsg.) (1989). Pädagogische Grundbegriffe. Bd.1. Reinbek bei Hamburg: rowohlts enzyklopädie

Logue, A. (1998). Die Psychologie des Essens und Trinkens. Heidelberg, Berlin: Spektrum

181

Lohaus, A. (1993). Gesundheitsförderung und Krankheitsprävention im Kindes- und Jugendalter. Göttingen: Hogrefe

Lexikonredaktion des Verlags F.A.Brockhaus (2001). Ernährung. Mannheim: Brockhaus

Manz, R. (2001). Gesundheitsförderung und Prävention. In: Psychologische Programme für die Praxis. Prävention und Gesundheitsförderung Bd. III. Manz, R. (Hrsg.). Tübingen: dgvt

Meichsner, I. (2002). Die Mär vom ungesunden Fett. Bild der Wissenschaft, 07/2002, S. 36-41. Stuttgart: Deutsche Verlags-Anstalt

Merker, N., Kress, B., Manz, R. & Kirch, W. (2002). Evaluation eines Ernährungserziehungsprogramms für Kinder. Zeitschrift für Pädagogische Psychologie, 16, 1, S. 43-50

Ministerium für Kultus und Sport Baden-Württemberg (Hrsg.) (1994). Bildungsplan für die Grundschule. Stuttgart

Ministerium Ländlicher Raum Baden-Württemberg (Hrsg.) (1994). Evaluationsstudie zur Aktion "Gesundes Pausenvesper" an Esslinger Grundschulen. Stuttgart

Ministerium Ländlicher Raum Baden-Württemberg (Hrsg.) (1996a). Kinderernährung heute. Hohengehren: Schneider

Ministerium Ländlicher Raum Baden-Württemberg (Hrsg.) (1996b). Ernährungserziehung in der Schule. Stuttgart

Muermann, B. (1991). Lexikon Ernährung. Reinbek bei Hamburg: Rowohlt

Niedermann, A. et al. (2000). Wellness statt Askese: Gesunde Ernährung als Wunsch der Bevölkerung. In: Ernährungs-Umschau 47, Heft 5, S. 177-181

Oltersdorf, U. (1980). Beziehungen zwischen Ernährungswissen, Einstellung zum Essen, Ernährungsgewohnheiten und Körpergewicht. Ernährungslehre und -praxis, 5 und 6, B 21 - B 26 und B 29 - B 34

Oltersdorf, U. (1995). Ernährungsepidemiologie. Mensch, Ernährung, Umwelt. Stuttgart: Ulmer

Pollmer, U. & Warmuth, S. (2003). Lexikon der populären Ernährungsirrtümer. 4. Aufl. München: Piper

Prasch, P. (2003). Wenn Fett zur Sucht wird. Spektrum der Wissenschaft, 07/2003, S. 86-87. Heidelberg

Pudel, V. (1997). Ernährung. In: Schwarzer, R. (Hrsg.). Gesundheitspsychologie. 2., überarb. und erw. Aufl. Zürich: Hogrefe

Pudel, V. & Westenhöfer, J. (1998). Ernährungspsychologie. Eine Einführung. 2., überarb. und erw. Aufl. Göttingen: Hogrefe

Preiß, D. & Wilser, A. (2000). Nichts leichter als Essen ?! Essstörungen im Jugendalter. Ministerium für Kultus, Jugend und Sport Baden-Württemberg (Hrsg.). Stuttgart

Referat für Kultur, Bildung und Sport in Verbindung mit dem Presse- und Informationsamt (Hrsg.). Schulbericht 2000. Stuttgart

Reichgeld, M. (1994). Elternabend – gemeinsam geht es besser. München: Oldenbourg

Ruppert, W. (2001). Unterricht Biologie, 25. Jg., Heft 270. Seelze: Eberhard Friedrich

Schlieper, C. (1986). Grundfragen der Ernährung. 8. überarb. und erw. Aufl. Hamburg: Handwerk und Technik

Schlieper, C. (2002). Grundfragen der Ernährung. 16. aktual. und erw. Aufl. Hamburg: Handwerk und Technik

Schwarzer, R. (1996). Psychologie des Gesundheitsverhaltens. 2. überarb. und erw. Aufl. Göttingen: Hogrefe

Semmler, G., Heinrich P.-B. & Heinzel, C. (1990). Repräsentativerhebung zum Pausenverpflegungsverhalten von Schülern in der Bundesrepublik Deutschland. Ernährungs-Umschau 37, Heft 4, S.168

Sönnichsen, A., Cholmakow-Bodechtel, C. & Schwandt, P. (1997). Die Nahrungszusammensetzung von Kindern und ihren Eltern korreliert signifikant. Erste Ergebnisse des Präventions-Erziehungs-Programms Nürnberg. Zeitschrift für Ernährungswissenschaft, 36, Heft 1, S. 106

Sozialministerium Baden-Württemberg (Hrsg.) (2000). Kindergesundheit in Baden-Württemberg, Stuttgart

Sozialministerium Baden-Württemberg und Ministerium für Ernährung und Ländlichen Raum Baden-Württemberg (Hrsg.) (2002). KinderErnährung in Baden-Württemberg, Stuttgart

Stroebe, W. (2002). Übergewicht als Schicksal ? Die kognitive Steuerung des Essverhaltens. Psychologische Rundschau, 53/1, S. 14-22

Thiel, A. & Paul, T. (1988). Entwicklung einer deutschsprachigen Version des Eating-Disorder-Inventory (EDI). Zeitschrift für Differentielle und Diagnostische Psychologie, 9, S. 267-278

Ulbricht, G. (1993). Sozialökonomische Ernährungsforschung in Deutschland - Bestandsaufnahme und Perspektive. Ernährungs - Umschau 40, S. 225-226

Ulrich, H.-J. (1983). Frühstücksgewohnheiten von Schulkindern. Ernährungsumschau 30, S. 410 - 412

van Betteray, C. (2000). Frühstücksschule – Schulfrühstück. Frühstücken mit Fitmachern, Fun und Fantasie. Ernährungslehre und –praxis, 1/2000 in Ernährungs-Umschau 47/1, B1-B4

Vereinigung Getreide-, Markt- und Ernährungsforschung e.V. (GMF) (Hrsg.) (1990). Schulfrühstück - ein Verpflegungsproblem. 2. Aufl. Bonn-Bad Godesberg

Viehhauser, R. (2000). Förderung salutogener Ressourcen. Entwicklung und Evaluation eines gesundheitspsychologischen Trainingsprogramms. Regensburg: Roderer

Wabitsch, M. (o.J.). Adipositas im Kindes- und Jugendalter. Universitätskinder- und Poliklinik Ulm

Westenhöfer, J. (1992). Gezügeltes Essen und Störbarkeit des Essverhaltens. Göttingen: Hogrefe

Westenhöfer, J. & Mattusch, K. (1999). Ernährungsverhalten von Schülern. Abschlußbericht. Hamburg, Fachhochschule, Fachbereich Ökotrophologie

Willett, W.C. & Stampfer, M.J. (2003). Macht gesunde Ernährung krank ? Spektrum der Wissenschaft, 03/2003, S. 58-67. Heidelberg

Willke, T. & Meichsner, I. (2002). Die großen Flops der Ernährungsmedizin. Bild der Wissenschaft, 07/2002, S. 42 - 43. Stuttgart: Deutsche Verlags-Anstalt

Zentgraf, H. (1987). Evaluation einer pädagogischen Maßnahme. Entwicklung und Durchführung eines Evaluationsplanes für handlungsbezogene didaktische Konzepte in der Praxis der Grundschule am Beispiel "Schulfrühstück". Dissertation am Fachbereich 12 - Erziehungswissenschaften der Freien Universität Berlin, Berlin

Zentgraf, H. (1990). Schulfrühstück – Verpflegung für die Schule. GMF-Untersuchungen und –Initiativen 1976-1986. In: Schulfrühstück – ein Versorgungsproblem, Vereinigung Getreide-, Markt- und Ernährungsforschung e.V. (Hrsg.). Bonn-Bad-Godesberg

Verzeichnis der Abbildungen und Tabellen

A   Verzeichnis der Abbildungen

184

185

B   Verzeichnis der Tabellen

189

Anhang

A   Erhebungsinstrumente

A1   „Fragebogen für Kinder" (Selbstbericht/t0-t3)

Pädagogische Hochschule

Fragebogen für Kinder

Kreuze bitte an, was für dich zutrifft: ❑ Mädchen
                                              ❑ Junge

Wie alt bist du ?   ❑❑ Jahre

Wie viele Monate sind es noch bis zu
deinem nächsten Geburtstag ?   ❑❑ Monate

Wie groß bist du ?   1 Meter und ❑❑ Zentimeter

Wie viel wiegst du ?   ❑❑ Kilogramm

Hast du heute morgen etwas gegessen ?
❑ ja
❑ nein

Hast du heute morgen etwas getrunken ?
❑ ja
❑ nein

Was hast du heute von zu Hause mitgebracht ?

❑ nichts   ❑ Butter, Margarine
❑ Geld   ❑ Süßigkeiten oder Kuchen
❑ Obst   ❑ Joghurt
❑ Gemüse   ❑ Milch
❑ Brot, Brötchen oder Brezel   ❑ Kakao
❑ Vollkornbrot oder Vollkornbrötchen   ❑ Saft
❑ Käse   ❑ Limonade oder Cola
❑ Wurst   ❑ Mineralwasser
❑ süßer Belag   ❑ Tee mit Zucker oder Honig
❑ etwas anderes: _____

Kaufst du dir heute in der Schule etwas zum Essen ?   ❑ nein
❑ ja, ich kaufe mir: _____

Kaufst du dir heute in der Schule etwas zum Trinken ?   ❑ nein
❑ ja, ich kaufe mir: _____

Pädagogische Hochschule

Wie oft frühstückst du ?

❑   *jeden Tag*
❑   *unregelmäßig*
❑   *gar nicht*

Mit wem frühstückst du meistens ?

❑   *alleine*
❑   *mit Mutter oder Vater*
❑   *mit Bruder und/oder Schwester*
❑   *mit anderen Personen*

Hast du ein Pausenvesper mit in der Schule ?

❑   *immer*
❑   *oft*
❑   *manchmal*
❑   *nie*

Isst du zum Frühstück Obst oder Gemüse ?

❑   *immer*
❑   *oft*
❑   *manchmal*
❑   *nie*

Ist dir wichtig, was deine Freunde über dein Pausenvesper denken ?

❑   *sehr wichtig*
❑   *wichtig*
❑   *weniger wichtig*
❑   *nicht wichtig*

Hast du mit Mutter oder Vater schon über gesunde Ernährung gesprochen ?

❑   *ja*
❑   *nein*
❑   *weiß nicht genau*

Wer bestimmt darüber, was du für die Pause zum Essen und Trinken bekommst ?

❑   *Vater oder Mutter bestimmen*
❑   *ich bespreche das mit Mutter oder Vater*
❑   *ich bestimme selbst*
❑   *andere Personen bestimmen*

Achtest du darauf, was dein Lehrer oder deine Lehrerin in der Schule isst ?

❑   *ja*
❑   *manchmal*
❑   *nein*

A2   Fragebogen „Mein Pausenfrühstück" (Testbüfett/t1-t3)

Pädagogische Hochschule

Mein Pausenfrühstück

Datum: __ . __ . 01

Ich esse und trinke:

Apfel	1 ○	2 ○	3 ○	4 ○
Kiwi	1 ○	2 ○	3 ○	4 ○
Banane	1 ○	2 ○	3 ○	4 ○
Gemüsespieß	1 ○	2 ○	3 ○	4 ○
Butterbrezel	1 ○	2 ○	3 ○	4 ○
Nutellabrötchen	1 ○	2 ○	3 ○	4 ○
Käsebrot	1 ○	2 ○	3 ○	4 ○
Kräuterquarkbrötchen	1 ○	2 ○	3 ○	4 ○
Müsliriegel	1 ○	2 ○	3 ○	4 ○
Kuchen	1 ○	2 ○	3 ○	4 ○
Joghurt natur	1 ○	2 ○	3 ○	4 ○
Fruchtjoghurt	1 ○	2 ○	3 ○	4 ○
Milch	1 ○	2 ○	3 ○	4 ○
Kakao	1 ○	2 ○	3 ○	4 ○
Früchtetee	1 ○	2 ○	3 ○	4 ○
Früchtetee gezuckert	1 ○	2 ○	3 ○	4 ○
Apfelschorle	1 ○	2 ○	3 ○	4 ○
Mineralwasser	1 ○	2 ○	3 ○	4 ○
Colagetränk	1 ○	2 ○	3 ○	4 ○
Vitamingetränk	1 ○	2 ○	3 ○	4 ○
Limonade	1 ○	2 ○	3 ○	4 ○

A3   Fragebogen „Mein Frühstück" (Selbstbericht/t1-t3)

Püdagogische Hochschule

Kreuze bitte an, was du **heute** schon gegessen und getrunken hast:

❑ Obst

❑ Gemüse

❑ Brot, Brötchen oder Brezel

❑ Vollkornbrot oder Vollkornbrötchen

❑ Butter, Margarine

❑ Käse

❑ Wurst

❑ süßer Belag: Marmelade, Nuss-
    Nougat-Creme, Honig)

❑ Süßigkeiten oder Kuchen

❑ Joghurt

❑ Milch

❑ Kakao

❑ Saft

❑ Limonade oder Cola

❑ Mineralwasser

❑ Tee

❑ Tee mit Zucker oder Honig

❑ **etwas anderes:** _____

A4 „Elternfragebogen" vor der Intervention „Elternarbeit" (t1)

Pädagogische Hochschule

Datum heute: _____   Code-Nr. des Schülers

Fragebogen für Eltern

Wir bitten, dass die- oder derjenige, der bei Ihnen zu Hause für Frühstück und Schulfrühstück des Kindes "zuständig" ist, diesen Fragebogen ausfüllt.

Geschlecht des Kindes: ❏ Junge   ❏ Mädchen

Geburtsdatum:

Tag   Monat   Jahr

Körpergröße (ohne Schuhe): _____ cm

Gewicht: _____ kg

Wie viele Personen gehören (außer dem Kind) zu Ihrem Haushalt?

❏   Mutter   ❏   Vater   ← Zutreffendes bitte ankreuzen

❏❏ ältere Geschwister   ← Ab hier jeweils Anzahl der Personen angeben

❏❏ jüngere Geschwister

❏❏ sonstige Personen, und zwar: _____

Beruf des Vaters: _____ Nationalität: _____ Alter: _____

Beruf der Mutter: _____ Nationalität: _____ Alter: _____

Mutter berufstätig: ❏ ja   ❏ nein
                     ❏ ganztags
                     ❏ nachmittags
                     ❏ vormittags

Wohnlage: ❏ Stadt   ❏ Land   ❏ Stadtteil von: _____
Größe des Wohnortes: ❏ bis 5.000   ❏ 5.000 - 20.000
                         ❏ 20.000 - 50.000   ❏ 50.000 - 100.000
                         ❏ 100.000 - 500.000   ❏ über 500.000

Muss Ihr Kind nach einer vom Arzt vorgeschriebenen Diät oder Kostform leben?

❏ Nein   ❏ *Ja - Welche Diät oder Kostform?*

_____

Lebt das Kind auf Ihre Veranlassung hin nach einer bestimmten Diät oder Kostform?

❏ Nein   ❏ *Ja - Welche Diät oder Kostform?*

_____

Pädagogische Hochschule Schwäbisch Gmünd

1. Frühstücken **Sie** (nicht Ihr Kind)
   - ☐ *jeden Tag*
   - ☐ *2-3 x pro Woche*
   - ☐ *4-5 x pro Woche*
   - ☐ *nie*

2. Wie viele Mahlzeiten nehmen **Sie** am Tag **mit Ihrem Kind** gemeinsam ein ?
   - ☐ *keine*
   - ☐ *zwei bis drei*
   - ☐ *eine*
   - ☐ *mehr als drei*

3. Wie oft essen **Sie** Gemüse ?
   - ☐ *mehrmals täglich*
   - ☐ *3-5 x pro Woche*
   - ☐ *seltener*
   - ☐ *1 x täglich*
   - ☐ *1-3 x pro Woche*

4. Wie hoch schätzen Sie Ihren Einfluss auf das Ernährungsverhalten Ihres Kindes ?
   - ☐ *sehr hoch*
   - ☐ *hoch*
   - ☐ *durchschnittlich*
   - ☐ *niedrig*
   - ☐ *sehr niedrig*

5. Wie schätzen Sie die Wirkung der schulischen Maßnahmen auf das Ernährungs-verhalten Ihres Kindes ein ?
   - ☐ *sehr hoch*
   - ☐ *hoch*
   - ☐ *durchschnittlich*
   - ☐ *niedrig*
   - ☐ *sehr niedrig*

6. Haben Sie sich schon einmal mit dem Lehrer/der Lehrerin über die Ernährung Ihres Kindes unterhalten ?
   - ☐ *ja*   ☐ *nein*

7. Gespräche mit Ihrem Kind über gesunde Ernährung finden Sie
   - ☐ *sehr wichtig*
   - ☐ *wichtig*
   - ☐ *notwendig*
   - ☐ *eher unnötig*
   - ☐ *nutzlos*

8. Es gibt Lebensmittel, die nicht so gesund sind, aber Kindern gut schmecken.
   - ☐ *Mein Kind darf solche Lebensmittel trotzdem essen.*
   - ☐ *Ich bin zwar dagegen, aber man kann es nicht verbieten.*
   - ☐ *Mein Kind darf diese Lebensmittel nicht essen.*

9. Im Unterricht wurde nun das Thema "Gesunde Ernährung" durchgenommen. Konnten Sie bei Ihrem Kind feststellen, dass es nun im Gegensatz zu vorher
   - ☐ *mehr über Ernährung weiß*   ← Bei dieser Frage sind
   - ☐ *sich auch gesünder ernährt*   **mehrere Antworten** möglich.
   - ☐ *mehr Interesse am Thema Ernährung zeigt*

Pädagogische Hochschule

Fragen zur Vorbereitung der Elterninformation

1. Möchten Sie mehr über gesunde Ernährung und Ernährungserziehung erfahren ?
   - ❑ *ja*
   - ❑ *nein*

   Wenn ja, von wem möchten Sie dies erfahren ?
   - ❑ *Zeitschriften, Fernsehen etc.*
   - ❑ *Schule, Lehrer/in*
   - ❑ *Arzt*
   - ❑ *andere Eltern*
   - ❑ *andere Personen/Institutionen, z.B.:_____*

2. Welche Informationen würden Sie interessieren ?
   - ❑ *Rezeptvorschläge*
   - ❑ *Wissen über gesunde Ernährung*
   - ❑ *Bewertung bestimmter Lebensmittel*
   - ❑ *Ernährungstipps für Kinder*
   - ❑ *Wissen über Ernährungserziehung*
   - *Sonstige: _____*

3. In welcher Form würden Sie gerne informiert werden ?
   - ❑ *schriftlich mit Informationsmaterial*
   - ❑ *mündlich von Fachleuten als Vortrag*
   - ❑ *im Gespräch mit verschiedenen Personen*
   - *Sonstige: _____*

4. Beim gemeinsamen Pausenfrühstück frühstücken alle Schülerinnen und Schüler zusammen mit dem Lehrer/der Lehrerin im Klassenzimmer. Wie fänden Sie es, wenn diese Art Frühstück täglich in der Schule durchgeführt wird ?
   - ❑ *sehr gut*
   - ❑ *da habe ich Bedenken:_____*

5. Die Schule
   - ❑ *müsste insgesamt noch mehr für eine gesunde Ernährung der Kinder tun*
   - ❑ *macht schon genug zum Thema "Ernährung"*
   - ❑ *müsste jedes Jahr das Thema "Gesunde Ernährung" besprechen*

6. Wie sich die Kinder richtig und gesund ernähren, müssen sie im Laufe der Zeit erst lernen. Welche der folgenden Aussagen trifft Ihrer Meinung nach zu ?
   - ❑ *Das ist allein Sache des Elternhauses.*
   - ❑ *Das ist allein Sache der Schule.*
   - ❑ *Das können Schule und Elternhaus nur gemeinsam erreichen.*

Fragebogen wurde ausgefüllt von:
   - ❑ *Mutter*
   - ❑ *Vater*
   - ❑ *andere Person: _____*

Pädagogische Hochschule

Es folgt eine Liste von Eigenschaften und Verhaltensweisen, die bei Kindern auftreten können. Nach jeder Eigenschaft finden Sie die Ziffern 0, 1, 2. Beantworten Sie bitte für jede Eigenschaft, ob sie jetzt oder innerhalb der letzten 6 Monate bei Ihrem Kind zu beobachten war. Wenn diese Eigenschaft genau so oder häufig zu beobachten war, kreuzen Sie bitte die **Ziffer 2** an, wenn die Eigenschaft etwas oder manchmal auftrat, die **Ziffer 1**, wenn sie für Ihr Kind nicht zutrifft, die **Ziffer 0**. Beantworten Sie bitte alle Fragen so gut Sie können, auch wenn Ihnen einige für Ihr Kind unpassend erscheinen.

> **0 = nicht zutreffend** (soweit bekannt)
> **1 = etwas oder manchmal zutreffend**
> **2 = genau oder häufig zutreffend**

Verhält sich zu jung für sein/ihr Alter	0	1	2
Kann sich nicht konzentrieren, kann nicht lange aufpassen	0	1	2
Kann nicht stillsitzen, ist unruhig oder überaktiv	0	1	2
Ist verwirrt oder zerstreut	0	1	2
Hat Tagträume oder ist gedankenverloren	0	1	2
Ist impulsiv oder handelt, ohne zu überlegen	0	1	2
Ist nervös oder angespannt	0	1	2
Hat nervöse Bewegungen oder Zuckungen (betrifft nicht die bei Frage 3 erwähnte Zappeligkeit), bitte beschreiben:	0	1	2
Ist schlecht in der Schule			
Ist körperlich unbeholfen oder ungeschickt			
Starrt ins Leere			
Fühlt sich schwindelig	0	1	2
Ist immer müde	0	1	2
Hat folgende Beschwerden, ohne bekannte körperliche Ursachen:	0	1	2
a) Schmerzen (außer Kopf- und Bauchschmerzen)			
b) Kopfschmerzen	0	1	2
c) Übelkeit	0	1	2
d) Augenbeschwerden (ausgenommen solche, die durch Brille korrigiert sind); bitte beschreiben:	0	1	2
e) Hautausschläge oder andere Hautprobleme	0	1	2
f) Bauchschmerzen oder Magenkrämpfe	0	1	2
g) Erbrechen	0	1	2
Andere Probleme	0	1	2
a) Isst schlecht			
b) Verstopfung	0	1	2
c) Isst zuviel	0	1	2

Anmerkung: In der vorliegenden Arbeit wurden nur die letzten drei Items unter der Kategorie „Andere Probleme" berücksichtigt. Der Vollständigkeit halber und zur Dokumentation der Handhabung des Fragebogens wird dieser jedoch in seiner ganzen Länge dargestellt.

A5 „Elternfragebogen" nach der Intervention „Elternarbeit" (t2)

Pädagogische Hochschule Schwäbisch Gmünd

Code-Nr. des Schülers

Datum heute: _____

Sehr geehrte liebe Eltern,
wir möchten Sie hiermit herzlichst bitten, sich noch einmal die Mühe zu
machen, unsere Fragen zu beantworten. Es hilft uns und indirekt, so unser
Ziel, auch den Kindern.

Wundern Sie sich bitte nicht, wenn Ihnen viele Fragen bekannt vorkommen.
Wir wollen ja vor allem wissen, ob unsere Arbeit etwas bewirkt hat und das
geht nur über das Erfassen von Veränderungen.
Sie können sich darauf verlassen, dass sämtliche Angaben wie bisher völlig
anonym behandelt werden.
Bitte unterstützen Sie unsere Arbeit auch diesmal. Den ausgefüllten Bogen
werfen Sie einfach mit beigefügtem Umschlag ohne Briefmarke in den
Postkasten oder geben Ihn beim Lehrer/der Lehrerin ab.
Vielen Dank für Ihre Mühe.
Mit freundlichen Grüßen

U. Philipps

Fragebogen für Eltern

Fragebogen wird ausgefüllt von:
- ❏ *Mutter*
- ❏ *Vater*
- ❏ *andere Person:* _____

Da Körpergröße und Gewicht sich innerhalb von Monaten ändern, bitten wir Sie, nach Möglichkeit auch diese Angaben nochmals zu notieren.

Körpergröße (ohne Schuhe): _____ cm

Gewicht: _____ kg

Muss Ihr Kind nach einer vom Arzt vorgeschriebenen Diät oder Kostform leben?
❏ *Nein*   ❏ *Ja - Welche Diät oder Kostform?*

_____

Lebt das Kind auf Ihre Veranlassung hin nach einer bestimmten Diät oder Kostform ?
❏ *Nein*   ❏ *Ja - Welche Diät oder Kostform?*

_____

Pädagogische Hochschule

1. Frühstücken **Sie** (nicht Ihr Kind)
   - ❏ *jeden Tag*
   - ❏ *2-3 x pro Woche*
   - ❏ *4-5 x pro Woche*
   - ❏ *nie*

2. Wie viele Mahlzeiten nehmen **Sie** am Tag **mit Ihrem Kind** gemeinsam ein ?
   - ❏ *keine*
   - ❏ *zwei bis drei*
   - ❏ *eine*
   - ❏ *mehr als drei*

3. Wie oft essen **Sie** Gemüse ?
   - ❏ *mehrmals täglich*
   - ❏ *3-5 x pro Woche*
   - ❏ *seltener*
   - ❏ *1 x täglich*
   - ❏ *1-3 x pro Woche*

4. Hat sich der Einfluss, den Sie auf das Ernährungsverhalten Ihres Kindes ausüben können, in der letzten Zeit
   - ❏ *eher erhöht*
   - ❏ *eher verringert*
   - ❏ *nicht verändert*

5. Haben Sie sich schon einmal mit dem Lehrer/der Lehrerin über die Ernährung Ihres Kindes unterhalten ?
   - ❏ *ja, einmal*
   - ❏ *ja, mehrmals*
   - ❏ *nein*

6. Gespräche mit Ihrem Kind über gesunde Ernährung finden Sie
   - ❏ *sehr wichtig*
   - ❏ *wichtig*
   - ❏ *notwendig*
   - ❏ *eher unnötig*
   - ❏ *nutzlos*

7. Es gibt Lebensmittel, die nicht so gesund sind, aber Kindern gut schmecken.
   - ❏ *Mein Kind darf solche Lebensmittel trotzdem essen.*
   - ❏ *Ich bin zwar dagegen, aber man kann es nicht verbieten.*
   - ❏ *Mein Kind darf diese Lebensmittel nicht essen.*

8. Ernährungserziehung ist:
   - ❏ *allein Sache des Elternhauses.*
   - ❏ *allein Sache der Schule.*
   - ❏ *das können Schule und Elternhaus nur gemeinsam erreichen*

9. Haben Sie vor, bei der Ernährungserziehung Ihres Kindes noch einiges zu verbessern ?
   - ❏ *ja*
   - ❏ *nein*

10. Haben Sie in der Art und Weise, wie Sie Ihr Kindes zur richtigen Ernährung erziehen, in der letzten Zeit Veränderungen vorgenommen ?
    - ❏ *ja*
    - ❏ *nein*

Pädagogische Hochschule Schwäbisch Gmünd

Fragen zur Durchführung der Elterninformation

1. Haben Sie durch unsere Angebote genug über gesunde Ernährung und Ernährungserziehung erfahren können?
   - ❏ *ja*
   - ❏ *nein*

   Wenn nein, welche Informationen würden Sie noch interessieren?
   - ❏ *Rezeptvorschläge*
   - ❏ *Wissen über gesunde Ernährung*
   - ❏ *Bewertung bestimmter Lebensmittel*
   - ❏ *Ernährungstipps für Kinder*
   - ❏ *Wissen über Ernährungserziehung*

   Sonstige: _____

2. Welche Form der Information hat Ihnen am meisten zugesagt?
   - ❏ *schriftlich in Form von Informationsmaterial*
   - ❏ *mündlich von Fachleuten als Vortrag*
   - ❏ *das Gespräch mit verschiedenen Personen*

   Sonstige: _____

3. Konnten wir durch die Elternaktionen für Sie neue Erkenntnisse über Ernährung vermitteln?
   - ❏ *ja, einiges*
   - ❏ *eher wenig*
   - ❏ *nein*

4. Haben Sie aufgrund der Informationen, die Sie im Rahmen der Elternaktionen erhalten konnten, Ernährungsgewohnheiten **bei Ihrem Kind** umgestellt?
   - ❏ *ja, sogar einige*
   - ❏ *ja, etwas*
   - ❏ *nur sehr gering*
   - ❏ *nein, gar nicht*

   Wenn ja, versuchen Sie bitte ein Beispiel zu nennen: _____

5. Haben Sie aufgrund der Informationen, die Sie im Rahmen der Elternaktionen erhalten konnten, Ernährungsgewohnheiten **bei sich selbst** umgestellt?
   - ❏ *ja, sogar einige*
   - ❏ *ja, etwas*
   - ❏ *nur sehr gering*
   - ❏ *nein, gar nicht*

   Wenn ja, versuchen Sie bitte ein Beispiel zu nennen: _____

A6 „Elternfragebogen" nach Durchführung aller Interventionen (t3)

Pädagogische Hochschule Schwäbisch Gmünd

Code-Nr. des Schülers

Datum heute: _____

Sehr geehrte liebe Eltern,
unser Forschungsprojekt "Richtiges Ernährungsverhalten erlernen" ist mit
Ende des Jahres abgeschlossen.
Wir möchten Sie hiermit ein letztes Mal bitten, sich noch einmal die Mühe zu
machen, unsere Fragen zu beantworten. An dieser Stelle möchte ich mich
auch ganz herzlich für die vielen Rückmeldungen von Ihnen bedanken. Ich
hoffe sehr, dass Sie auch diesmal wieder dabei sind und den Bogen
ausgefüllt zurückgeben.

Sie können sich darauf verlassen, dass sämtliche Angaben wie bisher völlig
anonym behandelt werden.
Den ausgefüllten Bogen werfen Sie einfach mit beigefügtem Umschlag ohne
Briefmarke in den Postkasten oder geben Ihn beim Lehrer/der Lehrerin ab.
Vielen Dank vorab.
Mit freundlichen Grüßen

U. Philipps

Fragebogen für Eltern

Fragebogen wird ausgefüllt von:

❑ *Mutter*
❑ *Vater*
❑ *andere Person:* _____

Da Körpergröße und Gewicht sich innerhalb von Monaten ändern, bitten wir Sie nochmals diese
Angaben über _Größe und Gewicht des Kindes_ zu notieren.

Körpergröße (ohne Schuhe): _____ cm

Gewicht: _____ kg

Muss Ihr Kind nach einer vom Arzt vorgeschriebenen Diät oder Kostform leben?
❑ *Nein*   ❑ *Ja - Welche Diät oder Kostform?*

_____

Lebt das Kind auf Ihre Veranlassung hin nach einer bestimmten Diät oder Kostform ?
❑ *Nein*   ❑ *Ja - Welche Diät oder Kostform?*

_____

Pädagogische Hochschule Schwäbisch Gmünd

1. Schätzen Sie bitte die Wirkung der bisher durchgeführten schulischen Maßnahmen zur Ernährung auf das Ernährungsverhalten Ihres Kindes ein.
   - ❑ *sehr hoch*
   - ❑ *hoch*
   - ❑ *durchschnittlich*
   - ❑ *niedrig*
   - ❑ *sehr niedrig*

2. Hat sich aufgrund der unterschiedlichen Bemühungen zur Ernährungserziehung
seitens der Schule bei Ihrem Kindes etwas verändert ?
   Mehrere Antworten sind möglich !
   - ❑ *ja, mein Kind weiß mehr über Ernährung*
   - ❑ *ja, mein Kind ernährt sich gesünder*
   - ❑ *ja, mein Kind zeigt mehr Interesse am Thema Ernährung*
   - ❑ *nein, bei meinem Kind hat sich nichts verändert*

3. Wie lange blieben Veränderungen im Ernährungsverhalten bei Ihrem Kind erhalten ?
   - ❑ *bis heute*
   - ❑ *über mehrere Monate*
   - ❑ *nur sehr kurzfristig*

4. Hat sich Ihr Einfluss auf das Ernährungsverhalten Ihres Kindes in der letzten Zeit
   - ❑ *eher erhöht*　　❑ *eher verringert*　　❑ *nicht verändert*

5. Haben Sie sich schon einmal mit dem Lehrer/der Lehrerin über die Ernährung Ihres
Kindes unterhalten ?
   - ❑ *ja, einmal*　　　❑ *ja, mehrmals*　　　❑ *nein*

6. Haben Sie mit Ihrem Kind über das Thema Ernährung gesprochen ?
   - ❑ *ja, mehrmals*
   - ❑ *nur wenig*
   - ❑ *nein*

***Für Eltern, deren Kinder regelmäßig oder aber in den letzten Wochen mehrmals mit
dem Lehrer/ der Lehrerin gemeinsam im Klassenzimmer gefrühstückt haben:***

7. Wie wirkt sich Ihrer Meinung nach dieses gemeinsame Pausenfrühstück auf das
Ernährungsverhalten Ihres Kindes aus ?
   - ❑ *richtiges Ernährungsverhalten wird verstärkt*
   - ❑ *kein Einfluss*
   - ❑ *falsches Ernährungsverhalten wird übernommen*

A7 „Fragebogen für LehrerInnen" vor den Interventionen (t0)

Umfrage zu gesundheitsfördernden Aktivitäten
U. Philipps

Pädagogische Hochschule ...

Name, Ort, Adresse
der Schule:

Unsere Schule ist eine
❏ Grund- und Hauptschule
❏ Grundschule

Die Grundschulklassen sind
❏ einzügig ❏ zweizügig ❏ dreizügig ❏ vierzügig ❏ fünfzügig

Die Grundschulklassen haben eine durchschnittliche Klassengröße von ca.
❏❏ Kindern

Fragebogen zur Erhebung gesundheitsfördernder Aktivitäten in der Grundschule

1. In welcher Jahrgangsstufe wird Unterricht zum Thema „Gesunde Ernährung" durchgeführt ?

   ❏ 1. Klasse
   ❏ 2. Klasse
   ❏ 3. Klasse
   ❏ 4. Klasse

2. Wird oder wurde an Ihrer Schule gemeinsames Pausenfrühstück (Schüler/innen essen gemeinsam mit dem/der Lehrer/in im Klassenzimmer ihr Pausenvesper) durchgeführt ?

   ❏ ja
   ❏ nein

a) Wenn ja, dann:
   ❏ als einmalige Aktion
   ❏ einmal im Monat
   ❏ mehrmals im Monat
   ❏ einmal pro Woche
   ❏ mehrmals pro Woche
   ❏ täglich

b) In welcher/n Klassenstufe/n ?:
   ❏ 1. Klasse
   ❏ 2. Klasse
   ❏ 3. Klasse
   ❏ 4. Klasse

c) Wie viel Zeit steht dafür pro Frühstück durchschnittlich zur Verfügung ?
   ❏❏ Minuten

Pädagogische Hochschule ⋯⋯⋯⋯⋯⋯⋯

Umfrage zu gesundheitsfördernden Aktivitäten
U. Philipps

d) Woher stammt die zur Verfügung gestellte Zeit ?
- ☐ vom Unterricht
- ☐ von den Pausen
- ☐ zusätzliche Zeit , Schulvormittag dafür länger
- ☐ anderen Lösung: _____

f) Woher stammt das Pausenvesper ?
- ☐ Schüler/innen bringen es von zu Hause mit oder kaufen es vor dem Unterricht /in der Pause außerhalb der Schule
- ☐ Schüler/innen kaufen es in der Schule beim Hausmeister
- ☐ Eltern übernehmen den Verkauf/ die Verteilung
- ☐ Lehrer/in bringt etwas mit
- ☐ andere Lösung: _____

g) Wird beim gemeinsamen Frühstück Wert auf gesunde Ernährung gelegt ?
- ☐ ja
- ☐ nein

Wenn ja, wie geschieht dies ? _____

3. Werden die Eltern zur Ernährungserziehung und zum gesunden Pausenfrühstück
- ☐ informiert
- ☐ näher angesprochen
- ☐ mit einbezogen
- ☐ in keiner Weise einbezogen

a) Wenn ja, in welcher Weise ?
- ☐ in Form eines Elternbriefes
- ☐ mit schriftlichem Informationsmaterial
- ☐ bei einem Elternabend
- ☐ bei einer Veranstaltung gemeinsam mit den Schülern/innen
- ☐ durch die Mithilfe anderer Institutionen (Bsp. Gesundheitsamt)
- ☐ im persönlichen Gespräch
- ☐ durch andere Formen und zwar: _____

4. *Bei dieser Frage bilden Sie bitte eine Rangfolge von 1. – 4. , wobei 1. die wichtigste und 4. die am wenigsten Erfolg versprechende Maßnahme für Sie zu sein scheint.*

Verhaltensänderungen bei Schülern/innen in Richtung gesundheitsförderndes Ernährungsverhalten sind Ihrer Meinung nach am besten zu erreichen über
- ☐ den Fachunterricht
- ☐ Projekte
- ☐ regelmäßiges gemeinsames Pausenfrühstück
- ☐ Einfluss auf die Eltern

Über weitere Hinweise sowie Informations- oder Dokumentationsmaterial würden wir uns sehr freuen.

Vielen Dank für Ihre Unterstützung.

A8   „Fragebogen für LehrerInnen" nach der Intervention „Unterricht" (t1)

Pädagogische Hochschule Schwäbisch Gmünd

Fragebogen zur Erprobung des Unterrichts für Lehrerinnen und Lehrer

Heimat- und Sachunterricht / Arbeitsbereich 2:
Sich richtig ernähren - ein Problem für viele Menschen

Schule: ....

Klasse: 3 __ **(bitte Klassenbezeichnung unbedingt angeben !)**

---

1. Wie zufrieden waren Sie mit dem Unterrichtskonzept hinsichtlich des Inhalts ?
   Bedeutung der Symbole:
   ☺ = sehr zufrieden   ☺ = zufrieden   ☹ = nicht zufrieden

   Die Stunden im Einzelnen:
   ☺   ☺   ☹   Thema Nr. 1: Unser Körper braucht Nährstoffe
   ☺   ☺   ☹   Thema Nr. 2: Fit durch ein gesundes Pausenfrühstück
   ☺   ☺   ☹   Thema Nr. 3: Volles Korn - volle Kraft !
   ☺   ☺   ☹   Thema Nr. 4: Die Milch macht´s !
   ☺   ☺   ☹   Thema Nr. 5: Fit mit Gemüse
   ☺   ☺   ☹   Thema Nr. 6: Evi wünscht sich ein gesundes Pausenfrühstück

2. Wie zufrieden waren Sie mit dem Unterrichtskonzept hinsichtlich des Umfangs ?
   ☐ Der Umfang war angemessen.
   ☐ Ich hätte gerne noch mehr Zeit investiert.
   ☐ Ich habe mehr Zeit gebraucht als ich verwenden wollte.

3. Wie viele Unterrichtsstunden haben Sie mit dem vorliegenden Unterrichtsmaterial im Fach Heimat- und Sachunterricht gehalten ?
   ☐ Stunden (je 45 Min.)

4. Wie viele Unterrichtsstunden haben Sie mit dem vorliegenden Unterrichtsmaterial fächerübergreifend gearbeitet ?
   ☐ Stunden (je 45 Min.)

5. Wenn Sie fächerübergreifend gearbeitet haben, welche Fächer haben Sie einbezogen ?

   ....

Pädagogische Hochschule

6. Wenn Sie Inhalte gekürzt oder nicht behandelt haben, notieren Sie bitte bei welcher Stunde (1 - 6) und um welchen Inhalt oder welche Inhalte es sich handelt: _____

_____

_____

7. In welchem Zeitraum haben Sie das Unterrichtsvorhaben behandelt ?
Datum des Beginns: _____
Datum des Abschlusses: _____

8. Der gesamte unterrichtliche Zeitaufwand betrug etwa _____ Minuten, verteilt auf _____ Unterrichtsstunden an _____ Tagen.

9. Wie viele Stunden etwa umfasste das Thema *Richtige Ernährung ... (ohne Teil 2: Ernährung der Menschen in anderen Ländern)* insgesamt im Schuljahr in Klasse 3 im Fach Heimat- und Sachunterricht, wenn Sie es bisher unterrichtet hatten ?
☐ Stunden (je 45 Min.)

10. Welche Rückmeldung haben Sie von den Schülerinnen und Schülern erhalten ?
a) zum Unterricht:

_____

_____

_____

b) zum Pausenfrühstück:

_____

_____

_____

11. Haben Sie Rückmeldungen von den Eltern erhalten ? Wenn ja, welche ?
a) zum Unterricht:

_____

_____

_____

Pädagogische Hochschule Schwäbisch Gmünd

b) zum Pausenfrühstück:

_____

_____

_____

_____

12. Welche Bedeutung messen Sie der Durchführung des Unterrichts *Richtige Ernährung* im Hinblick auf eine mögliche Verhaltensänderung bei ?

    a) Ist für Kinder   ☐ sehr wichtig
                         ☐ wichtig
                         ☐ weniger wichtig
                         ☐ nicht wichtig

    b) Ist für Eltern (Einbeziehung / Zusammenarbeit Schule und Elternhaus)
                         ☐ sehr wichtig
                         ☐ wichtig
                         ☐ weniger wichtig
                         ☐ nicht wichtig

    c) Ist für die Schule (Frage nach Funktion der Pause)
                         ☐ sehr wichtig
                         ☐ wichtig
                         ☐ weniger wichtig
                         ☐ nicht wichtig

    d) Ist für Sie als Lehrer/ Lehrerin (im Vergleich mit anderen Themen)
                         ☐ sehr wichtig
                         ☐ wichtig
                         ☐ weniger wichtig
                         ☐ nicht wichtig

13. Welche Bedeutung hat Ihrer Meinung nach das gemeinsame Pausenfrühstück im Hinblick auf eine Verbesserung der Schulatmosphäre ?
                         ☐ sehr bedeutsam
                         ☐ bedeutsam
                         ☐ weniger bedeutsam
                         ☐ nicht bedeutsam

Pädagogische Hochschule

14. Geben Sie Noten zur Beurteilung des Unterrichtsmaterials (1 = sehr gut, 2 = gut, 3 = befriedigend, 4 = ausreichend bis mangelhaft)

sachlich richtig:	1	2	3	4
methodisch umsetzbar:	1	2	3	4
schülergemäß:	1	2	3	4
umfassende Aspekte beinhaltend:	1	2	3	4
äußere Form der Darstellung:	1	2	3	4

15. Zur Durchführung des Pausenfrühstücks:

zeitlich gut bemessen:	1	2	3	4
erzieherisch wirksam:	1	2	3	4
schülergemäß:	1	2	3	4
praktische Fertigkeiten vermittelnd:	1	2	3	4
soziale Kompetenz stärkend:	1	2	3	4

16. Haben Ihnen Inhalte bei der gehaltenen Unterrichtseinheit gefehlt ? Wenn ja, welche ? _____

_____

_____

17. Was hat sich Ihrer Meinung nach im Bereich der Einstellungen bei den Schülerinnen und Schüler verbessert ? _____

_____

_____

_____

18. Konnten Sie nach dem Unterricht Verhaltensänderungen bei den Schülerinnen und Schülern feststellen ? Wenn ja, beschreiben Sie diese bitte:

_____

_____

_____

_____

_____

A9 „Fragebogen für LehrerInnen" nach der Intervention „Elternarbeit" (t2)

Pädagogische Hochschule S ....

Fragebogen für Lehrerinnen und Lehrer
zur Durchführung der Elternarbeit

Schule: ....

Klasse: 3 __ (bitte Klassenbezeichnung unbedingt angeben !)

---

1. Wie schätzen Sie den Umfang der geleisteten Elternarbeit ein im Hinblick auf das Ziel, nicht nur Wissen zu vermitteln, sondern auch Einstellungs- und Verhaltensänderungen anzustreben ?

   ☐ *Der Umfang war angemessen*
   ☐ *Der Umfang war zu groß*
   ☐ *Der Umfang war zu gering*

2. Haben Sie Rückmeldungen von den Eltern erhalten ? Wenn ja, welche ?

   _____

   _____

   _____

3. Haben Sie Rückmeldungen von Schülerinnen/Schülern erhalten ? Wenn ja, welche ?

   _____

   _____

   _____

4. Welche Bedeutung messen Sie der Durchführung der Elternarbeit im Hinblick auf eine mögliche Verhaltensänderung der Kinder bei ?

   ☐ *Elternarbeit spielt dabei eine sehr große Rolle*
   ☐ *Elternarbeit spielt dabei eine große Rolle*
   ☐ *Elternarbeit spielt dabei eine eher geringe Rolle*
   ☐ *Elternarbeit spielt dabei keine Rolle*

5. Welche Bedeutung messen die Eltern Ihrer Meinung nach der Elternarbeit zum Thema "Gesunde Ernährung" bei ? Bitte geben Sie Ihre Einschätzung in % -Zahlen an.

   ____ *Prozent der Eltern halten diese Aktion für sehr wichtig*
   ____ *Prozent der Eltern halten diese Aktion für wichtig*
   ____ *Prozent der Eltern halten diese Aktion für weniger wichtig*
   ____ *Prozent der Eltern halten diese Aktion für nicht wichtig*

   $\Sigma = 100\,\%$

Pädagogische Hochschule

6. Haben Sie in Klasse 3 zum Thema "Richtiges Ernährungsverhalten" die Eltern schon einmal einbezogen ?

☐ *ja*
☐ *nein*

Wenn ja, in welcher Form ? Bitte angeben: _____

Wenn nein, warum nicht ? Bitte angeben: _____

7. Würden Sie einzelne Elemente der Elternarbeit übernehmen, wenn Sie das Thema "Ernährung" wieder im Unterricht behandeln ?

☐ *ja*
☐ *nein*

Wenn ja, welche ? Bitte angeben: _____

8. Haben Ihnen Inhalte oder Elemente bei der Elternarbeit gefehlt ?

☐ *ja*
☐ *nein*

Wenn ja, welche ? Bitte angeben: _____

9. Hat sich Ihrer Meinung nach im Bereich der Einstellungen bei manchen Eltern etwas verbessert ?

☐ *ja*
☐ *nein*

Wenn ja, was ? Bitte angeben: _____

10. Hat sich Ihrer Meinung nach im Bereich der Einstellungen bei manchen Kindern etwas verbessert ?

☐ *ja*
☐ *nein*

Wenn ja, was ? Bitte angeben: _____

11. Konnten Sie nach der Elternarbeit Verhaltensänderungen bei einzelnen Schülerinnen und Schülern feststellen ? Wenn ja, beschreiben Sie diese bitte:

_____

_____

A10 „Fragebogen für LehrerInnen" nach der Intervention „Gemeinsames Pausenfrühstück" (t3)

Pädagogische Hochschule : ....

Fragebogen zur Durchführung des gemeinsamen Pausenfrühstücks

1. Welche Rückmeldung zum gemeinsamen Pausenfrühstück haben Sie von den Schülerinnen und Schülern erhalten ?

   _____

   _____

   _____

2. Haben Sie Rückmeldungen zum gemeinsamen Pausenfrühstück von den Eltern erhalten ? Wenn ja, welche ?

   _____

   _____

   _____

3. Wie oft konnten Sie das gemeinsame Pausenfrühstück im Zeitraum von September/Oktober bis Mitte / Ende November durchführen ?
   - ☐ täglich
   - ☐ mehr als 20x
   - ☐ mehr als 10x
   - ☐ 10x
   - ☐ weniger als 10x

4. Wie viel Zeit stand für das gemeinsame Pausenfrühstück durchschnittlich zur Verfügung ? ☐☐ Minuten

5. Woher stammte die zur Verfügung gestellte Zeit ?
   - ☐ vom Unterricht
   - ☐ von den Pausen
   - ☐ zusätzliche Zeit , Schulvormittag dafür länger
   - ☐ andere Lösung: _____

6. Konnten Sie mit dem gemeinsamen Pausenfrühstück auch unterrichtliche Inhalte verbinden ?
   - ☐ ja
   - ☐ teilweise
   - ☐ nein

Bsp.: _____

Pädagogische Hochschule

7. Welche Bedeutung messen Sie der Durchführung des gemeinsamen Pausenfrühstücks im Hinblick auf eine mögliche Verhaltensänderung bei ?

   a) Ist für Kinder   ☐ sehr wichtig
   ☐ wichtig
   ☐ weniger wichtig
   ☐ nicht wichtig

   b) Ist für Eltern (Einbeziehung / Zusammenarbeit Schule und Elternhaus)
   ☐ sehr wichtig
   ☐ wichtig
   ☐ weniger wichtig
   ☐ nicht wichtig

   c) Ist für die Schule (Frage nach Funktion der Pause)
   ☐ sehr wichtig
   ☐ wichtig
   ☐ weniger wichtig
   ☐ nicht wichtig

   d) Ist für Sie als Lehrer/ Lehrerin (im Vergleich mit anderen Aufgaben)
   ☐ sehr wichtig
   ☐ wichtig
   ☐ weniger wichtig
   ☐ nicht wichtig

8. Welche Bedeutung hat Ihrer Meinung nach das gemeinsame Pausenfrühstück im
Hinblick auf eine Verbesserung der Schulatmosphäre ?
   ☐ sehr bedeutsam
   ☐ bedeutsam
   ☐ weniger bedeutsam
   ☐ nicht bedeutsam

Im Folgenden möchte ich noch einige Zeilen zur Verfügung stellen für
Rückmeldungen bezüglich Probleme, Erfahrungen, Anmerkungen zum
gemeinsamen Pausenfrühstück, sofern Sie solche noch geben möchten:

_____

_____

_____

_____

213

A11 „Fragebogen für LehrerInnen" nach der Durchführung aller Interventionen (t3)

Pädagogische Hochschule

Fragebogen zum Abschluss des Projektes "Richtiges Ernährungsverhalten erlernen" für Lehrerinnen und Lehrer

Schule: ....

Klasse: 4 __ (bitte Klassenbezeichnung unbedingt angeben !)

1. Wie viele Jahre unterrichten Sie diese jetzige 4. Klasse schon
   a) als KlassenlehrerIn: _____ Jahre
   b) als FachlehrerIn: _____ Jahre

2. Wie viele Unterrichtsstunden haben Sie in diesem Schuljahr in der Klasse ?
   _____ Stunden
   Wie viele Stunden waren es im letzten Schuljahr ?
   _____ Stunden

3. Handelt es sich bei Ihrer Schule um eine sogenannte "Soziale Brennpunkt-schule"?   ☐ ja   ☐ nein

4. Gab es in der Zeit, in der das Forschungsprojekt durchgeführt wurde, in der Klasse oder an der Schule andere Aktivitäten, Projekte, Informationen etc. zum Thema "Gesundheitsförderung allgemein" oder "Ernährung und Gesundheit" im Besonderen ? Wenn ja, bitte kurz beschreiben:
   _____
   _____

5. *Bei dieser Frage bilden Sie bitte eine Rangfolge von 1. – 4. , wobei 1. die wichtigste und 4. die am wenigsten Erfolg versprechende Maßnahme für Sie zu sein scheint.*
   Verhaltensänderungen bei SchülerInnen in Richtung gesundheitsförderndes Ernährungsverhalten sind Ihrer Meinung nach am besten zu erreichen über
   ☐ den Fachunterricht zur Ernährungserziehung
   ☐ Projekte
   ☐ regelmäßiges gemeinsames Pausenfrühstück
   ☐ Einfluss auf die Eltern (Elternarbeit)

Ein Hinweis noch zum Schluss: Bitte heben Sie die Codierungslisten für Ihre Klasse noch einige Monate auf. Es könnte sein, dass bei einzelnen Codierungen noch Nachfragen notwendig sind. Zum Halbjahr (Anfang Feb.) brauche ich auch nochmals die Fehlzeiten bzw. Krankheitstage der SchülerInnen.

B   Bewertungsmaßstäbe der Erhebungsinstrumente

B1   Einteilung des Ernährungsverhaltens in die Kategorien *angemessen/eher unangemessen*

Tabelle B1:   Auswertung der Antworten im „Fragebogen für Kinder" zur Einteilung des Ernährungsverhaltens in die Kategorien *angemessen/eher unangemessen*

Ernährungsverhalten	angemessen	eher unangemessen
Hast du heute morgen etwas gegessen ?	*ja*	*nein*
Hast du heute morgen etwas getrunken ?	ja	*nein*
Wie oft frühstückst du ?	*jeden Tag*	*unregelmäßig od. gar nicht*
Isst du zum Frühstück Obst oder Gemüse ?	*immer od. oft*	*manchmal od. nie*
Hast du ein Pausenvesper mit in der Schule ?	*immer od. oft*	*manchmal od. nie*
Was hast du heute von zu Hause mitgebracht ?	*Obst, Gemüse, Milch, Joghurt, Vollkornbrot od. Vollkornbrötchen, Käse, Wurst, Saft, Mineralwasser, Butter od. Margarine*	*nichts, Geld, Süßigkeiten od. Kuchen, süßer Belag, Brot, Brötchen od. Brezel, Kakao, Limonade od. Cola, Tee mit Zucker od. Honig*

B2 Einteilung der Einflüsse auf das Ernährungsverhalten in die Kategorien *erwünscht / eher unerwünscht*

Tabelle B2:   Auswertung der Antworten im „Fragebogen für Kinder" zur Einteilung der Einflüsse auf das Ernährungsverhalten in die Kategorien *erwünscht /eher unerwünscht*

Einfluss auf das Ernährungs-verhalten	erwünscht	eher unerwünscht
Wenn du frühstückst, mit wem frühstückst du meistens ?	*mit Mutter od. Vater*	*alleine*
Hast du mit Mutter oder Vater schon über gesunde Ernährung gesprochen ?	*ja*	*nein* od. *weiß nicht genau*
Wer bestimmt darüber, was du für die Pause zum Essen und Trinken bekommst ?	*Ich bespreche das mit Mutter od. Vater* (od. auch *Ich bestimme selbst*)	*Vater oder Mutter bestimmen* (od. auch *andere Personen*)
Ist dir wichtig, was deine Freunde über dein Pausenvesper denken ?	*weniger wichtig* od. *nicht wichtig*	*sehr wichtig* od. *wichtig*
Achtest du darauf, was dein Lehrer oder deine Lehrerin in der Schule isst ?	*ja* od. *manchmal*	*nein*

216

B3 Einteilung der beim Testbüfett angebotenen Lebensmittel bezüglich ihres Gesundheitswertes

Tabelle B3: Einteilung der beim Testbüfett angebotenen Lebensmittel bezüglich ihres Gesundheitswertes

Lebensmittelgruppe	Zu bevorzugende Lebensmittel (Testbüfett)	Selten zu verzehrende Lebensmittel (Testbüfett)
Obst und Gemüse	*Apfel, Kiwi, Banane Radieschen, Gurke, Kohlrabi, Möhre*	-
Kohlenhydrathaltige Lebensmittel	*Käsebrot (Vollkornbrot ohne Butter/Margarine)* *Kräuterquarkbrötchen (Mehrkornbrötchen)* *Müsliriegel*	*Butterbrezel* *Nutellabrötchen (Nuss-Nougat-Creme auf Tafelbrötchen)* *Kuchen*
Milch und Milchprodukte	*Joghurt natur Milch*	*Fruchtjoghurt Kakao*
Getränke	*Ungezuckerter Früchtetee Apfelsaftschorle Mineralwasser*	*Gezuckerter Früchtetee Colagetränk Vitamingetränk Limonade*

217

B4   Energie- und Hauptnährstoffgehalte einzelner Lebensmittel

Tabelle B4:   Energie- und Hauptnährstoffgehalte einzelner Lebensmittel bzw. Lebensmittelgruppen im Vergleich (jeweils bezogen auf 100 g)

Lebensmit-telgruppe	Lebensmittel	Energie (kJ)	Eiweiß (g)	Fett (g)	Kohlen-hydrate(g)	Ballast-stoffe (g)
Obst	Apfel	217	0,3	0,4	11,4	2,0
	Kiwi	255	1,0	0,6	10,8	3,9
	Banane	398	1,1	0,2	21,4	2,0
Gemüse	Radieschen	61	1,0	0,1	2,1	1,6
	Gurke	51	0,6	0,2	1,8	0,5
	Kohlrabi	103	2,0	0,1	3,7	1,5
	Mohrrübe	108	1,0	0,2	4,8	3,6
Brot/ Brötchen	Vollkornbrot	786	6,5	1,0	37,6	8,7
	Mehrkornbrötchen	928	8,0	1,5	43,3	6,6
	Brötchen	1038	7,4	1,4	50,7	3,2
	Laugengebäck	1423	9,4	2,6	68,5	4,1
Backwaren	Müsliriegel	1569	6,9	18,9	43,9	4,4
	Rührteigtörtchen	1510	6,3	15,8	47,3	2,5
Milch und Milchpro-dukte	Milch (3,5%)	269	3,3	3,5	4,8	-
	Kakao (3,5%)	547	3,4	3,6	20,9	0,8
	Joghurt (3,5%)	275	3,3	3,8	4,0	-
	Fruchtjoghurt (3,5%)	414	2,9	3,2	14,0	0,9
	Butter	3101	0,7	83,2	0,6	-
	Gouda	1527	25,5	29,2	-	-
	Kräuterquark	474	5,5	4,7	11,8	2,0
Süßwaren	Nuss-Nougat-Creme	2183	4,3	29,6	59,6	3,9
Getränke	Früchtetee	3	-	-	0,2	-
	Früchtetee gez.	37	-	-	2,2	-
	Mineralwasser	-	-	-	-	-
	Apfelschorle	122	>1	0,3	6,9	-
	Colagetränk	254	3,3	-	10,9	-
	Limonade	177	>0,1	>0,1	10,1	-
	Vitamingetränk	185	0,1	>0,1	10,4	-

Quelle: Bundeslebensmittelschlüssel, zitiert nach Erhardt (2002) und Informationsmaterial der Firma Ensinger (2000)

C Ergebnisse – Interaktionseffekte von Zeit und Intervention

C1 Ergebnisse der Intervention „Elternarbeit"

Tabelle C1.1: Interaktionseffekte von Zeit und Intervention bezüglich des Ernährungsverhaltens der Kinder beim Testbüfett für die Intervention „Elternarbeit" (siehe Abb. 5.1.1.1 und 5.1.1.4)

Auswahl an Lebens-mitteln bzw. Lebens-mittelgruppen beim *Testbüfett*	Gruppen *mit* Elternar-beit (IGEmT, IGalle, IGPFtuEa) (n=246)	Gruppen *ohne* Elternarbeit (IGPF, IGPFt, IGEoT, IGU) (n=299)	Interaktion Zeit x Intervention p
Colagetränk	⇩ ***	⇩ n.s	.002**
Ungezuckerte Getränke (Follow-up, t1 zu t3)	(n=243) ⇔	(n=272) ⇩ *	.010**

Anmerkungen: Gruppenabkürzungen siehe Tabelle 4.1.2
⇧ = Anteil der SchülerInnen mit dieser Auswahl ist gestiegen
⇩ = Anteil der SchülerInnen mit dieser Auswahl ist zurückgegangen
Signifikanzniveau: * = p ≤ .05, ** = p ≤ .01, *** = p ≤ .001

Tabelle C1.2: Interaktionseffekte von Zeit und Intervention bezüglich des Ernährungsverhaltens der Kinder beim Testbüfett für die Intervention „Elternarbeit" (siehe Abb. 5.1.1.3 und 5.1.1.5)

Auswahl an Lebens-mitteln bzw. Lebens-mittelgruppen beim *Testbüfett*	Gruppe *mit* Elternarbeit (IGPFtuEa) (n= 48)	Gruppe *ohne* Elternarbeit (IGU) (n= 105)	Interaktion Zeit x Intervention p
Gezuckerte Getränke	⇩***	⇧ n.s	.002**
Nutellabrötchen	⇩**	⇩*	.017*

Anmerkungen: Gruppenabkürzungen siehe Tabelle 4.1.2
⇧ = Anteil der SchülerInnen mit diesem Verhalten ist gestiegen
⇩ = Anteil der SchülerInnen mit diesem Verhalten ist zurückgegangen
Signifikanzniveau: * = p ≤ .05, ** = p ≤ .01, *** = p ≤ .001

C2 Ergebnisse der Intervention „Gemeinsames Pausenfrühstück" (IGPF)

Tabelle C2.1: Interaktionseffekt von Zeit und Intervention bezüglich des Ernährungsverhaltens der Kinder beim Testbüfett für die Intervention „Gemeinsames Pausenfrühstück" (siehe Abb. 5.1.2.1)

Auswahl an Lebensmitteln bzw. Lebensmittelgruppen beim *Testbüfett*	Gruppe *mit* gemeinsamem Pausenfrühstück (IGPF) (n= 86)	Gruppen *ohne* gemeinsames Pausenfrühstück (IGU, IGEmT, IGEoT) (n= 224)	Interaktion Zeit x Intervention p
Lebensmittel mit niedriger Nährstoffdichte (Nutellabrötchen, Butterbrezel oder Kuchen)	⇓ *	⇑ n.s.	.050*

Anmerkungen: Gruppenabkürzungen siehe Tabelle 4.1.2
⇑ = Anteil der SchülerInnen mit dieser Auswahl ist gestiegen
⇓ = Anteil der SchülerInnen mit dieser Auswahl ist zurückgegangen
Signifikanzniveau: * = p ≤ .05

Tabelle C2.2: Interaktionseffekt von Zeit und Intervention bezüglich des Ernährungsverhaltens der Kinder („Regelmäßige Mitnahme eines Pausenvespers") für die Intervention „Gemeinsames Pausenfrühstück" (siehe Abb. 5.1.2.5)

Ernährungsverhalten *(Selbstbericht / „Fragebogen für Kinder")*	Gruppe *mit* gemeinsamem Pausenfrühstück (IGPF) (n= 83)	Gruppen *ohne* gemeinsames Pausenfrühstück (IGU, IGEmT, IGEoT) (n= 221)	Interaktion Zeit x Intervention p
Regelmäßige Mitnahme eines Pausenvespers	⇑ **	⇑ n.s.	.015*

Anmerkungen: Gruppenabkürzungen siehe Tabelle 4.1.2
⇑ = Anteil der SchülerInnen mit diesem Verhalten ist gestiegen
Signifikanzniveau: * = p ≤ .05, ** = p ≤ .01

Tabelle C2.3: Interaktionseffekt von Zeit und Intervention bezüglich des Einflusses auf das Ernährungsverhalten für die Intervention „Gemeinsames Pausenfrühstück" (siehe Abb. 5.1.2.6)

Einfluss auf das Ernährungsverhalten (Selbstbericht/ „Fragebogen für Kinder")	Gruppe *mit* gemeinsamem Pausenfrühstück (IGPF) (n= 83)	Gruppen *ohne* gemeinsames Pausenfrühstück (IGU, IGEmT, IGEoT) (n= 221)	Interaktion Zeit x Intervention p
Bedeutung des Lehrers/der Lehrerin	⇑ n.s.	⇓ ***	.015*

Anmerkungen: Gruppenabkürzungen siehe Tabelle 4.1.2
⇑ = Anteil der SchülerInnen mit diesem Einfluss ist gestiegen
⇓ = Anteil der SchülerInnen mit diesem Einfluss ist zurückgegangen
Signifikanzniveau: * = p ≤ .05, *** = p ≤ .001

C3   Ergebnisse der Intervention „Gemeinsames Pausenfrühstück" (IGalle)

Tabelle C3.1: Interaktionseffekte von Zeit und Intervention bezüglich des Ernährungsverhaltens der Kinder beim Testbüfett für die Intervention „Gemeinsames Pausenfrühstück " (siehe Abb. 5.1.2.3 und 5.1.2.4)

Auswahl an Lebensmitteln bzw. Lebensmittelgruppen beim *Testbüfett*	Gruppe *mit* gemeinsamem Pausenfrühstück (IGalle) (n= 107)	Gruppen *ohne* gemeinsames Pausenfrühstück (IGU, IGEmT, IGEoT) (n= 224)	Interaktion Zeit x Intervention p
Ungezuckerte Getränke	⇑ n.s.	⇓ *	.013*
Vitamingetränk	⇑ n.s.	⇑ ***	.009**

Anmerkungen: Gruppenabkürzungen siehe Tabelle 4.1.2
⇑ = Anteil der SchülerInnen mit dieser Auswahl ist gestiegen
⇓ = Anteil der SchülerInnen mit dieser Auswahl ist zurückgegangen
Signifikanzniveau: ° =p ≤ .10, * = p ≤ .05, ** = p ≤ .01, *** = p ≤ .001

221

Tabelle C3.2: Interaktionseffekt von Zeit und Intervention bezüglich des Einflusses auf das Ernährungsverhalten für die Intervention „Gemeinsames Pausenfrühstück " (siehe Abb. 5.1.2.6)

Einfluss auf das Ernährungsverhalten (Selbstbericht/ „Fragebogen für Kinder")	Gruppe *mit* gemeinsamem Pausenfrühstück (IGalle) (n= 105)	Gruppen *ohne* gemeinsames Pausenfrühstück (IGU, IGEmT, IGEoT) (n= 221)	Interaktion Zeit x Intervention p
Bedeutung des Lehrers/der Lehrerin	⇑**	⇓ ***	.000***

Anmerkungen: Gruppenabkürzungen siehe Tabelle 4.1.2
⇑ = Anteil der SchülerInnen mit diesem Einfluss ist gestiegen
⇓ = Anteil der SchülerInnen mit diesem Einfluss ist zurückgegangen
Signifikanzniveau: ** = $p \leq .01$, *** = $p \leq .001$

C4 Geschlechtsspezifische Ergebnisse der Intervention „Elternarbeit"

Tabelle C4.1: Interaktionseffekte von Zeit und Intervention bezüglich des Ernährungsverhaltens der Kinder beim Testbüfett für die Intervention „Elternarbeit" (siehe Abb.5.1.1.1.2 und 5.1.1.1.1)

Auswahl an Lebensmitteln bzw. Lebensmittelgruppen beim *Testbüfett*	Gruppen *mit* Elternarbeit (IGEmT,IGalle, IGPFtuEa) (n=246)	Gruppen *ohne* Elternarbeit (IGPF, IGPFt, IGEoT, IGU) (n=299)	Interaktion Zeit x Intervention p
Milch u. Joghurt ohne Zuckerzusatz	m, ⇑ n.s. w, ⇓ n.s.	m, ⇓ n.s. w, ⇓ n.s.	.030*
Gezuckerte Getränke	m, ⇓ n.s. w, ⇓ n.s.	m, ⇑ ** w, ⇓ *	.008**

Anmerkungen: Gruppenabkürzungen siehe Tabelle 4.1.2
⇑ = Anteil der SchülerInnen mit dieser Auswahl ist gestiegen
⇓ = Anteil der SchülerInnen mit dieser Auswahl ist zurückgegangen
Signifikanzniveau: * = p ≤ .05, ** = p ≤ .01

Tabelle C4.2: Interaktionseffekt von Zeit und Intervention bezüglich des Einflusses auf das Ernährungsverhalten für die Intervention „Elternarbeit" (siehe Abb. 5.1.1.1.3)

Einfluss auf das Ernährungsverhalten des Kindes (*Selbstbericht/ „Fragebogen für Kinder")*	Gruppen *mit* Elternarbeit (IGEmT,IGalle, IGPFtuEa) (n=245)	Gruppen *ohne* Elternarbeit (IGPF, IGPFt, IGEoT, IGU) (n=278)	Interaktion Zeit x Intervention p
Einfluss der Freunde	m, ⇓ n.s. w, ⇓ n.s.	m, ⇑ n.s. w, ⇓ **	.025*

Anmerkungen: Gruppenabkürzungen siehe Tabelle 4.1.2
⇑ = Anteil der SchülerInnen mit diesem Einfluss ist gestiegen
⇓ = Anteil der SchülerInnen mit diesem Einfluss ist zurückgegangen
Signifikanzniveau: * = p ≤ .05, ** = p ≤ .01

C5   Geschlechtsspezifische Ergebnisse der Intervention „Gemeinsames Pausenfrühstück"

Tabelle C5.1:   Interaktionseffekt von Zeit und Intervention bezüglich des Ernährungsverhaltens der Kinder beim Testbüfett für die Intervention „Gemeinsames Pausenfrühstück" (siehe Abb. 5.1.2.1.1)

Auswahl an Lebensmitteln bzw. Lebensmittelgruppen beim Testbüfett	Gruppe *mit* gemeinsamem Pausenfrühstück (IGPF) (n= 86)	Gruppen *ohne* gemeinsames Pausenfrühstück (IGU, IGEmT, IGEoT) (n= 224)	Interaktion Zeit x Intervention p
Vitamingetränk	m, ⇓ *** w, ⇑ n.s.	m, ⇑** w, ⇑**	.009**

Anmerkungen: Gruppenabkürzungen siehe Tabelle 4.1.2
⇑ = Anteil der SchülerInnen mit dieser Auswahl ist gestiegen
⇓ = Anteil der SchülerInnen mit dieser Auswahl ist zurückgegangen
Signifikanzniveau: ** = p ≤ .01, *** = p ≤ .001

Tabelle C5.2:   Interaktionseffekt von Zeit und Intervention bezüglich des Ernährungsverhaltens der Kinder beim Frühstück zu Hause für die Intervention „Gemeinsames Pausenfrühstück" (siehe Abb. 5.1.2.1.2)

Ernährungsverhalten beim Frühstück zu Hause *(Selbstbericht/„Fragebogen für Kinder")*	Gruppe *mit* gemeinsamem Pausenfrühstück (IGalle) (n= 107)	Gruppen *ohne* gemeinsames Pausenfrühstück (IGU, IGEmT, IGEoT) (n= 224)	Interaktion Zeit x Intervention p
Zum Frühstück Vollkornbrot	m, ⇑ n.s. w, ⇓ *	m, ⇓ n.s. w, ⇑ n.s.	.008*

Anmerkungen: Gruppenabkürzungen siehe Tabelle 4.1.2
⇑ = Anteil der SchülerInnen mit diesem Verhalten ist gestiegen
⇓ = Anteil der SchülerInnen mit diesem Verhalten ist zurückgegangen
Signifikanzniveau: * = p ≤ .05

Tabelle C5.3:   Interaktionseffekt von Zeit und Intervention bezüglich der Beurteilung des Ernährungs-verhaltens durch die Eltern für die Intervention „Gemeinsames Pausenfrühstück" (siehe Abb. 5.1.2.1.3)

Beurteilung des Ernährungsverhaltens durch Eltern *(Elternbericht)*	Gruppe *mit* gemeinsamem Pausenfrühstück (IGPF) (n= 44)	Gruppen *ohne* gemeinsames Pausenfrühstück (IGU, IGEmT, IGEoT) (n= 122)	Interaktion Zeit x Intervention p
Kind isst schlecht	m, ⇔ w, ⇓	m, ⇓ w, ⇑	.045*

Anmerkungen: Gruppenabkürzungen siehe Tabelle 4.1.2
⇑ = Anteil der SchülerInnen mit dieser Beurteilung ist gestiegen
⇓ = Anteil der SchülerInnen mit dieser Beurteilung ist zurückgegangen
⇔ = Anteil der SchülerInnen mit dieser Beurteilung ist gleich geblieben
Signifikanzniveau: * = p ≤ .05

C6   Ergebnisse der Intervention „Gemeinsames Pausenfrühstück" in Abhängigkeit vom Alter

Tabelle C6.1:   Interaktionseffekt von Zeit und Intervention bezüglich des Ernährungsverhaltens der Kinder beim Testbüfett für die Intervention „Gemeinsames Pausenfrühstück" (siehe Abb. 5.1.2.2.1)

Zusammenstellung der Mahlzeit beim *Testbüfett*	Gruppe *mit* gemeinsamem Pausenfrühstück (IGalle) (n= 107)	Gruppen *ohne* gemeinsames Pausenfrühstück (IGU, IGEmT, IGEoT) (n= 224)	Interaktion Zeit x Intervention p
Vollwertige Mahlzeit	j, ⇑ * ä, ⇑ n.s.	j, ⇓ n.s. ä, ⇑ *	.006**

Anmerkungen: Gruppenabkürzungen siehe Tabelle 4.1.2
⇑ = Anteil der SchülerInnen mit dieser Auswahl ist gestiegen
⇓ = Anteil der SchülerInnen mit dieser Auswahl ist zurückgegangen
Signifikanzniveau: * = p ≤ .05, ** = p ≤ .01

Tabelle C6.2:   Interaktionseffekt von Zeit und Intervention bezüglich des Ernährungsverhaltens der Kinder beim Frühstück zu Hause für die Intervention „Gemeinsames Pausenfrühstück" (siehe Abb. 5.1.2.2.2)

Ernährungsverhalten zu Hause (Selbstbericht/„Fragebogen für Kinder")	Gruppe *mit* gemeinsamem Pausenfrühstück (IGPF) (n= 86)	Gruppen *ohne* gemeinsames Pausenfrühstück (IGU, IGEmT, IGEoT) (n= 224)	Interaktion Zeit x Intervention p
Verzehr von Obst zum Frühstück zu Hause	j, ⇓ n.s. ä, ⇑ n.s.	j, ⇓ n.s. ä, ⇓ n.s.	.024*

Anmerkungen: Gruppenabkürzungen siehe Tabelle 4.1.2
⇑ = Anteil der SchülerInnen mit diesem Verhalten ist gestiegen
⇓ = Anteil der SchülerInnen mit diesem Verhalten ist zurückgegangen
Signifikanzniveau: * = p ≤ .05

Tabelle C6.3:   Interaktionseffekt von Zeit und Intervention bezüglich des Ernährungsverhaltens der Kinder beim Pausenfrühstück in der Schule für die Intervention „Gemeinsames Pausenfrühstück" (siehe Abb. 5.1.2.2.3)

Ernährungsverhalten in der Schule (Selbstbericht/„Fragebogen für Kinder")	Gruppe *mit* gemeinsamem Pausenfrühstück (IGalle) (n= 106)	Gruppen *ohne* gemeinsames Pausenfrühstück (IGU, IGEmT, IGEoT) (n= 220)	Interaktion Zeit x Intervention p
Regelmäßige Mitnahme eines Pausenvespers	j, ⇑ n.s. ä, ⇓ n.s.	j, ⇑ n.s. ä, ⇑ n.s.	.034*

Anmerkungen: Gruppenabkürzungen siehe Tabelle 4.1.2
⇑ = Anteil der SchülerInnen mit diesem Verhalten ist gestiegen
⇓ = Anteil der SchülerInnen mit diesem Verhalten ist zurückgegangen
Signifikanzniveau: * = p ≤ .05

C7 Ergebnisse der Intervention „Elternarbeit" auf das Ernährungsverhalten, die Einstellung und die Ernährungserziehung der Eltern

Tabelle C7.1: Interaktionseffekt von Zeit und Intervention bezüglich des Ernährungsverhaltens der Eltern für die Intervention „Elternarbeit" (siehe Kap. 5.2.1)

Ernährungsverhalten *(Selbstbericht/ „Fragebogen für Eltern)*	Gruppen *mit* Elternarbeit (IGEmT,IGalle, IGPFtuEa) (n=182)	Gruppe *ohne* Elternarbeit (IGU) (n=60)	Interaktion Zeit x Intervention p
Häufigkeit des Frühstückens	⇔ n.s.	⇓ n.s.	.064°

Anmerkungen: Gruppenabkürzungen siehe Tabelle 4.1.2
⇔ = Anteil der Eltern mit diesem Verhalten ist gleich geblieben
⇓ = Anteil der Eltern mit diesem Verhalten ist zurückgegangen
Signifikanzniveau: ° =p ≤ .10

Tabelle C7.2: Interaktionseffekte von Zeit und Intervention bezüglich des Ernährungsverhaltens der Eltern für die Intervention „Elternarbeit" (siehe Kap. 5.2.1)

Ernährungsverhalten *(Skala 4, IEG)*	Gruppe *mit* Elternarbeit und gemeinsamem Pausenfrühstück (IGPFtuEa) (n=41)	Gruppe *ohne* Elternarbeit (IGU) (n=52)	Interaktion Zeit x Intervention p
Wirkung des Essens	⇑ n.s.	⇓ n.s.	.084°

Anmerkungen: Gruppenabkürzungen siehe Tabelle 4.1.2
⇑ = Anteil der Eltern mit diesem Verhalten ist gestiegen
⇓ = Anteil der Eltern mit diesem Verhalten ist zurückgegangen
Signifikanzniveau: ° =p ≤ .10

Tabelle C7.3: Interaktionseffekt von Zeit und Intervention bezüglich der Einstellung der Eltern für die Intervention „Elternarbeit" (siehe Abb. 5.2.2.1)

Ernährungseinstellung *(Skala 1, IEG)*	Gruppen *mit* Elternarbeit (IGEmT,IGalle, IGPFtuEa) (n=160)	Gruppe *ohne* Elternarbeit (IGU) (n=52)	Interaktion Zeit x Intervention p
Einstellung zum Essen	⇓ n.s.	⇓ **	.017*

Anmerkungen: Gruppenabkürzungen siehe Tabelle 4.1.2
⇓ = Anteil der Eltern mit dieser Einstellung ist zurückgegangen
Signifikanzniveau: * = p ≤ .05, ** = p ≤ .01

Tabelle C7.4: Interaktionseffekt von Zeit und Intervention bezüglich der Ernährungserziehung der Eltern für die Intervention „Elternarbeit" (siehe Kap. 5.2.3)

Ernährungserziehung *(Elternfragebogen)*	Gruppe *mit* Elternarbeit (IGPFtuEa) (n=44)	Gruppe *ohne* Elternarbeit (IGU) (n=59)	Interaktion Zeit x Intervention p
Verbot selten zu verzehrender Lebensmittel	⇓ n.s.	⇑ n.s.	.081°

Anmerkungen: Gruppenabkürzungen siehe Tabelle 4.1.2
⇓ = Anteil der Eltern mit dieser Erziehung ist zurückgegangen
⇑ = Anteil der Eltern mit dieser Erziehung ist gestiegen
Signifikanzniveau: ° =p ≤ .10

D   Haupt- und Interaktionseffekte[1]

Tabelle D1:   Varianzanalytische Berechnungen zur Überprüfung des Ernährungsverhaltens und des Einflusses auf das Ernährungsverhalten bei Kindern (Selbstbericht / "Fragebogen für Kinder", siehe Anhang A1) vor und nach der Intervention „Elternarbeit" (ohne Gruppeneffekte)

| Ernährungs-verhalten und Einfluss auf das Ernährungs-verhalten | Dreifaktorielle Varianzanalyse ohne Messwiederholung | | Vierfaktorielle Varianzanalyse mit Messwiederholung Haupteffekte | | | Interaktionen |
	Geschlecht	Alter	Zeit	Geschlecht	Alter	
heute morgen getrunken *(1= ja, 0 = nein)*	-	-	-	F (1,495) = 4.19 p=.041 m=.85 w=.90	-	-
Pausenvesper dabei *(1= nein, 2 =ja)*	-	-	F (1,503) = 5.73 p=.017 t1= 1.96 t2= 1.92	F (1,503) = 5.33 p=.021 m= 1.92 w= 1.96	-	Ge x Al: F (1,503)=4.83, p=.028, MW: m, j= 1.96 m, ä= 1.88 w, j= 1.96 w, ä= 1.96
Hast du ein Pausenvesper mit in der Schule? *(0=nie, 1=manchmal, 2=oft, 3=immer)*	-	F (1,652) = 6.23 p=.013 j= 2.63 ä= 2.47	-	-	F (1,494) = 5.81 p=.016 j= 2.63 ä= 2.46	-
Achtest du darauf, was dein/e Lehrer/in in der Schule isst ? *(1=ja, 2=nein, 3=manchmal)*	Ge x Al: F(1,646) = 7.81 p=.005 t1, m, j (157): MW/SD= 1.34/.63 t1, m,ä (195): MW/SD= 1.50/.71 t(350)=-2.20, p=.028		F (1,487) = 6.99, p=.008 t1= 1.46 t2= 1.37	-	-	Ge x Al: F(1,487) = 4.25, p=.040 t2, m, j (140): MW/SD= 1.32/.59 t2, m, ä (161): MW/SD= 1.47/.68 t(299)=-2.03, p=.043

---

[1] Von der Darstellung der Gruppeneffekte wurde aufgrund des Vorhandenseins mehrerer Gruppen abgesehen.

Tabelle D2 : Varianzanalytische Berechnungen zur Überprüfung des Ernährungsverhaltens (Elternbericht / „Fragebogen für Eltern") vor und nach der Intervention „Elternarbeit" (ohne Gruppeneffekte)

| Dreifaktorielle Varianzanalyse ohne Messwiederholung | | | Vierfaktorielle Varianzanalyse mit Messwiederholung | | | |
| | | | Haupteffekte | | | |
Ernährungsverhalten	Geschlecht	Alter	Zeit	Geschlecht	Alter	Interaktionen
Isst schlecht (0=nicht zutreffend, 1= etwas oder manchmal zutreffend, 2=genau oder häufig zutreffend)	-	-	-	-	-	Z x Ge: $F(1,278)=4.82$ $p=.029$ MW: m,t1=.20 t2=.24 w,t1=.38 w,t2=.20

Tabelle D3: Varianzanalytische Berechnungen zur Überprüfung des Einflusses auf das Ernährungsverhalten bei Kindern (Selbstbericht / "Fragebogen für Kinder") vor und nach der Intervention „Gemeinsames Pausenfrühstück" (ohne Gruppeneffekte)

| Dreifaktorielle Varianzanalyse ohne Messwiederholung | | | Vierfaktorielle Varianzanalyse mit Messwiederholung | | | |
| | | | Haupteffekte | | | |
Einfluss auf das Ernährungsverhalten	Geschlecht	Alter	Zeit	Geschlecht	Alter	Interaktionen
Hast du mit Mutter od. Vater schon über gesunde Ernährung gesprochen ? (1=ja, 2=nie, 3=weiß nicht genau)	-	-	$F(1,486)=$ 6.08 $p=.014$ t2=2.45 t3=2.53	-	-	-
Achtest du darauf, was dein/e Lehrer/in in der Schule isst ? (1=ja, 2=nein, 3=manchmal)	-	-	$F(1,480)=$ 6.13 $p=.014$ t2=1.36 t3=1.28	-	-	-

Tabelle D4: Varianzanalytische Berechnungen zur Überprüfung des Ernährungsverhaltens bei Kindern (Selbstbericht / "Fragebogen für Kinder") vor und nach der Intervention „Gemeinsames Pausenfrühstück" (ohne Gruppeneffekte)

Dreifaktorielle Varianzanalyse ohne Messwiederholung			Vierfaktorielle Varianzanalyse mit Messwiederholung			
			Haupteffekte			
Ernährungs-verhalten	Geschlecht	Alter	Zeit	Geschlecht	Alter	Interaktionen
heute morgen getrunken *(1 = ja, 2 = nein)*	-	-	-	-	-	Z x Ge x Al: $F(1,485) = 5.41$ p=.020 m, j (n=128) MW/SD: t2=.84/.37, t3=.87/.33, n.s. m, ä (n=145) MW/SD: t2=.86/.35, t3=.86/.35, n.s. w, j (n=116) MW/SD: t2=.90/.31, t3=.84/.37, n.s. w, ä (n=124) MW/SD: t2=.84/.35, t3=.91/.29, n.s.
Pausenvesper dabei *(1 = nein, 2 = ja)*	$F(1,536)= 4.67$ p=.031 m=1.89 w=1.95 Ge x Al: $F(1,490) = 4.31$, p=.038 MW: m, j= 1.94 m, ä= 1.85 w, j= 1.93 w, ä= 1.93	-	-	-	$F(1,490)=$ 4.11 p=.043 j=1.94 ä=1.89	-
Hast du ein Pausenvesper mit in der Schule? *(0=nie, 1=manchmal, 2=oft, 3=immer)*	-	-	-	$F(1,485)=$ 4.77 p=.029 j=2.61 ä=2.46		Z x Ge: $F(1,485)= 5.54$, p=.019 m, t2=2.52, t3=2.44 w, t2=2.54, t3=2.62
Qualität des Pausenvespers *(0=nichts, 1=nicht ausreichend, 2=ausreichend 3=vollwertig)*	$F(1,531)= 5.27$ p=.022 m=1.71 w=1.86	-	-	$F(1,483)=$ 5.05 p=.025 m=1.75 w=1.88	$F(1,483)=$ 3.99 p=.046 j=1.87 ä=1.76	-

Tabelle D5: Varianzanalytische Berechnungen zur Überprüfung des Ernährungsverhaltens bei Kindern (Testbüfett) vor und nach der Intervention „Elternarbeit" (ohne Gruppeneffekte)

| Auswahl von Lebensmitteln beim Testbüfett | Dreifaktorielle Varianzanalyse ohne Messwiederholung | | Vierfaktorielle Varianzanalyse mit Messwiederholung | | | Interaktionen |
| | | | Haupteffekte | | | |
	Geschlecht	Alter	Zeit	Geschlecht	Alter	
Obst *(0=keine Auswahl, 1=Auswahl)*	-	-	$F_{(1,517)}=$ 27.25, p=.000 t1=.65 t2=.50	-	-	-
Gemüsespieß *(0=keine Auswahl, 1=Auswahl)*	$F_{(1,545)} =$ 3.98, p=.046 m=.53 w=.62	-	-	$F_{(1,517)}=$ 12.07 p=.001 m=.51 w=.65	-	-
Milchprodukte *(0=keine Auswahl, 1=Auswahl)*	-	-	$F_{(1,517)}=$ 9.84 p=.002 t1=.52 t2=.44	-	-	-
Käsebrot, Kräuterquarkbrötchen od. Müsliriegel *(0=keine Auswahl, 1=Auswahl)*	Ge x Al: $F_{(1,545)} = 4.48$ p=.035 m, j=.46 m, ä=.57 w, j=.62 w, ä=.54		$F_{(1,517)}=$ 11.35 p=.001 t1=.54 t2=.62	-	-	Ge x Al: $F_{(1,517)} =$ 3.88, p=.049 m, j=.50 m, ä=.59 w, j=.64 w, ä=.58
ungezuckerte Getränke *(0=keine Auswahl, 1=Auswahl)*	-	-	$F_{(1,517)}=$ 13.07 p=.000 m=.27 w=.40		-	Z x Ge: $F_{(1,517)}=5.21$, p=.023 m, t1=.30 m, t2=.24 w, t1=.36 w, t2=.43
gezuckerte Getränke *(0=keine Auswahl, 1=Auswahl)*	-	-	$F_{(1,517)}=$ 6.97 p=.009 m=.83 w=.75		-	Z x Ge: $F_{(1,517)}=5.21$, p=.023 m, t1=.82 m, t2=.83 w, t1=.80 w, t2=.70
vollwertige Mahlzeit *(0=keine Auswahl, 1=Auswahl)*	-	-	$F_{(1,517)}=$ 50.62 p=.000 t1=.37 t2=.18	-	-	-

Tabelle D6: Varianzanalytische Berechnungen zur Überprüfung des Ernährungsverhaltens bei Kindern (Selbstbericht / „Fragebogen für Kinder") vor und nach der Intervention „Elternarbeit" (ohne Gruppeneffekte)

Dreifaktorielle Varianzanalyse ohne Messwiederholung			Vierfaktorielle Varianzanalyse mit Messwiederholung			
			Haupteffekte			
						Interaktionen
Ernährungsverhalten	Geschlecht	Alter	Zeit	Geschlecht	Alter	
zum Frühstück nicht gegessen/getrunken (0=nein, 1=ja)	-	-	F(1,517)=6.21 p=.013 t1=7.36E-02 t2=.11	F(1,517)=7.07 p=.008 m=.12 w=6.59E-02	-	Z x Ge: F(1,517)=4.09, p=.044 m,t1=8.50E-02, m,t2=.15 w,t1=6,22E-02 w,t2=6,95E-02
zum Frühstück Süßigkeiten oder Kuchen (0=kein Verzehr, 1=Verzehr)	-	-	-	-	-	Ge x Al: F(1,517)=4.20, p=.041 m,j=7.68E-02 m,ä=3.67E-02 w,j=5.89E-02 w,ä=8.72E-02
zum Frühstück Vollkornbrot (0=kein Verzehr, 1=Verzehr)	-	-	-	F(1,517)=7.13 p=.008 m=8.91E-02 w=.15	-	-

233

Tabelle D7:   Varianzanalytische Berechnungen zur Überprüfung des Ernährungsverhaltens bei Kindern (Testbüfett) (ohne Gruppeneffekte)

Auswahl von Lebensmitteln beim Testbüfett	Dreifaktorielle Varianzanalyse ohne Messwiederholung		Vierfaktorielle Varianzanalyse mit Messwiederholung			
			Haupteffekte			Interaktionen
	Geschlecht	Alter	Zeit	Geschlecht	Alter	
Nutellabrötchen (0=keine Auswahl, 1=Auswahl)	-	-	F(1,517)=29.95 p=.000 t1=.57 t2=.44	-	-	-
Colagetränk (0=keine Auswahl, 1=Auswahl)	F(1,545)=14.21 p=.000 m=.48 w=.32	-	F(1,517)=11.44 p=.001 t1=.39 t2=.30	F(1,517)=32.61 p=.000 m=.44 w=.24	-	-
Limonade (0=keine Auswahl, 1=Auswahl)	F(1,545)=7.99 p=.005 m=.52 w=.39	-	F(1,517)=15.81 p=.000 t1=.45 t2=.35	F(1,517)=9.40 p=.002 m=.45 w=.35	-	-

Tabelle D8: Varianzanalytische Berechnungen zur Überprüfung des Ernährungsverhaltens bei Kindern (Testbüfett) vor und nach der Intervention „Gemeinsames Pausenfrühstück" (ohne Gruppeneffekte)

Dreifaktorielle Varianzanalyse ohne Messwiederholung			Vierfaktorielle Varianzanalyse mit Messwiederholung			
			Haupteffekte			Interaktionen
Auswahl von Lebensmitteln beim Testbüfett	Geschlecht	Alter	Zeit	Ge-schlecht	Alter	
Obst (0=keine Auswahl, 1=Auswahl)	-	-	F (1,493)= 383.48 p=.000 t2=.50 t3=.39	-	-	-
Gemüsespieß (0=keine Auswahl, 1=Auswahl)	F(1,543)= 17.25 p=.000 m=.48 w=.67	-	F (1,493)= 10.41 p=.001 t2=.57 t3=.50	-	F (1,493)= 9.30, p=.002 m=.47 w=.60	Z x Ge: F(1,493)=8.72 p=.003 m,t2=.48 m,t3=.47 w,t2=.67 w,t3=.53
Milchprodukte (0=keine Auswahl, 1=Auswahl)	-	-	F (1,493) = 5.11 p=.024 t2=.44 t3=.38	-	-	-
ungezuckerte Getränke (0=keine Auswahl, 1=Auswahl)	F(1,543)= 16.80 p=.000 m=.25 w=.42 Ge x Al: F(1,543)=5.57, p=.019 m,j=.24 m,ä=.25 w,j=.51 w,ä=.33	F(1,543)= 4.05 p=.044 j=.38 ä=.29	F (1,493) = 5.36 p=.021 t2=.34 t3=.28	F (1,493)= 11.56 p=.001 m=.25 w=.37	-	Z x Ge: F(1,493)=5.16 p=.023 m,t2=.25, m,t3=.25 w,t2=.43, w,t3=.30 Ge x Al: F(1,493)=3.96 p=.047 m,j=.24, m,ä=.25 w,j=.43, w,ä=.30
gezuckerte Getränke (0=keine Auswahl, 1=Auswahl)	F(1,543) =9.74 p=.002 m=.82 w=.70	-	-	-	-	Z x Ge: F(1,493)=11.80, p=.001 m,t2=.83, m,t3=.77 w,t2=.69, m,t3=.78
Nutellabrötchen (0=keine Auswahl, 1=Auswahl)	F(1,543) =4.83 p=.028 m=.48 w=.38	-	-	F(6,493)= 2.85, p=.010	F(1,493)= 5.8 p=.016 m=.49 w=.39	-
Colagetränk/ Limonade (0=keine Auswahl, 1=Auswahl)	F(1,543) =19.50 p=.000 m=.60 w=.40	-	F(1,494)= 69,04 p=.000 t2= .49 t3=.35	F(1,494)= 17.57 p=.000 m=.51 w=.33	-	-

Tabelle D9:   Varianzanalytische Berechnungen zur Überprüfung des Ernährungsverhaltens bei Kindern (Selbstbericht / „Fragebogen für Kinder") vor und nach der Intervention „Gemeinsames Pausenfrühstück" (ohne Gruppeneffekte)

Dreifaktorielle Varianzanalyse ohne Messwiederholung			Vierfaktorielle Varianzanalyse mit Messwiederholung			
			Haupteffekte			Interaktionen
Ernährungs-verhalten	Geschlecht	Alter	Zeit	Geschlecht	Alter	
zum Frühstück nicht gegessen/getrunken *(0=nein, 1=ja)*	$F(1,543)=$ 10.99 p=.001 m=.15 w=6.75E-02	-	-	$F(1,493)=$ 12.01 p=.001 m=.15 w=7.61E-02	-	-
zum Frühstück Vollkornbrot *(0=nein, 1=ja)*	$F(1,543)=$ 5.82 p=.016 m=7.31E-02 w=.14	-	-	-	-	Z x Al: $F(1,493)=8.03$ p=.005 j (n=244), MW/SD: t2=.15/.36 t3=9.84E-02/.30, t(243)=2.07, p=.039, ä (n=277), MW/SD:t2=.10/.31 t3=.14/.35